AF452644

Dr Fernand Lagrange

Le Traitement
des Affections du Cœur

par l'Exercice et le Mouvement

Paris, FÉLIX ALCAN, éditeur, 1903.

LE TRAITEMENT

DES

AFFECTIONS DU COEUR

PAR

L'EXERCICE ET LE MOUVEMENT

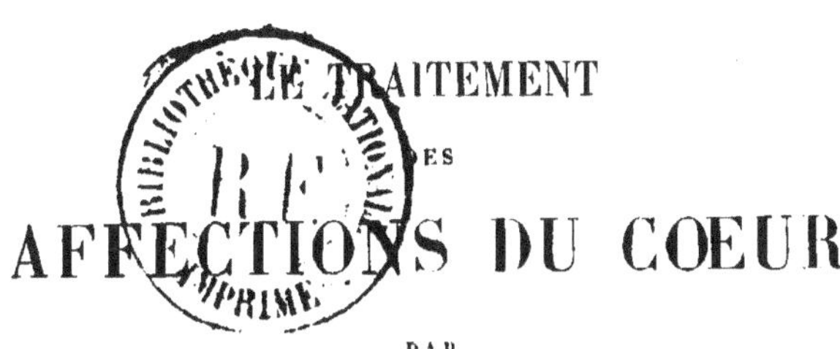

Te 79
58

FÉLIX ALCAN, ÉDITEUR

AUTRES OUVRAGES DE M. F. LAGRANGE

Physiologie des exercices du corps. 8ᵉ édition. 1 vol. in-8 de la *Bibliothèque scientifique internationale*, cartonné à l'anglaise . .   6 fr.

L'hygiène de l'exercice chez les enfants et les jeunes gens. 7ᵉ édition. 1 vol. in-18 de la *Collection médicale*, cartonné à l'anglaise . . . .   4 fr.

De l'exercice chez les adultes. 4ᵉ édition. 1 vol. in-18 de la *Collection médicale*, cartonné à l'anglaise. . . . .   4 fr.

La médication par l'exercice. 1 vol. grand in-8, avec 68 gravures dans le texte et une carte coloriée hors texte . . . .   12 fr.

Les mouvements méthodiques et la « Mécanothérapie ». 1 vol. grand in-8, avec 55 gravures dans le texte . . . .   10 fr.

50139. — Imprimerie Lahure, rue de Fleurus, 9, à Paris.

LE TRAITÉMENT

DES

AFFECTIONS DU CŒUR

PAR

L'EXERCICE ET LE MOUVEMENT

PAR

Le Dr FERNAND LAGRANGE

Lauréat de l'Institut et de l'Académie de médecine
Médecin-consultant à Vichy

AVEC GRAPHIQUES DANS LE TEXTE
ET UNE CARTE COLORIÉE HORS TEXTE

PARIS

FÉLIX ALCAN, ÉDITEUR

ANCIENNE LIBRAIRIE GERMER BAILLIÈRE ET Cⁱᵉ

108, BOULEVARD SAINT-GERMAIN, 108

1903

Tous droits réservés.

PRÉFACE

Le sujet que nous traitons dans ce volume a déjà, depuis longtemps, attiré l'attention des médecins. On a même beaucoup écrit, — sinon en France, du moins à l'Étranger, — sur le traitement des affections du cœur par l'exercice et le mouvement.

La Suède et l'Allemagne sont les deux pays où l'on s'en est le plus occupé, et où ont pris naissance les deux méthodes de traitement qui dominent toute la thérapeutique « mécanique » des affections du cœur.

Mais chacune de ces méthodes est conçue en vue de théories trop étroites, et préconise des procédés trop exclusifs, pour répondre à toutes les indications et se plier à toutes les contre-indications des troubles circulatoires.

L'une, imaginée par Œrtel, de Munich, ne vise que la recherche des effets *généraux* de l'exercice ; l'autre, créée par l'école suédoise et par les continuateurs de Ling, ne veut obtenir que ses effets *locaux*.

Le système d'Œrtel, avec ses exercices de marche ascensionnelle, cherche à activer le fonctionnement du cœur pour le fortifier : il méconnaît la contre-indication formelle des mouvements qui excitent le cœur, dans les cas les plus graves de cardiopathie. Le système suédois, par contre, s'il ne peut être accusé d'exposer les cardiaques à des secousses dangereuses, mérite le reproche d'être insuffisant pour modifier profondément la nutrition : ses exercices très localisés et ses mouvements décomposés sont trop doux, pour les cas où les effets généraux de l'exercice peuvent être supportés et sont nécessaires.

Tous les systèmes de traitement par l'exercice dans les affections du cœur qui ont été présentés comme des innovations depuis Ling et Œrtel, ne sont en réalité que des imitations, soit du système d'Œrtel, comme le traitement de Schweninger, soit du système suédois, comme celui de Schott.

Schweninger joint à l'exercice de la marche ascensionnelle le régime alimentaire et le massage, comme Schott ajoute aux mouvements dits « de résistance » les bains chlorurés-gazeux de Nauheim. Mais l'un emprunte la réglementation de ses exercices au Bavarois Œrtel, l'autre au Suédois Ling.

C'est, en somme, tantôt à la méthode d'Œrtel, tantôt à la gymnastique suédoise, que se rallient tous les auteurs qui ont écrit sur la question de l'exercice dans les cardiopathies. Et leur conception se ramène toujours à l'un ou à l'autre de ces deux objectifs : donner de l'exercice au cœur, pour le fortifier et activer la circulation centrale, comme le veut Œrtel ; ou limiter l'action du mouvement aux vaisseaux, pour activer la circulation périphérique sans exciter le cœur, ainsi que l'enseignent les Suédois.

La liste des auteurs étrangers qui ont écrit sur la question que nous traitons serait fort longue. Nous nous bornerons à citer les principaux qui sont : Zander et Wide, à Stockholm ; Œrtel, à Munich ; Heinemann et Schütz, à Berlin ; Schott et Jankowski, à Nauheim ; Frey, à Baden ; Hazebrouck, à Hambourg ; Rauchenbach, à Pétersbourg ; Östroomoff, à Moscou ; Roth, à Budapest ; Loomis, à Philadelphie ; etc.

En langue française, on doit à Le Marinel, de Bruxelles, une excellente monographie; d'autres articles ont été publiés en Belgique, par Moeller, par Buys.

En France, beaucoup d'auteurs commencent à s'occuper de la question et même des praticiens de haute valeur ont écrit sur ce sujet. Huchard, le premier, en a parlé dans son *Traité des maladies du cœur et de l'aorte*. Potain y a souvent touché dans ses *Cliniques*; ses élèves lui ont consacré des chapitres : Vaquez, dans son *Hygiène des cardiaques*; Barié, dans son *Traité des maladies du cœur*; Eloy, dans l'*Union médicale*. Enfin, Merklen, dans ses remarquables *Cliniques de l'hôpital Necker*, est celui qui a le plus franchement abordé la question de l'exercice musculaire, dans ses rapports avec les cardiopathies.

Mais on sent, dans tous les écrits publiés chez nous sur le traitement des affections du cœur par le mouvement, comme une sorte de retenue, de réserve : on dirait la crainte de s'aventurer sur un terrain encore inexploré. La plupart des auteurs ne font, pour ainsi dire, que des allusions au traitement; comme s'ils voulaient montrer qu'ils n'en ignorent pas l'existence, mais qu'ils ne sont pas sûrs de le voir jamais accepté par la science officielle.

C'est qu'on ne leur a fourni, jusqu'à présent, que des documents incomplets et des théories insuffisantes. Pas plus la méthode suédoise que la méthode d'Œrtel ne peuvent représenter, soit isolément, soit même en les réunissant, un corps de doctrine complet.

En somme, bien des éléments thérapeutiques interviennent, dans la cure d'exercice appliquée aux cardiopathies, dont n'ont pas suffisamment tenu compte les auteurs de tous les systèmes aujourd'hui préconisés. L'action de l'exercice sur les centres nerveux cardio-vasculaires a notamment été passée sous silence; et, pourtant, cette action, que nous appelons la *rééducation de l'appareil circulatoire*, tient la place la plus importante dans la physiologie du traitement.

Depuis une dizaine d'années, nous avons, nous-même, à plusieurs reprises, abordé le sujet, dans *L'Exercice chez les adultes*, dans *La Médication par l'exercice*, dans *Les Mouvements méthodiques*[1]. Mais nous n'en avions présenté, jusqu'à ce jour, que des ébauches incomplètes.

Aujourd'hui, une expérience plus longue et de nombreuses observations personnelles nous semblent autoriser l'entreprise d'en faire une étude nouvelle et complète. Nous voudrions tenter de mettre enfin la question à son point, en précisant aussi nettement que possible toutes les indications et, aussi, les contre-indications du traitement. — Ce serait combler une fâcheuse lacune de la thérapeutique par le mouvement.

La tâche est lourde et nous en comprenons toute la difficulté. Mais nous espérons — aussi insuffisant que doive être le résultat — que le lecteur voudra bien, du moins, nous savoir gré de l'effort.

Vichy, 15 mai 1903.

1. Trois volumes, Félix Alcan, éditeur.

LE TRAITEMENT

DES

AFFECTIONS DU COEUR

PAR L'EXERCICE ET LE MOUVEMENT

PREMIÈRE PARTIE

LES TROUBLES DE LA CIRCULATION SANGUINE

CHAPITRE I

LES FORCES INTRINSÈQUES DE L'APPAREIL CIRCULATOIRE

Le cœur; — les artères; — les vaisseaux capillaires;
— la « vis a tergo »; — les veines.

Les canaux dans lesquels se meut le liquide sanguin forment un double système. Les uns partent du cœur et conduisent le sang à tous les organes, aux molécules les plus intimes du corps vivant : ce sont les *artères*. Les autres, qui s'appellent les *veines*, reprennent ce sang après qu'il a distribué ses éléments réparateurs à toutes les parties de l'organisme, et le ramènent à l'organe central d'où il est parti.

C'est là la première phase de la circulation, celle qu'on a appelée la *grande circulation*, dans laquelle le sang va du ventricule gauche à l'oreille droite, en passant par les points les plus reculés de l'organisme.

De retour au cœur, le sang qui a parcouru ce grand cercle est modifié dans sa composition chimique. Il s'est chargé de produits de désassimilation tels que l'acide carbonique, dont il doit se débarrasser et il s'est dépouillé de son principe vivifiant, l'oxygène, dont il doit faire une nouvelle provision. De sang *artériel* il est devenu sang *veineux*; il doit passer par le poumon pour y subir l'*hématose*, c'est-à-dire la transformation en vertu de laquelle il reprendra, au contact de l'air, ses qualités de sang artériel.

A cet effet, un second système de canaux circulatoires est intercalé entre l'oreillette droite et le ventricule gauche : ce sont les artères et les veines pulmonaires. Le sang repart par ces vaisseaux à l'état de sang veineux et poussé, cette fois, par le ventricule droit, il traverse les poumons, s'y débarrasse de son acide carbonique et s'y recharge d'oxygène, puis revient à l'oreillette gauche et de là à son point de départ, au ventricule gauche. Ce second trajet est beaucoup plus court que le premier; puisque l'ondée sanguine va seulement du cœur aux deux poumons, qui sont placés côte à côte avec lui dans la poitrine : d'où le nom de *petite circulation* donné à la circulation pulmonaire.

Les forces qui donnent au sang l'impulsion nécessaire pour lui faire exécuter son double trajet doivent être considérables; surtout si l'on remarque que, dans la grande circulation aussi bien que dans la petite, les vaisseaux artériels se relient aux vaisseaux veineux par des canaux d'une extrême ténuité, les *vaisseaux capillaires*, dont le calibre n'égale pas toujours le volume d'un cheveu. Sur certains points des cellules pulmonaires, le réseau capillaire est formé de tubes tellement rétrécis, que les globules sanguins, disent les anatomistes, sont obligés de s'allonger en s'effilant pour les traverser. On comprend quel ralentissement doit subir le cours du sang par le fait de l'étroitesse des voies qui le conduisent des artères aux veines. Mais arrivé dans les veines, il n'a fait encore que la moitié du trajet, et il lui faut regagner le cœur dans des conditions qui sont, sur certains points, des plus défavorables; comme on l'observe dans les membres inférieurs où le sang, chez l'homme debout, doit lutter contre la pesanteur qui le sollicite constamment en sens inverse du trajet qu'il suit.

Si l'on analyse les forces propres dont dispose l'appareil de la circulation, on ne peut s'empêcher de reconnaître qu'elles ne pourraient suffire, à elles seules, à donner au sang une impulsion suffisante pour parfaire ce laborieux trajet, si des forces accessoires, dont il importera d'exposer la nature et le mécanisme, ne venaient leur prêter secours.

Le cœur.

Le mouvement initial est donné au sang par un muscle creux, le *cœur*, véritable pompe foulante munie de soupapes et de clapets qu'on appelle les *valvules* et divisée en quatre cavités, les deux oreillettes et les deux ventricules. Ces cavités, grâce au jeu des valvules, peuvent tantôt s'ouvrir pour communiquer entre elles ou avec les vaisseaux, qui s'y abouchent, tantôt se fermer en amont du courant sanguin, de façon à empêcher le liquide de refluer en sens contraire du trajet qu'il doit accomplir. Chaque *systole*, c'est-à-dire chaque contraction des parois musculaires par lesquelles sont constituées les cavités cardiaques, agit comme un coup de piston dont l'énergie varie suivant la longueur du trajet que doit parcourir l'ondée sanguine.

La systole des oreillettes est naturellement plus faible que celle des ventricules auxquels elles transmettent directement le sang en s'abouchant avec eux; tandis que le sang ne parvient du ventricule à l'oreillette qu'après le long détour qui constitue le trajet circulatoire. Enfin la systole du ventricule gauche, affectée à la grande circulation, est beaucoup plus forte que celle du ventricule droit dont le travail se limite à la circulation pulmonaire.

Le ventricule gauche est donc le moteur principal, dans l'hydraulique cardiaque. C'est lui qui communique au sang la poussée initiale, à laquelle aucune autre force ne peut suppléer; mais que d'autres forces peuvent aider, soit dans l'appareil circulatoire lui-même, soit — comme nous le dirons tout à l'heure — en dehors de cet appareil.

La poussée du ventricule gauche, à chaque battement du cœur, représente un vigoureux coup de piston qui lance le sang dans les artères avec une force égale à la pression d'un quart d'atmosphère, soit 180 millimètres de mercure[1]. On sait que l'effort du cœur se renouvelle en moyenne soixante fois par minute.

Les artères.

L'effort du ventricule est secondé par *l'élasticité* des tuniques artérielles. Les artères font ressort : sous le choc du sang, elles se distendent et emmagasinent, en quelque sorte, une notable portion de la force transmise par le liquide qui heurte leurs parois, puis, revenant sur elles-mêmes, resti-

---

1. Mathias Duval, *Physiologie.*

tuent cette force sous forme d'une énergique poussée qui agit dans le même sens que le cœur.

Grâce à l'élasticité des artères, l'impulsion donnée par chaque contraction ventriculaire se soutient, même pendant les temps de repos qui séparent deux contractions successives, et le cours du sang est rendu continu dans les petits vaisseaux, malgré l'intermittence des battements du cœur. Cette continuité de l'écoulement fait que les petits vaisseaux peuvent, en un temps donné et à vitesse initiale égale, — par conséquent à égale dépense de force du moteur central, — débiter plus de sang que si l'écoulement était intermittent. L'élasticité artérielle économise donc le travail du cœur[1].

L'importance de l'élasticité artérielle, comme condition adjuvante de la systole cardiaque, devient très évidente dans le cas de dégénérescence scléreuse ou athéromateuse des vaisseaux. L'ondée sanguine se heurte alors à des tuniques inertes, et une notable partie de la force dépensée par le cœur vient se perdre et s'amortir sur la paroi rigide qui ne réagit plus, et ne rend pas au liquide la poussée qu'elle en reçoit. C'est pourquoi certaines maladies des artères, en diminuant l'élasticité de ces vaisseaux, rendent l'effort normal du cœur insuffisant et amènent des affections secondaires de l'organe central de la circulation, qui s'épuise à faire un travail au-dessus de ses forces.

Outre leur élasticité, force purement physique et qui obéit exclusivement aux lois de la mécanique, comme le ferait celle d'un tube de caoutchouc, les artères sont douées, grâce à leurs fibres musculaires lisses, de *contractilité*. Elles peuvent, grâce à cette force que les centres nerveux mettent en jeu, contracter ou relâcher leurs parois de manière à

1. Marey, *La circulation du sang.*

augmenter ou à diminuer leur calibre et à faire ainsi varier la pression que subit leur contenu. Nous verrons l'importance de ces variations de la pression artérielle et les modifications que l'exercice musculaire peut lui faire subir.

L'ondée sanguine, à mesure qu'elle chemine, tend, naturellement, à perdre de sa vitesse, par l'effet du frottement contre les parois des vaisseaux, frottement qui représente une résistance énorme à mesure que le liquide pénètre dans des tubes de plus en plus rétrécis.

Une autre cause amène encore fatalement le ralentissement du courant sanguin, c'est l'augmentation progressive de capacité de l'appareil artériel, considéré dans son ensemble, à mesure que le sang va du centre à la périphérie. En effet, si les tubes artériels deviennent de plus en plus petits en se divisant et subdivisant, à mesure qu'on s'éloigne de leur point d'origine, ils deviennent aussi de plus en plus nombreux : si bien que pour réunir, par la pensée, en un canal unique l'innombrable multitude des petits canaux qui en résultent, il faudrait se représenter un récipient d'une capacité infiniment plus grande que celle de l'unique vaissseau, l'aorte, par lequel le sang s'échappe du cœur.

L'ensemble des dernières ramifications artérielles représente schématiquement une vaste nappe sanguine, dans laquelle la vitesse du sang diminue, suivant les mêmes lois hydrauliques qui font diminuer le courant d'un fleuve quand son lit vient à s'élargir sous forme de lac.

Les vaisseaux capillaires.

Le ralentissement du sang est à son maximum dans le réseau des capillaires qui forment, suivant l'heureuse expression de Mathias Duval, le *lac du torrent sanguin*. Il fallait du reste que ce ralentissement se produisît, pour assurer aux éléments que le sang doit nourrir un contact suffisamment prolongé avec le liquide nourricier. Mais la conséquence de cette disposition est très défavorable au point de vue de l'acte mécanique de la circulation. La vitesse du sang qui était, au départ du cœur, de 40 centimètres par seconde, n'est plus, dans les capillaires sanguins, que de 1 millimètre par seconde[1] — soit 400 fois moins rapide.

C'est avec une allure à ce point ralentie que le sang passe des vaisseaux capillaires dans les veines. Il ne faut pas oublier qu'à ce moment le liquide n'a fait encore que la moitié de son trajet; puisqu'il doit, pour revenir au cœur, suivre un chemin inverse, mais parallèle à celui qu'il a déjà parcouru, les troncs veineux accompagnant toujours les troncs artériels.

Il semblerait donc qu'arrivé au point le plus rétréci de l'arbre circulatoire, le sang dont la vitesse n'est plus que le 400e de sa vitesse initiale aurait besoin de recevoir une poussée nouvelle et qu'un appareil de circulation analogue au moteur central devrait venir aider à sa progression en lui donnant une nouvelle poussée.

Quelle est donc la force inhérente à l'appareil circulatoire qui peut, à ce moment, venir seconder l'effort du cœur?

Est-ce, comme on l'a dit, la contraction des dernières ramifications artérielles dont les parois sont munies de fibres musculaires lisses?

Certains auteurs avaient pendant un temps attribué aux vaisseaux capillaires des propriétés motrices analogues à celles du cœur : les anciens physiologistes avaient même donné à l'ensemble de ces petits canaux le nom de *cœur péri-*

____

1. Mathias Duval, *loc. cit.*

phérique[1]. Mais les petits vaisseaux sanguins, dont la propriété contractile est parfaitement reconnue depuis la découverte des nerfs *vaso-moteurs*, ne peuvent être considérés comme intervenant activement, à la manière du cœur, pour augmenter la vitesse du cours du sang. La contraction de leurs parois n'aurait pas pour effet de faciliter le passage du sang du système artériel dans le système veineux, mais au contraire de l'entraver; puisque la diminution de leur calibre, déjà si petit, ferait obstacle au passage du sang dans les veines et diminuerait le débit des artères. On a constaté, du reste, par l'observation des faits cliniques, que l'état de vaso-constriction des petites artères, symptôme du début de l'*artériosclérose*, provoque, en augmentant la tension artérielle, une exagération du travail du cœur et l'hypertrophie du ventricule gauche[2].

Ce n'est pas en se contractant que les capillaires augmentent la vitesse du sang dans les dernières ramifications de l'arbre circulatoire, mais en se relâchant. L'ensemble des vaso-moteurs ne représente pas, à proprement parler, un « cœur périphérique », c'est-à-dire un agent moteur dont l'action s'exercerait dans le même sens que celle du cœur central, puisque la « systole » des petits vaisseaux contrarie la systole du cœur. Tout au contraire, les fibres contractiles dont les parois des petites artérioles sont très abondamment pourvues peuvent être considérées comme les antagonistes des fibres cardiaques. Leur action fait fonction de *frein* pour modérer le cours du sang et l'enrayer au besoin. Quand il y a *vaso-constriction*, c'est-à-dire resserrement ou systole des capillaires, la tension augmente dans le système artériel,

1. Claude Bernard, *Leçons du Collège de France*.
2. Huchard, *Maladies du cœur et de l'aorte*.

mais *la vitesse du cours du sang diminue.* Cette vérité a été mise en lumière dès 1881 par Marey[1].

Le resserrement des capillaires tendrait donc à refouler le sang vers les grosses artères et ferait obstacle à son passage facile dans les veines; d'où diminution de la poussée reçue par la masse du sang veineux. La dilatation des capillaires au contraire, en agrandissant la porte de communication par où le liquide pénètre des artères dans les veines, faciliterait le cours du sang, diminuerait l'obstacle que rencontre la poussée cardiaque et rendrait cette poussée plus efficace.

On comprendra tout à l'heure combien il importe à notre sujet d'établir que, par la dilatation des capillaires, le débit des vaisseaux artériels est augmenté, la vitesse du liquide accélérée et l'impulsion, la *vis a tergo* que reçoit la masse du sang contenu dans le « lac des capillaires » considérablement augmentée: car c'est, sur l'effet de vaso-dilatation provoquée, ainsi que nous le disons, par la contraction des muscles, qu'est basé l'emploi thérapeutique des mouvements actifs dans les troubles de la circulation du sang.

La « vis a tergo ».

Mais suivons le sang dans le reste de son trajet, jusqu'à son arrivée à l'oreillette droite. Des artères il pénètre dans les veines avec une vitesse infiniment moindre qu'au départ du cœur. C'est cependant ce restant de vitesse acquise, cette faible *vis a tergo*, comme on l'appelle, qui va représenter la principale force motrice de la circulation de retour; du moins parmi les forces intrinsèques, que peut mettre en œuvre l'ap-

1. Marey, *La circulation du sang.*

pareil circulatoire, si on le suppose réduit à ses propres ressources.

Si l'on se représente l'ondée sanguine veineuse partant du point de l'appareil circulatoire le plus éloigné du cœur, par exemple du bout des orteils, et cheminant vers l'oreillette droite, chez un homme debout, il est impossible d'admettre que la vitesse acquise du sang, la *vis a tergo*, soit une force suffisante pour vaincre, à elle seule, la pesanteur et permettre au liquide d'arriver à temps au cœur qui doit l'utiliser de nouveaux pour les besoins de la circulation. On sait bien que le liquide, venant du ventricule gauche tend, par les lois de l'hydraulique, à remonter vers l'oreillette droite pour regagner son niveau, puisque les systèmes artériel et veineux représentent, dans leur ensemble, une série de « vases communicants »; mais les facteurs de ralentissement que nous avons signalés dans son passage des artères aux veines causeraient forcément un retard considérable dans son retour au centre circulatoire, si certaines forces accélératrices ne venaient à son secours.

Or, parmi les forces inhérentes *en propre* à l'appareil circulatoire, il n'en est qu'une qui puisse être invoquée — et elle est tout à fait insuffisante pour rendre au sang veineux la vitesse perdue, c'est la contraction des parois veineuses.

Les veines.

Les veines sont douées, comme les artères, de fibres musculaires lisses dont la contraction agit sur le sang pour le faire cheminer dans la direction centripète. Mais ces fibres sont tellement faibles que longtemps, leur existence a été niée. Elle est pourtant admise aujourd'hui par tous les anatomistes et les observations des physiologistes ont donné des preuves multiples de leur action sur la circulation veineuse.

Potain[1] a cité la suivante. Si, dans une expérience d'injection intra-veineuse, on pique, chez le lapin, une des veines de l'oreille qui sont superficielles et très apparentes par leur saillie, on remarque qu'aussitôt l'opération faite et le trocart retiré de la veine, celle-ci, en vertu d'un réflexe vaso-moteur provoqué par la piqûre, se rétracte au point de ne pouvoir être retrouvée, quand on cherche à l'utiliser de nouveau. Les fibres musculaires des parois se sont resserrées au point d'effacer complètement le calibre du vaisseau.

Mais la force contractile des veines, bien que très réelle, est insuffisante pour assurer, à elle seule, une vitesse suffisante à la circulation de retour. Nous allons dire tout à l'heure quels sont les facteurs auxiliaires dont l'intervention est indispensable à la régularité de cette circulation. Remarquons, dès à présent, que le système veineux représente la partie la moins résistante du système circulatoire. Les parois veineuses se laissent aisément distendre en cas de diminution de la poussée cardiaque. Quand le sang pénètre dans les veines sous la pression d'une systole moins énergique que la normale, la force des parois veineuses est aisément vaincue : ces vaisseaux se distendent, le sang s'y accumule et s'y ralentit ; il ne revient plus au cœur en quantité suffisante. D'où la fréquence des varices et des arborescences veineuses dès que diminue la vis a tergo ou que se rencontre un obstacle sur le trajet des veines.

Le rapide coup d'œil que nous venons de jeter sur la circulation du sang conduit déjà, *a priori*, à conclure qu'en dehors des forces intrinsèques de l'appareil circulatoire, il

---

1. Potain, *Leçons cliniques.*

doit exister d'autres forces dont l'intervention semble indispensable à la régularité du cours du sang.

Et, en effet, ces forces existent et interviennent. Il importe beaucoup à notre sujet d'en exposer la nature et le mode d'action, car toute la théorie du traitement que nous étudions se déduit de la connaissance exacte et de la mise en œuvre rationnelle des *forces auxiliaires de la circulation du sang*

CHAPITRE II

LES FORCES AUXILIAIRES DE LA CIRCULATION

Le mouvement actif; — le mouvement passif; — le massage;
— l'aspiration thoracique.

Le mouvement actif.

Deux appareils organiques, au premier abord très distincts
de l'appareil circulatoire, lui sont unis par une solidarité
très étroite, — si étroite qu'ils ne peuvent fonctionner sans
faire sentir aussitôt leur influence au cœur et aux vaisseaux :
— ce sont l'appareil de la locomotion et l'appareil de la
respiration.

Les muscles et les poumons interviennent constamment
dans la fonction de circulation et on peut dire que les mouvements musculaires et les mouvements respiratoires gouvernent, en quelque manière, le jeu du cœur et le fonctionnement des vaisseaux; si bien qu'en réglementant ces mouvements suivant une méthode rationnelle, on peut arriver à
régulariser dans une très grande mesure la circulation du
sang, quand elle est troublée par les maladies du cœur ou
des vaisseaux.

Si on observe les muscles d'un animal, au cours d'une
vivisection, on voit qu'ils sont pâles et anémiés, à l'état de
repos : mais si on y provoque des contractions par le passage
d'un courant électrique, ils se colorent aussitôt en rouge

intense, par l'afflux du sang qui s'y porte en grande abondance.

Cette suractivité de la circulation pendant le travail du muscle est due à une sorte d'appel physiologique, fait par le muscle au sang dont il a besoin pour fonctionner. Les conditions du travail des muscles sont, à ce point de vue, les mêmes que celles de tous les organes du corps. Tout organe vivant reçoit plus de sang pendant qu'il fonctionne que lorsqu'il est au repos. C'est une loi générale qui a été vérifiée pour les glandes quand elles sécrètent, pour l'estomac quand il digère, pour le cerveau quand il fait un effort intellectuel.

Une curieuse expérience de Brown-Séquard montre bien que l'afflux du sang aux muscles, pendant le travail musculaire, est tout à fait indépendant de la poussée du cœur. Sur un animal auquel on venait d'extirper le cœur, on a pu voir, pendant les quelques instants de survie des éléments anatomiques, le sang artériel affluer aux muscles mis en contraction par l'excitation électrique[1].

Le mécanisme de l'afflux du sang artériel au muscle en contraction s'explique par la dilatation des petits vaisseaux qui laissent, pour ainsi dire, au sang, la porte plus largement ouverte pour arriver au muscle. En d'autres termes, il y a *vaso-dilatation* des capillaires, dans le muscle qui travaille, comme dans tout organe qui fonctionne activement. Et, de cette dilatation des capillaires des muscles, résulte une augmentation du débit des artères afférentes, qui se vident plus rapidement. S'il faut en croire les physiologistes, il passe ainsi *sept fois* plus de sang dans le muscle en contraction que dans le muscle au repos, pour un même temps donné[2].

1. Brown-Séquard, *Leçons faites au Collège de France.*
2. Mathias Duval, *loc. cit.*

Voyons maintenant, les conséquences de cette augmentation du calibre des capillaires dans le muscle en travail et de l'accroissement si considérable de circulation qui en est la conséquence.

L'accélération du cours du sang ne se limite pas à la région où se produit la vaso-dilatation. Elle se fera sentir d'abord aux artères qui portent le sang dans le muscle et qui se videront plus facilement, trouvant moins de résistance dans les capillaires dilatés. Mais elle se fera sentir aussi aux veines qui rapportent au cœur le sang des muscles, car le contenu de ces veines subira, par l'accélération de la circulation capillaire, une augmentation de cette force qu'on appelle la *vis a tergo*, résultante de toutes les forces qui concourent à ramener le sang de la périphérie au cœur droit, après l'avoir chassé du cœur gauche à la périphérie.

La contraction musculaire produit sur le contenu des vaisseaux artériels un effet comparable à celui du relèvement des vannes d'un barrage sur la masse liquide qu'elles retiennent en amont. Faisons entrer dans notre comparaison les chiffres admis par les physiologistes comme exprimant le rapport entre la quantité de sang qui passe à travers le muscle à l'état de repos, puis à l'état de travail, et supposons la vanne baissée de façon à ne laisser passer, en un temps donné, qu'une quantité de liquide représentée par le chiffre 1. Si cette faible colonne d'eau rencontre, au sortir de la vanne, une nappe liquide immobile, elle pourra se heurter à cette masse sans que son impulsion suffise à l'ébranler; mais si on relève tout d'un coup la vanne de façon qu'elle débite un volume d'eau 7 fois plus fort, l'impulsion communiquée à la nappe liquide en stagnation pourra être suffisante pour la mettre en branle et la faire cheminer avec une certaine vitesse.

C'est ainsi, exactement, que les choses se passent dans une veine où la masse sanguine tendait à devenir stagnante, quand le travail des muscles amène tout à coup une dilatation des vaisseaux capillaires qui en augmente le débit et en accélère le cours.

On peut trouver la démonstration expérimentale des effets accélérateurs de la circulation veineuse par la vaso-dilatation capillaire, dans une célèbre expérience de Claude Bernard. — « Quand on coupe les filets nerveux du grand sympathique qui sont vaso-constricteurs, on fait cesser l'action des nerfs qui resserrent le calibre des capillaires et on produit la dilatation de ceux-ci. Aussitôt on voit le sang s'y précipiter en quantité considérable. Le liquide sanguin passe alors avec une telle facilité à travers les artériolles et les capillaires dilatés, que *les pulsations cardiaques se font sentir jusque dans les veines voisines et qu'il s'y produit un pouls veineux direct* [1]. »

Ainsi la vaso-dilatation qui accompagne toujours la contraction d'un muscle fait passer avec une plus grande facilité le sang des artères dans les veines, accroît l'activité de la circulation artérielle et communique au contenu des veines une impulsion accélératrice du même sens que celle qui a été donnée par le cœur. Ce qui revient à dire que le travail des muscles augmente la *vis a tergo* en vertu de laquelle le sang passe des artères dans les veines et revient au cœur.

Si on ajoute à l'action vaso-dilatatrice du mouvement *actif*, l'effet mécanique produit par les pressions répétées qu'exerce sur les parois veineuses le muscle qui gonfle et se durcit en se contractant, on comprendra toute l'efficacité de la con-

---

1. Claude Bernard, *Recherches sur le système nerveux.*

traction musculaire comme agent auxiliaire de la circulation du sang.

L'action du muscle en activité, sur la région qui l'avoisine, est comparable à celle d'une ventouse, avec cette différence que la ventouse fixe et immobilise le sang sur le point où elle l'attire, tandis que le muscle s'en débarrasse aussitôt pour le rejeter dans les canaux veineux et pour en attirer une nouvelle quantité.

Et, du reste, une foule de faits d'observation témoignent, en pratique, de la réalité de ces déductions. On sait, par exemple que, dans toute blessure des vaisseaux sanguins, les mouvements musculaires augmentent l'hémorragie. A la suite d'une saignée veineuse, quand le sang ne s'écoule pas en assez grande quantité, il suffit de faire exécuter au patient quelques mouvements des doigts et de la main pour voir le liquide affluer en jet plein et vigoureux. Et, comme corollaire de ce fait, on peut rappeler la difficulté qu'on éprouve parfois à arrêter le sang des saignées, chez les malades dont les bras sont le siège de contractions musculaires involontaires et persistantes, comme les épileptiques et les éclamptiques en *état de mal*.

Telle est l'importance des muscles comme agents auxiliaires de la circulation sanguine. On peut dire que leur rôle a été prévu et, pour ainsi dire, escompté par la nature, car, à tout instant de la vie, des masses musculaires importantes sont mises en jeu, soit pour nous transporter d'un point à un autre, soit pour exécuter les mouvements usuels de la vie, soit pour changer d'attitude, soit même pour maintenir en place les pièces osseuses qui forment la charpente du corps, quand nous gardons l'immobilité dans la position assise ou debout. Chacun de nos actes musculaires conscients ou automatiques tend à faciliter la tâche du cœur, en activant la circulation périphérique *sans que l'organe central ait à augmenter son effort.*

On ne peut donc méconnaître l'appoint donné aux forces propres de l'appareil circulatoire par le travail des muscles et l'on est fondé à conclure que, si toute action musculaire venait à faire longtemps défaut, l'appareil circulatoire, pour peu qu'il fût avarié ou affaibli, pourrait devenir insuffisant à parfaire sa tâche. Et, en effet, chez tous les sujets débilités, l'immobilité absolue de tout le corps tend à provoquer des troubles de la circulation caractérisés par le ralentissement du cours du sang dans les capillaires, par des *stases san-guines,* d'autant plus prononcées que l'appareil circulatoire est moins parfait, par conséquent moins capable de se suf-fire à lui-même et de se passer du concours des facteurs auxiliaires de la fonction. On sait que le séjour prolongé au lit dispose les convalescents à présenter des œdèmes aux jambes, et que les vieillards tenus trop longtemps couchés présentent souvent des accidents de congestion passive du poumon qu'on a appelés *pneumonies hypostatiques.*

Le mouvement passif.

Tels sont les effets du fonctionnement des muscles quand le mouvement est *actif,* c'est-à-dire quand le muscle est actionné par la volonté.

Mais le mouvement est, par lui-même, un puissant auxi-liaire de la circulation sanguine, même quand il est *passif,* c'est-à-dire quand il se produit en dehors du travail des mus-cles et de l'action de la volonté.

Le corps et les membres peuvent être déplacés par une force extérieure. Il peut y avoir déplacement de la totalité du corps, comme dans l'équitation, les voyages en chemin de fer ou en voiture, et aussi dans l'action de certaines machines employées dans un but thérapeutique et dont nous aurons à parler. Le mouvement passif peut être partiel et ne mobiliser qu'une partie du corps, un membre ou un segment de membre; il peut être communiqué par la main d'un aide, comme cela a lieu dans la gymnastique suédoise manuelle ou par une machine spéciale comme dans la mécanothérapie.

Quel que soit l'agent extérieur qui mobilise le corps ou les membres, le mouvement passif provoque sur la circulation du sang des effets très puissants quoique notablement différents de ceux du mouvement actif. Son action se fait sentir directement sur les veines : elle est surtout mécanique, mais provoque aussi des effets physiologiques qui, pour être moins importants que ceux du mouvement actif, ne laissent pas d'apporter à l'action du cœur un secours très appréciable en augmentant la vitesse du sang veineux.

L'effet *mécanique* des mouvements passifs sur la circulation veineuse est facile à comprendre. L'appareil circulatoire étant soumis aux lois de l'hydraulique, tout déplacement subi par une partie du corps où existent des canaux sanguins doit se communiquer au contenu de ces canaux, comme toute secousse imprimée à un vase se transmet au liquide qu'il contient. Or, une disposition qui mérite d'être rappelée fait que toute impulsion donnée au sang veineux tend à le pousser dans le sens même où il doit aller, c'est-à-dire de la périphérie au centre. Dans les canaux veineux sont placés de distance en distance des replis de la muqueuse, des *valvules*, qui font soupape : en s'abaissant pour laisser la voie libre quand le sang chemine vers le cœur, en se relevant pour fermer le vaisseau, si le liquide refluait vers la périphérie. Grâce à cette disposition, la résultante de toutes les impulsions, de toutes les secousses communiquées au sang veineux par les causes extérieures prend une direction *centripète* et le courant sanguin s'oriente toujours vers l'oreillette droite.

Le mouvement passif agit sur le contenu des veines par le fait même des secousses qu'il occasionne et l'impulsion accélératrice se produit toujours, quelle que soit la forme du mouvement. Toutefois, les mouvements passifs les plus efficaces pour accélérer la circulation veineuse sont les mouvements dits « de circumduction », dans lesquels la partie mobilisée se déplace en décrivant la figure d'un cône dont le sommet serait représenté par la racine du membre et la base par son extrémité. — « Ces mouvements provoquent un allongement et un raccourcissement alternatifs des nombreuses veines qui avoisinent l'articulation. Chaque fois qu'une veine est ainsi allongée, il se produit une aspiration sur les branches périphériques, ce qui augmente la circulation des capillaires correspondants. Pendant le raccourcissement qui suit immédiatement, les veines déversent leur contenu dans une direction centripète. Le sang précipite son cours vers le cœur[1]. » — De cette accélération du courant veineux et de la déplétion plus prompte des veines résulte une augmentation de la vitesse du sang des capillaires qui s'y déversent et la circulation est ainsi augmentée dans le réseau périphérique, là où elle tend justement à se ralentir, en cas d'insuffisance de la poussée du cœur.

L'effet *physiologique* du mouvement passif sur les veines consiste dans les réflexes de contraction qu'y éveillent les impressions sensitives provoquées par le mouvement. Nous citions tout à l'heure le réflexe de vaso-constriction que la piqûre d'une aiguille éveille dans la veine de l'oreille, sur le

---

1. Dr Wide, *La gymnastique suédoise*; traduction française par Bourcart. Paris, F. Alcan, 1898.

lapin en expérience. Des impressions d'intensité moindre, telles que les secousses, les tiraillements, les froissements des parois veineuses, par l'effet du déplacement des membres, suffisent pour exciter les centres vaso-moteurs qui en gouvernent les fibres lisses, pour y provoquer des effets de vaso-constriction et y accélérer le cours du sang.

Le massage.

L'accélération de la circulation veineuse est particulièrement évidente quand le mouvement passif prend la forme de massage.

Le *massage* n'est qu'un mode particulier du mouvement passif, dans lequel l'action de la force extérieure ne porte ni sur la totalité du corps ni sur un membre entier ou sur un segment du membre, mais seulement sur une partie des éléments anatomiques, sur les tissus mous. Ici le mouvement se limite à l'extrême et devient *moléculaire*.

Au point de vue de ses effets sur la circulation, le massage peut être considéré comme offrant des ressources plus variées que les mouvements passifs, en ce qu'il se prête à un plus grand nombre de variantes dans son application : d'où une plus grande diversité dans ses effets. Le massage s'applique ordinairement avec la main, mais peut s'appliquer aussi à l'aide de divers appareils dont nous parlerons. Quel qu'en soit le mode d'application, il peut provoquer dans la circulation sanguine des effets mécaniques et des effets physiologiques.

Les effets mécaniques du massage résultent des manipulations qu'exerce la main sur les tissus mous et de la poussée que communiquent au liquide sanguin les manœuvres du masseur. On peut obtenir un déplacement rapide du sang veineux en faisant porter ces pressions sur les veines cutanées et profondes et en dirigeant l'action de la main dans le sens même du courant sanguin, c'est-à-dire de l'extrémité des membres à leur racine. A cette action mécanique s'ajoutera toujours un effet physiologique par suite de l'excitation des parois veineuses. Mais l'action physiologique sera rendue plus intense à l'aide de certaines manœuvres, telles que les *frictions*, les *vibrations*, les *tapotements*, etc., plus aptes que les simples pressions à exciter les nerfs sensitifs et à éveiller les réflexes vaso-moteurs. C'est à propos de l'application du traitement qu'il sera question de toutes ces variantes dans l'emploi du massage.

Le massage exerçant toujours sa première action sur la peau, il en résulte inévitablement une excitation des nerfs sensitifs cutanés et cette excitation ne va jamais sans provoquer un réflexe vaso-moteur dans les vaisseaux capillaires et dans les petites artères des téguments. Cette action se traduit. comme toute excitation de la peau, par deux phénomènes successifs qui sont inverses : le premier est un effet de vaso-constriction des petites artères, le second un effet de vaso-dilatation. Le premier provoque la pâleur des téguments par diminution de l'afflux du sang : il est très fugitif. Le second effet, qui est beaucoup plus durable, produit au contraire la rougeur. Il témoigne d'une vaso-dilatation superficielle que la thérapeutique des troubles circulatoires met souvent à profit pour activer la circulation périphérique.

Retenons donc que le massage, qui agit beaucoup sur les veines par ses effets mécaniques, peut agir aussi sur les petites artères par ses effets physiologiques. Aussi cette forme du mouvement communiqué est-elle féconde en ressources variées dans le traitement des maladies du cœur et des vaisseaux.

Tel est donc, au total, le puissant secours que la circulation du sang peut attendre des mouvements actifs, des mouvements passifs et du massage. Mais il faut remarquer que les mouvements actifs portent toujours avec eux, outre les effets de la contraction musculaire qui leur sont propres, tous les effets du mouvement communiqué, puisque le déplacement du corps ou des membres accompagne la contraction des muscles. Ce n'est que par une vue de l'esprit et pour la commodité de la démonstration, qu'on peut isoler de l'effort musculaire le mouvement qui en est le résultat.

Si, donc, le mouvement passif ne comporte pas tous les effets du mouvement actif, celui-ci comporte tous les effets du mouvement passif, en outre de ceux qui lui sont propres. Il comporte aussi, dans une large mesure, les effets du massage; car le muscle, par ses alternatives de relâchement et de contraction, par ses changements de volume, par les déplacements qu'il fait subir aux parties du corps qu'il actionne, ne peut manquer de faire sentir aux tissus mous ambiants diverses impressions analogues à celles qu'y produit la main du masseur : secousses, pressions, tiraillements, froissements, etc. Si donc il faut faire intervenir des procédés artificiels pour provoquer, en thérapeutique, les effets des mouvements passifs et du massage, on doit se rappeler que le mouvement actif est un moyen d'obtenir tous ces effets naturellement, quoique avec moins de précision et, souvent, il est vrai, avec moins de sécurité pour le patient.

L'aspiration thoracique.

Le poumon est, pour la fonction circulatoire, un auxiliaire plus puissant encore que le muscle. Il agit sur le cours du sang pour en accélérer l'arrivée au cœur, au moment même où tend le plus à se ralentir la vitesse initiale communiquée par la systole du ventricule gauche, entretenue par la contraction des artères et des veines et augmentée par les mouvements musculaires.

C'est le mouvement d'inspiration qui fournit à la circulation sanguine l'appoint de cette force auxiliaire indispensable à l'achèvement du cycle circulatoire et qui est l'*aspiration thoracique*. Dans le premier temps de la respiration, l'air extérieur est aspiré dans le poumon par le soulèvement des côtes et du sternum, d'où résulte l'agrandissement de la cavité thoracique et la tendance au vide dans les vésicules pulmonaires. Cet effet de pompe aspirante, ce « coup de piston » qui attire l'air extérieur au poumon se fait sentir aussi bien au sang des vaisseaux avoisinants qu'à l'atmosphère ambiante. L'observation directe a montré la puissante influence qu'exerce l'aspiration thoracique sur toutes les veines de la région du cou et même de l'aisselle. On sait, en effet, combien les chirurgiens s'appliquent, au cours d'une opération de ces régions, à ne pas léser les gros troncs veineux : ils redoutent la pénétration de l'air dans ces vaisseaux au moment où l'inspiration y provoque une tendance au vide, en attirant fortement vers la cavité thoracique le sang qu'ils contiennent.

L'inspiration produit sur le sang veineux une véritable succion qui l'attire aux vésicules pulmonaires et qui se fait sentir aux veines caves, aux veines jugulaires, et bien au delà.

A plus forte raison doit-elle influencer le cours du sang dans l'oreillette droite et surtout dans les dernières ramifications de l'artère pulmonaire. L'aspiration thoracique représente donc, pour l'appareil circulatoire, une force auxiliaire extrêmement efficace, qui attire le liquide sanguin dans la direction même où le poussent la systole du cœur et la force élastique des vaisseaux.

Or, chez l'homme en état de travail musculaire, l'aspiration thoracique acquiert une énergie infiniment plus considérable qu'à l'état de repos. L'activité des muscles provoque instantanément l'accroissement du besoin de respirer et l'augmentation instinctive de l'amplitude et de la fréquence des mouvements respiratoires. De sorte que l'action du poumon vient toujours s'ajouter automatiquement à celles des membres, pour faciliter la circulation pendant l'exercice musculaire.

Nous allons voir tout à l'heure que beaucoup de conditions, dans l'exercice appliqué sans méthode, viennent souvent modifier les effets du travail musculaire au point d'en faire une cause de troubles violents pour la fonction de circulation. Les mouvements respiratoires se dérèglent alors et la respiration *essoufflée* entrave le jeu du cœur au lieu de l'aider. Mais nous ne parlons ici que de la respiration normale et régulière ou méthodiquement amplifiée, et, dans ces conditions, le mouvement d'inspiration profonde est toujours un agent des plus efficaces pour aider à l'achèvement de la dernière phase de la grande circulation, ainsi que pour activer la circulation pulmonaire et faciliter l'hématose du sang veineux.

Si nous récapitulons les faits exposés dans ce chapitre, nous voyons que les mouvements corporels actifs ou passifs et les mouvements respiratoires exercent sur le cours du sang une action incontestée qui en fait de puissants auxiliaires du cœur.

Il importe de retenir que l'action de ces auxiliaires s'exerce tout spécialement sur les points de l'appareil circulatoire où le sang circule dans les conditions mécaniques les plus défavorables : sur le réseau périphérique des capillaires, sur les veines des membres et du tronc, sur les vaisseaux du poumon. Or, c'est précisément sur la circulation capillaire, sur la circulation veineuse et sur la circulation du poumon que se manifestent toujours les premiers symptômes de troubles circulatoires, dans toutes les maladies qui aboutissent à l'*asystolie*, c'est-à-dire à la défaillance du cœur et des vaisseaux sanguins.

On aperçoit donc, dès à présent, tout le parti que pourra tirer le médecin des forces auxiliaires de la circulation, puisqu'il peut à son gré actionner, diriger et réglementer ces forces qui sont soumises à l'action de la volonté.

Telle est l'importance du rôle dévolu aux muscles pour aider le cœur dans sa tâche. Pourquoi donc voit-on si souvent méconnus, en pratique, les services que pourrait rendre le mouvement, utilisé comme agent de circulation, dans les maladies du cœur et des vaisseaux? — C'est que le mouvement musculaire peut, dans bien des cas, entraver la fonction circulatoire qu'il doit normalement faciliter. Et il nous reste à montrer les conditions dans lesquelles les muscles et le poumon deviennent les antagonistes du cœur, au lieu d'en demeurer les auxiliaires.

CHAPITRE III

MÉCANISME DES TROUBLES CIRCULATOIRES
DANS L'EXERCICE MUSCULAIRE

L'effort ; — l'excitation du cœur ; — la pléthore veineuse
et le « cœur forcé » ; — l'essoufflement dans l'exercice musculaire.

Nous venons d'exposer l'effet salutaire qu'on est théoriquement en droit d'attendre du travail des muscles pour
aider à la circulation du sang. Il faut avouer pourtant qu'en
pratique les faits semblent, au premier abord, en contradiction avec la théorie.

Si, d'une part, on abandonne à lui-même un « cardiaque »
arrivé à un certain degré de gêne circulatoire, en lui con-
seillant l'exercice et en le laissant libre d'agir à sa guise,
les accidents les plus funestes pourront résulter des mouvements auxquels il se livrera. Si, d'autre part, on observe,
dans le milieu des gens du peuple, un homme atteint d'une
affection de cœur, et obligé d'exercer un travail manuel, on le
voit fréquemment présenter des troubles subits de la circulation et tomber en *asystolie*, sous l'influence manifeste de
l'exercice musculaire exigé par sa profession, tandis qu'on
peut le voir ensuite se rétablir promptement, par le seul
fait du séjour à l'hôpital où on lui a fait garder le repos.

Ce n'est pas seulement chez des malades que les résultats
pratiques de l'exercice musculaire semblent contredire les
déductions théoriques exposées au chapitre précédent. Ne

sait-on pas combien dure peu le système circulatoire des hommes voués à des travaux très pénibles ou à des exercices trop violents? Rien de plus fréquent que les affections cardiaques de toute sorte chez les chargeurs, les portefaix, les hercules de foire, chez les sportsmen qui ont abusé des exercices de force et de vitesse, comme aussi chez les chevaux soumis à un travail exagéré.

On a décrit sous le nom de « cœur forcé » des dilatations du cœur droit qui se produisent souvent chez les sujets soumis à des fatigues musculaires excessives. On sait même que ces accidents ont pu se déclarer à la suite d'une seule épreuve où l'effort athlétique était poussé à ses dernières limites. Dans les universités d'Oxford et de Cambridge, où des régates annuelles mettent en présence des jeunes gens qui se disputent le prix de l'aviron, on a vu assez fréquemment, à la suite des efforts suprêmes de la lutte, des rameurs présenter les symptômes d'une dilatation aiguë du cœur droit avec des accidents graves d'asystolie.

Tous ces faits semblent, au premier abord, donner un démenti formel à tout ce que nous avons dit du rôle des muscles, considérés comme des agents auxiliaires de la circulation du sang, dont le fonctionnement soulagerait le cœur d'une partie de son travail.

Quelle conclusion faut-il déduire de cette contradiction apparente? — Aucune autre que l'importance du *dosage*, aussi bien dans la médication par l'exercice que dans toutes les médications. Il faut que le traitement par l'exercice soit soumis comme les autres à une réglementation rationnelle.

Mais l'excès de travail n'est pas la seule cause qui rende le mouvement musculaire nuisible à l'appareil circulatoire. Et la *forme* de l'exercice est aussi importante à spécifier que son dosage. En un mot, il est une foule de conditions du travail musculaire qui en modifient complètement les effets ; à ce point qu'elles peuvent faire des muscles les antagonistes d'une fonction dont ils sont en principe les auxiliaires.

Il nous reste donc à préciser quelles sont les conditions de l'exercice qui peuvent provoquer des troubles de la circulation du sang.

De l'« effort ».

Il se produit à chaque instant, dans les travaux manuels un peu rudes aussi bien que dans les exercices gymnastiques, un acte physiologique auquel doivent être attribués la plupart des accidents de surmenage qu'on a signalés dans l'appareil circulatoire, à la suite des exercices violents ou des travaux professionnels. Cet acte s'appelle l'*effort*.

L'effort consiste essentiellement dans la synergie des muscles expirateurs qui entrent en contraction involontairement, et parfois inconsciemment, pour s'associer au travail volontaire d'autres muscles plus ou moins éloignés. Cet acte se produit toutes les fois qu'un groupe musculaire *de n'importe quelle région* est actionné par la volonté avec toute l'énergie dont il est capable.

Le type de l'effort s'observe chez le portefaix qui soulève de terre une lourde charge pour la placer sur ses épaules. Si on étudie l'homme au moment où il se prépare à « faire effort », on le voit d'abord assurer à ses mains une prise solide. Il saisit le fardeau ; mais, avant de l'enlever de terre, il s'arrête un très court instant, comme pour préparer le mouvement. Et, en effet, ce temps d'arrêt est utilisé pour des préliminaires importants. Une profonde inspiration est faite ; l'air est attiré en grande quantité dans les poumons et la glotte se referme aussitôt pour l'empêcher d'en sortir. La poitrine se trouve ainsi gonflée. Les côtes sont écartées et repoussées en haut. Mais au même instant se produit une énergique contraction des muscles abdominaux, qui tend à les attirer en bas. De cette façon, les parois du thorax, repoussées en haut par l'air qui gonfle le poumon et ne peut en sortir, attirées en bas par l'action énergique des muscles expirateurs, se trouvent immobilisées par ces deux forces de direction inverse dont elles subissent simultanément l'action.

L'immobilisation des parois thoraciques est, en effet, le but de cette sorte de conflit des forces antagonistes de la respiration. Il faut que les côtes soient momentanément fixées, pour qu'elles puissent présenter un point d'appui solide et résistant à tous les muscles qui s'y attachent, et en particulier aux grandes masses musculaires qui meuvent le bras, la colonne vertébrale et le bassin. C'est seulement quand cette condition a été remplie que ces muscles entrent énergiquement en jeu, et que le fardeau est soulevé. La glotte s'ouvre alors, et une sorte de gémissement caractéristique, dû à l'issue violente de l'air, annonce la fin de l'effort.

Une perturbation profonde se produit dans la respiration et la circulation pendant toute la durée de l'effort. Dans cet acte, en effet, c'est le poumon gonflé d'air qui sert de point d'appui aux côtes, pour leur permettre de rester relevées en résistant aux muscles expirateurs qui tendent à les abaisser. On comprend d'abord à quelle épreuve est mis le poumon lui-même. Dans les efforts très violents, il n'est pas rare d'observer chez l'homme, et surtout chez les animaux de trait, la rupture des parois des cellules pulmonaires, forcées outre mesure par la compression de l'air qui les remplit.

Mais le poumon, à la façon d'un tampon élastique, transmet la pression qu'il subit à tous les organes qui l'avoisinent dans le thorax : aux gros vaisseaux artériels et veineux, à l'aorte, aux veines caves et au cœur lui-même.

Il est du plus haut intérêt, pour nous, d'étudier les conséquences de cette pression, au point de vue des perturbations qui en résultent dans l'appareil circulatoire. Nous emprunterons pour cela quelques tracés sphygmographiques au bel ouvrage de M. Marey, *La Circulation du sang*.

Pour comprendre le sens des tracés que nous reproduisons ici, il faut se rappeler que la ligne tracée par le *sphygmographe*, et qui est la représentation graphique des mou-

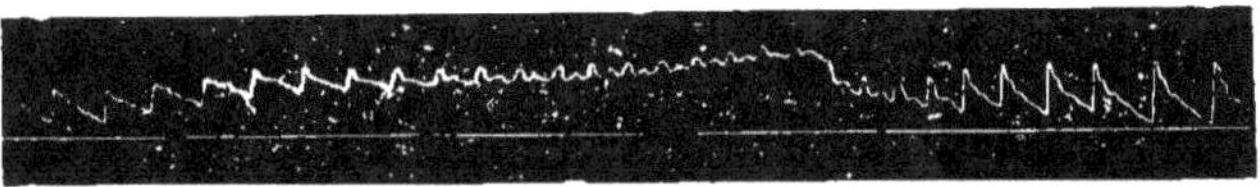

Fig. 1. — Tracé du pouls pendant l'*effort* (d'après MAREY).

vements du pouls radial, s'inscrit suivant une direction horizontale, et de gauche à droite. Quand la tension de l'artère est constamment uniforme, la direction du tracé demeure uniformément horizontale; mais l'ensemble du tracé tend à se *relever* et à devenir oblique de bas en haut quand la tension artérielle augmente, tandis que, si la tension diminue, il s'*abaisse* et devient oblique de haut en bas. Enfin la courbe qui correspond à chaque pulsation a d'autant plus d'ampleur que l'ondée sanguine pénètre plus facilement dans l'artère; elle tend d'autant plus à se réduire et à s'effacer que le pouls est plus petit, plus « serré », ce qui correspond à la difficulté qu'éprouve le sang à passer dans l'artère fortement tendue.

Ces explications étant données, il suffira de jeter les yeux sur les tracés des figures 1 à 5, pour comprendre quelles profondes perturbations vient apporter l'effort dans l'économie normale des pressions artérielles. La figure 1 représente un tracé du pouls pendant toute la durée de l'effort. On voit que la ligne générale du tracé qui s'inscrivait suivant une ligne horizontale s'élève brusquement dès que l'effort commence, et qu'en même temps les pulsations deviennent de plus en plus petites. Ces deux modifications accusent une augmentation considérable de la pression. Le tracé reprend sa direction normale quand l'effort a cessé. Mais les figures 2 et 3 nous montrent avec plus de détails les phases successives de l'effort et nous font voir d'une manière plus saisissante les désordres qui surviennent sous l'influence de cet acte dans le fonctionnement des canaux artériels.

« Au moment où l'effort commence, — dit M. Marey,

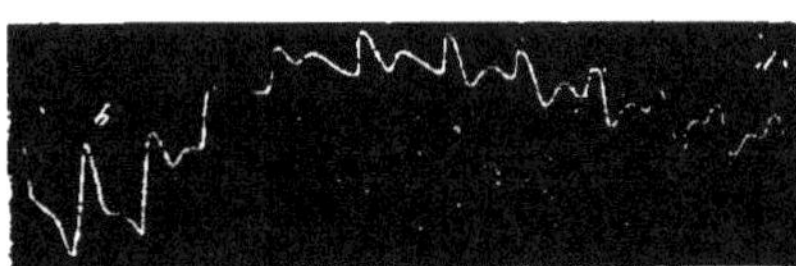

Fig. 2. — Première phase de l'effort (d'après Marey).

— la circulation artérielle, qui s'inscrivait sur une ligne horizontale *ab*, s'élève subitement de *b* en *c* (fig. 2). Arrivé à son summum, l'effort a comprimé l'aorte thoracique et l'aorte abdominale avec toute la force possible. Cette pression extérieure, secondée par l'élasticité aortique, a chassé vers les artères périphériques une certaine quantité de sang, et y a élevé la tension jusqu'au niveau indiqué par le point *c*. Mais ces artères, en vertu même de l'excès de pression, donnent un débit plus rapide, de sorte que, sous l'accroissement

de la circulation périphérique, l'aorte se vide de plus en plus
et diminue de volume. En diminuant de volume elle perd de
sa tension élastique, de telle sorte que la somme des forces
qui poussent le sang vers la périphérie diminue graduellement. Le maximum de tension c ne se maintient donc pas
dans les artères, mais décroît peu à peu, à mesure que décroît la force élastique de l'aorte, bien que l'effort se main-
tienne le même, et que la pression de l'air dans le poumon
garde le même degré, comme on l'a noté par le manomètre.
A cette cause de décroissance dans la pression des artères, il
faut ajouter la diminution graduelle du volume des ondées
ventriculaires, car le sang veineux est retenu par l'effort en
dehors des cavités splanchniques. Il s'ensuit une diminution
du courant sanguin qui traverse le poumon et revient au
cœur gauche. La figure 2 montre cette décroissance de la
tension et fait voir qu'à partir du point c la ligne d'ensemble
du tracé va toujours en s'abaissant. ,

« Examinons maintenant la figure 3, où l'effort, qui durait
depuis un certain temps, cesse tout d'un coup. De a en b

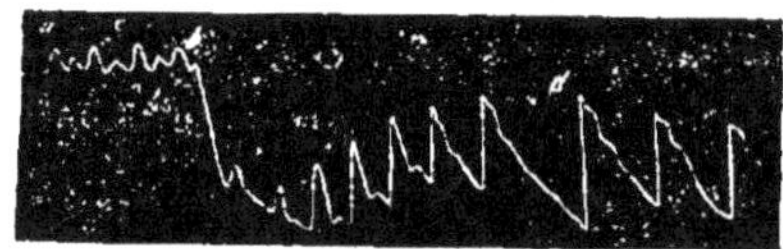

Fig. 3. — Deuxième phase de l'effort (d'après Marey).

l'effort se continue, la tension est élevée dans la radiale par
compression de l'aorte. L'effort cesse au point b; aussitôt le
sang des artères périphériques, où la tension est forte, reflue
dans l'aorte qui, vidée d'une partie de son contenu, se trouve,
pour ainsi dire, trop large. Ce reflux fait baisser la pression
dans les artères périphériques, et par conséquent dans la

radiale. A partir de ce moment, le cœur, continuant à battre, rétablit peu à peu l'état primitif de la tension artérielle, et l'on voit la ligne d'ensemble du tracé, d'abord tombée en *c*, s'élever peu à peu et reprendre son niveau normal au *d* ».

On voit quels « à-coups » subit l'appareil circulatoire quand l'effort se produit ; non seulement par suite de la

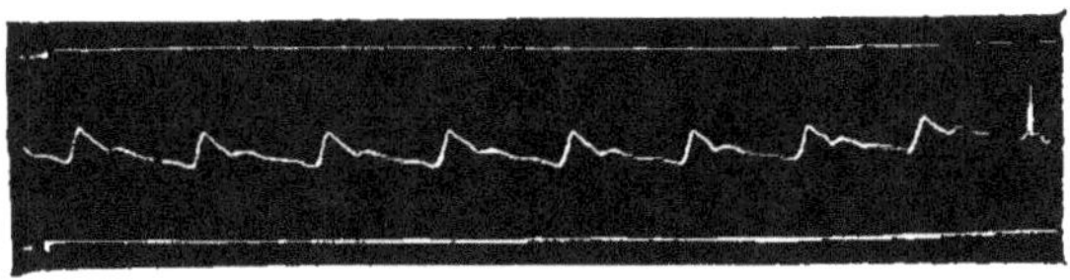

Fig. 4. — Pouls normal d'un sujet au repos.

poussée violente que supportent les extrémités des vaisseaux, mais aussi par le choc en retour qui se fait sentir aux parois des grosses artères et des cavités du cœur quand

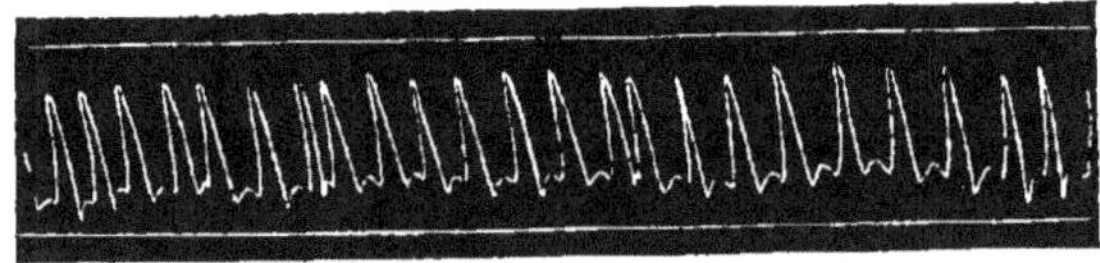

Fig 5. — Pouls du même sujet après une série d'*efforts* de cinq minutes de durée.

l'effort cesse et que le sang reflue dans les canaux d'où il avait été chassé. Ces ébranlements, déjà dangereux quand ils se produisent sur des organes sains, résistants et doués de toute leur souplesse, peuvent être cause d'accidents formidables dans un appareil endommagé par des troubles de nutrition, tels que la dégénérescence athéromateuse ou sclé-

1. Marey, *La circulation du sang.*

reuse, qui font perdre aux parois artérielles leur élasticité, ou dans les troubles de nutrition des parois cardiaques, quand la résistance du myocarde est considérablement diminuée, ou, enfin, quand la force du cœur est épuisée, comme dans l'état d'*asystolie*.

La violente poussée subie par les capillaires pendant l'effort peut produire, ainsi qu'on en a de fréquents exemples, des apoplexies pulmonaires ou cérébrales. En outre, la compression et la distension de tout l'appareil circulatoire, puis l'ébranlement qui résulte du reflux brusque du sang dans les gros vaisseaux, toutes ces violences agissent mécaniquement pour produire la fatigue subite des forces qui mettent le sang en mouvement. Aussi observe-t-on souvent, à la suite d'efforts répétés, une sorte de *parésie* du myocarde, qui met le cœur en détresse et produit tous les symptômes de la circulation insuffisante ou *asystolie*, et explique d'autre part la fréquence des syncopes à la suite de l'effort. Chez d'autres sujets les perturbations produites par l'effort se traduisent par des troubles dans le rythme circulatoire, par de l'*arythmie* et des palpitations.

Inutile d'insister encore pour montrer combien de pareils résultats pourraient justifier les appréhensions de ceux qui redoutent l'exercice pour les cardiaques. Ce qu'il est nécessaire de dire et de répéter, c'est qu'on peut aisément donner de l'exercice au malade sans provoquer le phénomène de l'effort. Mais il faut pour cela connaître exactement les conditions dans lesquelles le travail des muscles provoque ce dangereux phénomène.

Ce serait une erreur de considérer l'effort, ainsi qu'on le fait souvent, comme la conséquence exclusive des grands déploiements de force ou des grands mouvements du tronc. L'effort peut se produire à l'occasion d'un faible travail.

Chaque fois qu'on veut actionner *avec toute l'énergie possible* un groupe musculaire aussi limité soit-il, on voit le mouvement effectué s'accompagner de perturbations de la respiration et de la circulation sanguine qui caractérisent l'effort.

Observons un homme qui presse fortement dans sa main une noix pour la casser. Si les doigts sont très vigoureux et la noix peu résistante, la contraction musculaire reste localisée dans l'avant-bras et rien n'est dérangé dans le fonctionnement normal des organes. La physionomie reste calme et la respiration n'est pas arrêtée : la noix est brisée « sans effort ». Mais si la coque résiste, et que l'homme fasse appel à *toute sa force*, on verra la contraction musculaire gagner le bras, puis l'épaule, puis s'étendre au cou, à la poitrine et enfin à l'abdomen. La respiration se suspend, la face se congestionne, les veines du cou et du front se gonflent et font saillie, et quand la noix est enfin brisée, une sorte de gémissement se produit, semblable à celui du portefaix qui a soulevé de terre un fardeau. Le tableau de l'effort est complet.

On peut être, au premier abord, surpris qu'un acte dans lequel les fléchisseurs des doigts sont, en somme, les seuls muscles directement intéressés, puisse nécessiter l'entrée en contraction de muscles très éloignés, et on ne comprend pas du premier coup que, pour fermer la main avec toute l'énergie possible, il faille contracter les muscles abdominaux.

Mais il faut se rappeler que, d'une part, un muscle ne peut donner toute sa force si une de ses extrémités ne prend pas son attache sur un point absolument fixe, et que, d'autre part, le corps est formé d'une multitude de pièces osseuses indépendantes et mobiles, qui ne peuvent devenir fixes que par la contraction énergique des muscles qui les unissent entre elles. De là la solidarité de toutes les régions du corps dans les mouvements très énergiques, et la production des synergies dans les régions éloignées. Il faut, si l'on veut faire agir les muscles de l'avant-bras avec toute l'énergie possible, que le bras soit immobilisé sur l'épaule ; mais l'épaule à son tour doit être immobilisée sur le thorax, et le thorax lui-même sur le bassin. Or ce résultat ne peut être obtenu sans qu'une grande masse d'air soit retenue dans le poumon ; car le poumon gonflé d'air et maintenu en état de distension forcée est le seul point d'appui fixe que puissent trouver les pièces osseuses si mobiles qui composent le thorax et sur lesquelles tous les grands muscles de l'abdomen et du dos viennent exercer leur énergique traction.

C'est ainsi que, par un enchaînement de contractions musculaires successives, des mouvements localisés dans l'extrémité des membres peuvent provoquer la synergie des muscles abdominaux, l'abaissement forcé des côtes et la compression du poumon, du cœur et des gros vaisseaux, en un mot, toutes les conséquences de l'*effort*. Ce phénomène si complexe résulte donc, en résumé, de l'impossibilité de donner une fixité absolue à une pièce osseuse quelconque sans immobiliser du même coup tous les os qui composent le tronc, et de la nécessité de ne faire qu'un seul tout rigide et résistant du système articulé représenté par les os, si nombreux et si mobiles, qui forment le cou, le thorax et le bassin.

Nous avons dit que l'*effort* se produit toutes les fois qu'un groupe de muscles est obligé de faire appel à toute l'énergie dont il dispose. On comprend, par l'énoncé même de cette condition déterminante de l'effort, que cet acte aura d'autant plus de tendance à se produire que les muscles seront plus affaiblis. En effet les conditions de l'effort se trouvent réalisées non pas précisément quand la dépense de force représentée par un mouvement est très considérable, mais quand elle est en disproportion avec la capacité fonctionnelle des muscles qui doivent la subir. De là la fréquence de l'effort chez les malades, les convalescents et tous les sujets débilités. Pour eux l'acte le plus simple de la vie usuelle devient un travail « de force » et provoque des synergies qui ne se produiraient pas chez un homme vigoureux.

Certains mouvements provoquent plus facilement que d'autres la synergie d'effort, même quand on les exécute avec une certaine modération. Le travail des bras, par exemple, est plus sujet à provoquer l'effort que celui des jambes. L'observation démontre la réalité de ce fait et, du reste, la physiologie l'explique aisément. En effet, l'effort résultant, comme nous venons de le dire, de la nécessité de donner un point d'attache fixe aux muscles agissants, il se trouve que les muscles des cuisses, insérés aux os résistants et fortement soudés entre eux qui composent le bassin, peuvent y prendre un point d'appui suffisamment stable pour qu'il soit inutile, dans la plupart des cas, d'en assurer la fixité en immobilisant la colonne vertébrale et le thorax.

Il en est tout autrement des muscles des bras, dont la plupart s'attachent à la clavicule, à l'omoplate et aux côtes, toutes pièces essentiellement mobiles et qu'il est nécessaire de fixer au préalable, si l'on veut déplacer l'humérus avec une certaine énergie.

Il est une condition très efficace pour réduire au minimum l'intervention de l'effort dans le travail musculaire, c'est l'éducation des mouvements. L'observation montre que des synergies inutiles de toute espèce se produisent avec exagération, chez l'homme qui pratique un exercice auquel il n'est pas habitué. On « se raidit » toujours la première fois qu'on rame, qu'on danse, qu'on monte à cheval ou à bicyclette, et on raidit surtout les muscles expirateurs; de telle façon que les mouvements les plus simples, qui pourraient s'exécuter avec une dépense de force insignifiante, mettent le novice en état d'effort constant : d'où l'essoufflement si rapide produit par les exercices qu'on ne sait pas faire. Il faudra donc mettre les cardiaques en garde contre le danger des exercices qu'ils n'ont jamais pratiqués et leur en faire faire très lentement l'apprentissage.

La maladresse dans l'exécution des mouvements est cause que la synergie d'effort intervient à tout propos là où elle est inutile. Et ce n'est pas seulement dans les exercices du sport ou de la gymnastique méthodique, c'est encore dans les actes les plus usuels de la vie, que l'éducation physique peut mettre le sujet à l'abri d'une cause grave d'usure du cœur et des vaisseaux, en lui donnant l'aptitude d'exécuter ses mouvements avec la plus grande économie de force possible, c'est-à-dire avec le minimum d'effort.

L'effort doit donc être soigneusement éliminé de l'exercice, chez tout sujet atteint de troubles de la circulation du sang. Mais cela ne veut pas dire qu'on ne puisse pas demander à ces malades d'assez fortes doses de travail musculaire. « Effort » et « travail » ne sont pas synonymes, malgré la défectuosité de la langue physiologique qui tend à faire entre ces deux expressions une confusion regrettable, car on emploie souvent la locution « effort musculaire » pour représenter simplement l'entrée en travail du muscle.

La même confusion s'est produite dans la langue médicale, et l'on appelle à tort « dyspnée d'effort » l'essoufflement qui se produit à propos d'actes musculaires où l'effort ne joue aucun rôle, au lieu de dire dyspnée « de travail ». Le mécanisme de la dyspnée, comme nous le verrons, n'est pas le même dans les deux cas.

On ne saurait trop attirer l'attention sur ce phénomène de *l'effort*, ni trop insister sur le mécanisme suivant lequel il trouble si profondément l'appareil circulatoire. Les effets nuisibles en sont dus à la violente compression des gros vaisseaux thoraciques, qui est démontrée par les tracés sphygmographiques. Or il faut savoir que bien des actes usuels qu'on ne songe pas à interdire aux malades cardiaques, parce qu'ils font partie des habitudes de la vie, même la moins active, exercent sur les gros vaisseaux une compression analogue à celle qu'y détermine l'effort.

Tous les mouvements de *flexion du buste* nécessitent la mise en jeu des muscles abdominaux, qui sont fléchisseurs du tronc : ils ont pour conséquence la compression des viscères, des intestins, du foie, de l'estomac. Les masses viscérales transmettent à leur tour aux vaisseaux thoraciques cette compression qui peut, si elle est exagérée, reproduire toutes les phases de l'effort. C'est pourquoi l'on voit parfois des troubles très violents de la circulation succéder à des mouvements qui nécessitent une dépense insignifiante de force, mais qui ne peuvent se produire sans occasionner la compression des gros vaisseaux : l'acte par exemple de se chausser, ou bien même, étant au lit, de passer sans précaution de la position couchée à la position assise. Mieux vaudrait souvent, pour le malade atteint d'une affection grave du cœur, la fatigue d'une marche même assez longue, mais à allure très lente, que les brusques à-coups déterminés dans l'appareil circulatoire par ces mouvements où le travail musculaire se réduit à une si faible proportion.

Il faut signaler, à côté de l'effort, une autre phase de l'exercice musculaire qui s'en rapproche, quoiqu'elle offre beaucoup moins de danger, c'est la contraction *permanente* des muscles.

Il arrive souvent, dans les diverses formes de l'exercice musculaire, que le muscle est mis en action sans produire du mouvement; soit qu'une force extérieure vienne lutter contre celle du muscle, comme il arrive quand on soutient un fardeau pour l'empêcher d'obéir à la pesanteur, soit que la contraction d'un groupe de muscles mis en jeu soit paralysée dans son effet, par l'intervention d'un groupe antagoniste, comme il arrive quand on actionne avec une force égale les fléchisseurs et les extenseurs. L'immobilisation du muscle en état de contraction *statique* produit sur la circulation du sang des effets qui offrent une certaine analogie avec ceux de l'effort. En effet, si la contraction et le relâchement alternatifs des fibres musculaires favorisent la circulation du sang, leur contraction permanente lui fait obstacle.

Si l'on applique sur soi-même à l'artère radiale un sphygmographe, et que l'on contracte énergiquement les muscles des jambes et des cuisses, de façon à les maintenir en état de rigidité permanente, on voit le tracé du pouls se relever et

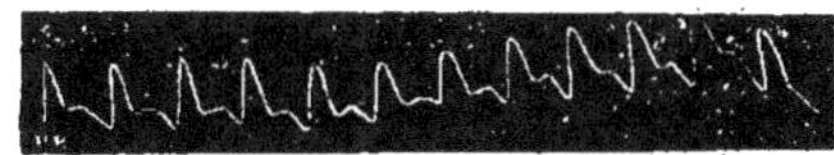

Fig. 6. — Effets de la contraction permanente des muscles (d'après MAREY).

accuser une tension plus forte de l'artère. Cette augmentation de pression est due à l'obstacle opposé au sang, dans les artérioles, par les fibres musculaires voisines qui les compriment et oblitèrent leur calibre. Le tracé 6, emprunté à l'ouvrage de M. Marey[1], montre d'une manière évidente cette augmentation de pression.

On peut en déduire ce précepte formel, que, chez tous les

1. Marey, *La circulation du sang.*

malades à qui l'augmentation de la pression artérielle peut nuire, il faudra éviter tous les actes musculaires qui tendent à prolonger la durée de la contraction musculaire, et leur préférer ceux dans lesquels le muscle est soumis à des alternatives régulières de contraction et de relâchement.

Mais, même dégagé de l'effort et de la contraction permanente qui en est un diminutif, le travail musculaire, poussé à un certain degré d'énergie, peut troubler la circulation sanguine, en provoquant deux phénomènes physiologiques dont il faut bien comprendre le mécanisme et les dangers, car ils représentent les deux écueils du traitement des cardiopathies par l'exercice : ce sont *l'excitation du cœur* et *l'essoufflement du poumon.*

L'excitation du cœur.

Pour comprendre l'effet de l'exercice sur le cœur, et pour savoir discerner les ressources thérapeutiques qu'on en peut tirer des dangers auxquels son emploi inconsidéré peut exposer les malades, il est nécessaire de revenir au phénomène fondamental que Chauveau et Marey ont mis en lumière, savoir : l'accroissement de la vitesse du sang dans un muscle en exercice et l'accélération concomitante de la circulation dans toutes les régions du corps, même dans celles qui ne prennent pas part au travail. Les données générales de la physiologie permettent de tirer de ce fait des déductions très importantes pour notre sujet.

Quand un muscle se contracte, il a besoin de recevoir beaucoup plus de sang qu'à l'état de repos. C'est là la condition physiologique de son travail. Il semble, au premier abord, que ce surcroît considérable d'afflux sanguin suppose une augmentation corrélative de la poussée du cœur; mais

nous avons déjà dit que le fait est dû moins à l'augmentation de la force qui fait cheminer le sang dans l'artère, qu'à
la diminution des résistances qui ralentissaient son cours.
L'impulsion du cœur restant la même, le débit des artères
augmente par le fait de la dilatation de leurs branches terminales, dont les parois se relâchent et permettent au liquide
d'y circuler avec plus de facilité. — C'est ainsi qu'un train
dont l'allure est ralentie par la pression des freins, accélère
sa marche dès que les freins se desserrent et sans qu'il
soit besoin de forcer la vapeur. — Dans les artères du
muscle en travail, le manomètre accuse même une diminution de la pression sanguine.

Il ne serait donc point besoin d'invoquer une augmentation du travail du cœur pour expliquer l'activité plus grande
de la circulation des muscles, si l'accélération du sang se
limitait au muscle en exercice. Mais il arrive bientôt, quand
les contractions se répètent avec persistance, même dans un
muscle isolé, que tout le système vasculaire finit par participer à l'accroissement de la circulation[1]. A mesure que la
pression diminue dans les artères par l'effet de la contraction du muscle, les mouvements du cœur augmentent de
nombre.

Ce fait, ainsi que l'a montré Marey, se rattache à une loi
physiologique constante : en toute circonstance le cœur
semble compenser par un travail de vitesse, la diminution
de son effort de pression.

Au total, il n'y aura pas augmentation de la dépense de
force subie par le muscle cardiaque malgré l'activité plus
grande du cours du sang, *à condition que le nombre des*

---

1. Voir l'expérience de MM. Chauveau et Marey. La circulation s'accélère jusque dans les artères du pied, chez le cheval, sous l'influence du
travail des muscles de la mâchoire quand l'animal mâche son avoine.

pulsations ne dépasse pas un certain chiffre; mais cette restriction est de la plus haute importance.

En effet, il arrive bien vite un moment, au cours d'un exercice musculaire violent, où la diminution de la tension artérielle ne représente plus une économie de force suffisante pour compenser le travail supplémentaire de vitesse qu'exécute le cœur. Cela ressort des chiffres relevés dans l'expérience de Chauveau et Marey. — On adapte un manomètre à la carotide d'un cheval, et on note le niveau de la colonne qui indique une pression moyenne de 108 millimètres. On fait courir l'animal pendant une dizaine de minutes, et on lui réapplique l'appareil au moment où on le ramène avec un pouls d'une force et d'une fréquence extrêmes. On constate alors que la tension artérielle a baissé : elle n'est plus que de 102 millimètres.

Mais, il ne faudrait pas s'y tromper, si chaque poussée du cœur trouve une résistance un peu moindre, la somme du travail effectué par le muscle cardiaque en un temps donné est considérablement augmentée par l'exagération de la fréquence de ces poussées. Le nombre des pulsations cardiaques est, souvent, plus que doublé dans les exercices très violents, comme la course : il est augmenté au moins de moitié, soit de 50 pour 100 dans la plupart des exercices de gymnastique et de sport; tandis que la pression artérielle n'est diminuée, d'après Marey et Chauveau, que de 6 millimètres pour 108, c'est-à-dire moins de 6 pour 100.

Si l'on s'en rapporte à ces chiffres, on voit donc que, pour obtenir une accélération de la circulation périphérique, sans augmenter le travail du cœur, il ne faut pas dépasser de plus de cinq à six pulsations par minute le nombre normal de ses battements. Nous verrons que ce résultat est très facile à obtenir avec la gymnastique suédoise. Mais, avec les exercices plus violents, tels que les jeux, la bicyclette ou la gymnastique française, l'accélération très notable du pouls est inévitable et le travail du cœur se trouve considérablement augmenté.

Pourquoi cette augmentation des pulsations cardiaques pendant le travail musculaire? Les causes en sont très complexes. On les résume d'un mot en disant que le travail provoque une *excitation* de l'appareil cardio-vasculaire. Mais il serait intéressant de saisir le mécanisme de cette excitation. L'observation attentive des faits nous amène à conclure qu'elle a pour point de départ l'abaissement brusque de la tension artérielle, par suite de la dilatation des vaisseaux périphériques dans les muscles en travail et de l'effort que le cœur se trouve obligé de faire pour rétablir l'équilibre entre la tension des veines, qui augmente, et celle des artères, qui diminue. En un mot l'excitation de l'appareil cardio-vasculaire, pendant le travail des muscles, peut s'expliquer par le déplacement de la masse du sang, qui tend à abandonner le système artériel pour s'accumuler dans le système veineux.

On sait que, dans le muscle en travail, il passe, pour un temps donné, sept fois plus de sang qu'à l'état de repos. Cette énorme augmentation du débit des artères n'est pas compensée par une égale augmentation de la circulation veineuse. Les veines ont des parois lâches et extensibles qui permettent au sang de s'y accumuler : certains départements de l'appareil veineux, tels que le système des veines abdominales, représentent de véritables réservoirs où le sang s'attarde en masses considérables. Du reste de véritables *stases* veineuses se produisent, au cours d'un exercice violent, sur des points du corps plus accessibles à la vue, tels que les membres. Après un exercice des bras, par exemple, il est aisé d'observer une dilatation des veines qui deviennent saillantes, et il n'est pas rare de constater, par la mensuration, une augmentation de 1 à 2 centimètres dans la circonférence du membre qui vient d'exécuter le travail. Au bout d'un certain temps de repos le membre reprend son volume normal. Les hommes de sport ont tous remarqué ce ralentissement de la circulation veineuse, à la suite des mouvements violents, et savent combattre l'engourdissement qui en résulte, en donnant aux membres la position propre à le combattre. Les escrimeurs, quand le bras est fatigué, savent qu'ils retrouvent plus vite leur aptitude à continuer l'assaut, en élevant le bras au-dessus de la tête et en agitant la main pour faciliter le retour du sang veineux.

Il y a donc, à la suite d'un exercice très violent, rupture de l'équilibre des pressions artérielle et veineuse : les veines et les cavités droites du cœur tendent à se remplir outre mesure, les artères et les cavités gauches tendent à se vider. De ces conditions anormales dans la tension des parois vasculaires et cardiaques naissent des impressions nerveuses inconscientes, qui se transmettent aux centres nerveux et provoquent une suractivité du muscle cardiaque, par un effet réflexe, véritable acte automatique de défense.

Le cœur multiplie ses efforts pour lancer dans le système artériel des ondées sanguines qui demeurent insuffisantes; non seulement il augmente le nombre de ses battements, mais il en exagère la violence : il lutte pour relever la tension artérielle à son niveau normal, mais il n'y parvient que par à-coups, par saccades. Malgré ses efforts réitérés, l'organe ne peut maintenir d'une façon permanente et uniforme le système artériel au degré normal de tension, parce que son surcroît d'effort systolique ne peut compenser la diminution de volume du sang que reçoit le ventricule gauche et l'insuffisance de réplétion des artères.

Le cœur augmente donc le nombre et l'énergie de ses systoles, afin d'élever la tension artérielle, que la diminution de la masse sanguine a fait baisser. Il n'y parvient qu'imparfaitement, puisque le manomètre, d'après les expériences de Chauveau et Marey, reste au-dessous de la pression normale. Toutefois des observations rapportées par Potain[1], il résulterait qu'après un exercice violent, il y a *élévation* de la tension artérielle. Mais la contradiction n'est qu'apparente entre les deux observateurs ; car Potain a spécifié que l'élévation de la pression s'observe pendant la systole seulement, tandis qu'il y a très grande diminution pendant la diastole. C'est le même phénomène qui s'observe chez les malades atteints d'insuffisance aortique, dont le tracé sphygmographique est, du reste, tout à fait semblable à celui des sujets qui viennent de se livrer à un exercice violent. parce qu'ils présentent, du fait de la maladie, la même excitation cardio-vasculaire. Si donc le cœur réussit à élever la tension artérielle, grâce à une exagération de son effort systolique, ce résultat ne dure qu'un instant et il faut que, l'instant d'après, cet effort se renouvelle pour reproduire une nouvelle élévation de tension, qui sera encore suivie d'un abaissement brusque. De là une série de saccades, dont chacune ébranle violemment les parois artérielles, mais dont la résultante ne réussit pas à compenser l'excès de la tension veineuse.

C'est ainsi que le cœur *s'énerve*, pour ainsi dire, à lancer dans le système artériel des ondées sanguines insuffisantes, en s'efforçant, par un surcroît d'effort systolique, de suppléer au défaut de réplétion des artères.

Telle paraît donc être la cause de l'excitation du cœur pendant l'exercice. Et là, comme dans tous les actes de

---

1. Potain, *La pression artérielle* (ouvrage posthume).

défense de l'organisme, il y a dépense exagérée de force quand la mise en défense est trop soudaine et quand l'impression qui la provoque vient, en quelque sorte, surprendre l'organe. C'est pourquoi l'accoutumance atténue dans une très grande mesure la réaction du cœur, au cours des exercices violents. Le cœur reste imperturbable, chez l'homme bien entraîné, au milieu des mêmes exercices qui affolent l'appareil circulatoire d'un sujet qui s'y livre pour la première fois. Le professeur Potain l'a noté sur lui-même en essayant de ramer, à la place du batelier qui lui faisait faire une promenade sur l'eau. Observant son pouls après quelques coups d'aviron, il y constatait au sphygmomanomètre une augmentation considérable de la tension artérielle, tandis que cette tension artérielle n'avait pas varié chez le batelier[1].

Les battements précipités du cœur provoquent moins l'élévation de la tension artérielle que l'illusion de cette élévation. Ce sont, suivant le mot que j'ai entendu prononcer par Marey, des « coups de bélier » qui peuvent bien ébranler la paroi de l'artère; mais qui n'assurent pas à l'ondée sanguine une poussée continue, suffisamment énergique pour lutter contre la force d'inertie opposée par la masse du sang veineux, dont la vitesse diminue à mesure que les veines se distendent et perdent leur ressort.

La pléthore veineuse et le « cœur forcé ».

Ainsi, malgré la très grande dépense de force supplémentaire qui se fait dans l'appareil circulatoire, il y a ralentissement du cours du sang dans les veines trop remplies, dans les cavités droites du cœur et dans les artères pulmonaires.

1. Potain, *La pression artérielle.*

Mais, pendant qu'il y a pléthore et distension des parties de l'appareil circulatoire qui contiennent du sang veineux, il y a diminution de la masse sanguine dans celles qui contiennent le sang artériel.

La conséquence de la réplétion des veines après l'exercice violent est nécessairement la *déplétion* des artères et la

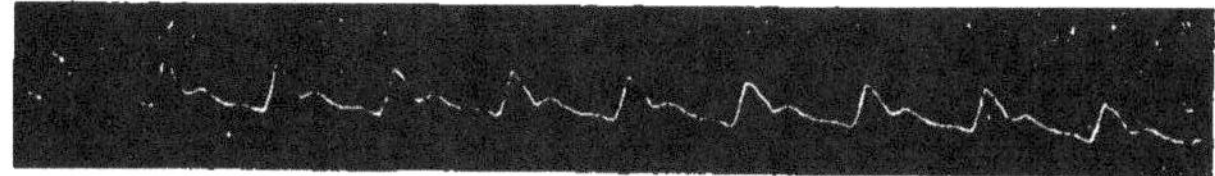

Fig. 7. — Tracé du pouls au repos.

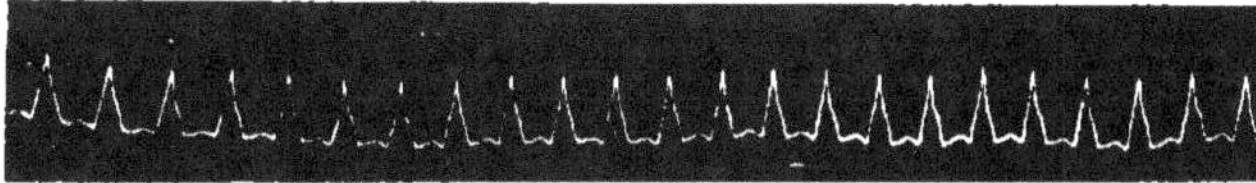

Fig. 8. — Même sujet aussitôt après une course à pied très prolongée.

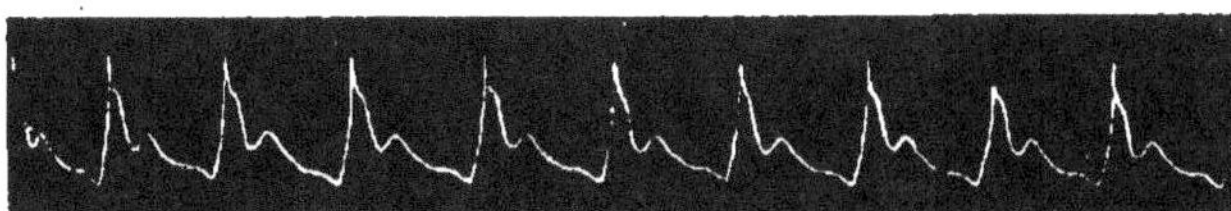

Fig. 9. — Même sujet 24 heures après la course.

diminution de la tension de leurs parois. Aussi le pouls présente-t-il, dans les heures qui suivent l'exercice et même, parfois, le lendemain, tous les caractères de l'hypotension artérielle, et ressemble-t-il parfois, à s'y méprendre, à celui qu'on observe à la suite d'une saignée modérée chez un homme robuste (voir les tracés 7, 8 et 9).

Les déplacements violents du sang artériel et le passage trop brusque de ce sang dans le système veineux sont les causes principales des graves accidents qu'on a observés du côté du cœur et du poumon, au cours des exercices de sport portés au dernier degré d'énergie. Il est intéressant de bien comprendre comment se produisent ces accidents, car de la notion exacte de leur mécanisme découlent des principes pratiques pour les éviter. — Et ici, si je prends exemple de ce qui se passe en cas d'exercice d'une violence extrême, ce n'est pas, bien entendu, qu'il soit question d'en faire l'application aux sujets atteints de troubles circulatoires ; mais c'est que, pour ces sujets, justement, dont l'appareil cardio-vasculaire est au minimum de capacité fonctionnelle, bien des actes usuels de la vie, tels que l'ascension d'un escalier, la marche à allure vive, etc., représentent un exercice aussi « violent » que le serait pour un athlète une course de vitesse.

Deux sortes d'accidents, habituellement simultanés, ont été signalés en cas de surmenage aigu des muscles : la congestion pulmonaire et la dilatation du cœur droit. La mort rapide en a été quelquefois la conséquence. Le plus souvent il en résulte un affaiblissement prolongé du myocarde et la forme de cardiopathie qu'on a appelée le « cœur forcé ».

Ces accidents sont le résultat du refoulement trop rapide du sang des artères dans les veines et de l'hypertension extrême qui en résulte, dans tout le système veineux. L'excès de tension se fait sentir sur toute l'étendue de l'appareil circulatoire qui est le domaine du sang veineux ; c'est-à-dire, non seulement dans les veines proprement dites, mais dans le cœur droit, qui leur fait suite, puis dans les artères pulmonaires et dans les capillaires du poumon. Dans tous ces départements de l'appareil circulatoire, il y a stase sanguine par excès de tension. Le cœur, malgré l'excès d'énergie qu'il déploie, ne parvient pas à élever la tension artérielle à un degré qui puisse faire équilibre à la tension veineuse ; car il ne reçoit pas assez de sang pour remplacer celui que débi-

tent les muscles et ne peut remplir suffisamment les artères.
Il arrive un moment où le ventricule gauche est presque
vide, alors que le ventricule droit et les capillaires pulmonaires sont au maximum de réplétion.

Il faut invoquer enfin comme facteurs de ces graves désordres circulatoires, au cours des exercices trop violents, la
fatigue du muscle cardiaque et la diminution de l'énergie des
parois artérielles. La dépression du cœur et des artères sera
d'autant plus accentuée que leur excitation aura été plus vive
pendant la durée du travail. C'est la loi de la fatigue.

Ainsi tendent à se réaliser des conditions de circulation
défaillante, identiques à celles qu'on rencontre dans l'état
d'*asystolie*. L'état d'asystolie est cette période ultime des
affections cardiaques, où le cœur, ne suffisant plus à sa tâche,
ne peut vaincre les obstacles qui s'opposent à la circulation
veineuse et n'assure pas au sang une poussée suffisante pour
lui faire parcourir, dans le temps voulu, son cycle circulatoire. Avec cette différence que, dans l'asystolie due à une
affection cardiaque, les accidents sont permanents et s'aggravent de plus en plus jusqu'à produire la mort, si une médication rationnelle ne vient pas au secours du cœur; tandis
que la circulation troublée par un exercice violent reprend
son équilibre, chez l'homme sain, dès que le travail des
muscles s'arrête.

Toutefois, si on imagine une continuation illimitée de
l'exercice qui a mis le cœur en émoi, on observerait les
mêmes accidents et la même terminaison que dans l'asystolie
des cardiaques : c'est-à-dire la mort par fatigue et arrêt du
cœur. Et l'hypothèse se réalise, en effet, quelquefois : soit
chez les animaux domestiques soumis à un surmenage de
vitesse, soit chez les bêtes forcées à la chasse à courre, soit

même chez des hommes qui succombent à la suite d'exercices trop violents, comme le fameux soldat de Marathon.

Dans cet état de pléthore et de stagnation du sang dans les
veines, un facteur auxiliaire important de la circulation sanguine vient en aide au cœur : c'est le poumon, dont les mouvements d'inspiration forcée exercent sur le sang veineux
une aspiration qui l'attire vers le cœur droit, c'est-à-dire dans
le sens même où le pousse la systole du ventricule gauche.
Mais, justement, quand l'exercice atteint un certain degré de
violence, le cœur n'est plus suffisamment secouru par le poumon ; car celui-ci subit lui-même une excitation, qui en
dérègle les mouvements et qui en entrave le fonctionnement.

Si l'aspiration thoracique pouvait croître en énergie à
mesure que décroît la *vis a tergo*, il y aurait compensation,
et l'équilibre des pressions se maintiendrait à l'état de stabi-
lité, pendant toute la durée d'un exercice musculaire. Et
c'est, en effet, ce qui doit avoir lieu quand l'intensité du
travail ne dépasse pas l'aptitude respiratoire du sujet. On voit
toujours le soufflet pulmonaire fonctionner avec un surcroît
d'énergie, quand l'activité musculaire augmente. C'est une
des conditions qui permettent à l'homme entraîné de supporter sans essoufflement des exercices violents et prolongés.

Mais si l'homme manque d'entraînement, si sa capacité
respiratoire est diminuée, — ou bien ses organes circulatoires insuffisants, comme il arrive chez les cardiaques, —
les efforts supplémentaires d'inspiration ne peuvent pas compenser l'insuffisance de la poussée du cœur et la résistance
opposée à la *vis a tergo* par l'inertie des veines engorgées.
Le poumon se remplit de sang veineux, et le champ respiratoire se trouve de plus en plus rétréci, par l'effet de cette
stase sanguine. La tendance au vide provoquée dans le thorax

par chaque inspiration est de plus en plus faible, le coup de piston de la pompe aspirante se raccourcissant de plus en plus. Les mouvements respiratoires s'accélèrent en vain : leur fréquence ne peut compenser leur brièveté, et le sang veineux, privé du puissant auxiliaire de l'aspiration thoracique, ne se précipite plus dans l'oreillette, qui, elle-même, ne peut plus se vider dans les artères pulmonaires, distendues au maximum.

A ce moment, si les muscles continuent à déverser dans les veines le supplément de sang que leur fonctionnement exige, la mort par asphyxie est proche. D'autant plus qu'aux accidents causés par le ralentissement de la circulation pulmonaire et au défaut d'artérialisation du sang veineux, se joint l'intoxication par l'acide carbonique, fabriqué en excès dans les muscles en travail.

L'essoufflement dans l'exercice musculaire.

L'essoufflement que produit, dans certaines circonstances, l'exercice musculaire, a pour point de départ, ainsi que nous l'avons longuement exposé dans la *Physiologie des exercices du corps*[1], le malaise déterminé dans l'organisme par l'accumulation des produits gazeux de désassimilation, qui se forment dans le sang sous l'influence du travail des muscles, et qui doivent s'éliminer par le poumon. Ces produits, qui consistent dans l'acide carbonique, la vapeur d'eau, et aussi les *ptomaïnes* découvertes par Brown-Séquard et d'Arsonval, exercent sur le bulbe rachidien une action réflexe spéciale qui stimule la fonction respiratoire et la rend plus active. Le résultat de ce surcroît d'activité est de hâter l'élimination

1. Voir Lagrange, *Physiologie des exercices du corps*, 8ᵉ édition. Paris, F. Alcan, 1905.

de ces produits de désassimilation, dont l'accumulation en excès dans le sang cause une sorte d'intoxication passagère, et d'introduire, du même coup, un surcroît d'oxygène, en remplacement de celui qui a été dépensé par le travail des muscles.

Cette excitation des centres respiratoires, quand elle reste à un degré modéré, représente un des plus utiles résultats de l'exercice. Elle crée, au contraire, un danger pour l'organisme, quand elle s'exagère au point de dépasser la capacité fonctionnelle de l'appareil respiratoire. Or, c'est ce qui arrive quand les muscles produisent, *en un temps donné*, plus d'acide carbonique et d'autres déchets de combustion que le poumon n'en peut éliminer *dans le même temps*. Il survient alors, sous l'influence d'une sorte d'intoxication du sang par ces produits accumulés, un malaise général, une angoisse de tout l'organisme, caractérisée par un besoin de respirer qui ne peut recevoir satisfaction complète, et qui se traduit, comme symptôme extérieur, par l'accélération excessive de la respiration, la brièveté des mouvements respiratoires et le dérèglement de leur rythme.

Nous reviendrons plus loin, en signalant les dangers de l'essoufflement dans les affections du cœur, sur les caractères de la respiration essoufflée. Il importe, pour le moment, de bien préciser les conditions dans lesquelles se manifeste cette forme de la fatigue. Nous avons dit qu'elle est subordonnée au rapport qui existe entre la quantité de travail effectué par les muscles, en un temps donné, et la quantité d'acide carbonique que peut éliminer le poumon dans le même temps. A l'état sain, et chez les hommes doués du meilleur appareil respiratoire, l'essoufflement se produirait rapidement, si les muscles travaillaient dans leur ensemble avec toute l'énergie dont ils sont capables. C'est que les masses musculaires du corps, prises dans leur ensemble et mises en action avec toute l'énergie possible, sont capables de produire beaucoup plus de déchets gazeux que le poumon n'en peut éliminer. Il n'est même pas besoin que tous les muscles du corps agissent à la fois; il suffit que des masses musculaires très puissantes, comme celles des membres inférieurs et du bassin, entrent en jeu avec toute l'énergie possible, pour qu'on voie l'essoufflement se produire en quelques instants. On sait, par exemple, combien doivent être courtes les courses dites « de vélocité », dans lesquelles le coureur déploie, dès le départ, sans ménagement, toute la force de ses jambes. Il est d'usage de ne pas prolonger ces courses au delà de 100 mètres, non à cause de la fatigue des jambes, mais à cause de l'essoufflement qui viendrait arrêter le coureur, si l'exercice se prolongeait davantage.

Les conditions physiologiques de l'essoufflement peuvent se résumer dans cette formule : — *Au cours d'un exercice musculaire, la promptitude de l'essoufflement est en raison directe de la somme de travail musculaire effectué en un temps donné.*

Mais, outre les conditions d'essoufflement qui dérivent de l'exercice, d'autres sont inhérentes au sujet lui-même. Il est des sujets qui s'essoufflent promptement, avec une faible dose de travail. Ce sont ceux dont la capacité fonctionnelle du poumon est diminuée; soit par une conformation défectueuse, soit par le défaut d'entraînement, soit par une maladie. — Or, parmi les maladies qui peuvent faire varier la capacité respiratoire, il n'en est pas qui la diminuent au même degré que les affections du cœur et des vaisseaux sanguins.

Il existe entre les fonctions du cœur et celles du poumon une étroite solidarité, en vertu de laquelle les troubles de l'appareil respiratoire et ceux de l'appareil de la circulation retentissent les uns sur les autres, pour s'aggraver réciproquement. C'est ce qu'on observe dans l'exercice, quand le travail des muscles tend à produire l'essoufflement. La fatigue du cœur devient un facteur d'essoufflement, et réciproquement la respiration essoufflée devient une cause de fatigue pour le cœur.

En effet, si le cœur se fatigue et faiblit, il pousse moins énergiquement le sang à travers les capillaires pulmonaires. La circulation tend à se ralentir dans le poumon; il y a *stase* ou congestion passive. De là rétrécissement du champ respiratoire, le sang, qui engorge les vaisseaux, obstruant les alvéoles pulmonaires et occupant une partie de la place réservée à l'air inspiré. La capacité respiratoire du sujet se trouve aussitôt diminuée, et l'essoufflement tend à se produire. Mais l'essoufflement, d'autre part, tend à aggraver la congestion pulmonaire passive en déréglant les mouvements respiratoires, en les rendant plus courts et plus précipités. L'homme essoufflé ne peut plus faire ces respirations profondes, qui agissent sur le contenu des vaisseaux pulmonaires à la manière du coup de piston d'une pompe aspirante, pour donner au sang un cours plus rapide. La circulation du sang est privée, par le fait du dérèglement et de l'incohérence des mouvements respiratoires, du secours de l'*aspiration thoracique*, qui est réduite à son minimum. Le sang tend à s'attarder dans les capillaires du poumon. Il y a imminence de congestion pulmonaire passive.

Les graphiques ci-joints montrent d'une manière frappante l'effort que fait l'homme essoufflé par le travail musculaire, pour utiliser au maximum du possible cet auxiliaire si efficace de la circulation, l'inspiration forcée. Je crois être le premier à avoir signalé le rythme très spécial de la *respira-*

tion essoufflée. Le tracé n° 2 en donne une idée très nette On voit, en le comparant au tracé n° 1, qui est celui de la respiration normale, qu'il en diffère non seulement par la fréquence des mouvements respiratoires, mais encore et surtout par leur forme. Les deux tracés ont été pris sur le même sujet : le premier à l'état de repos, le deuxième immé-

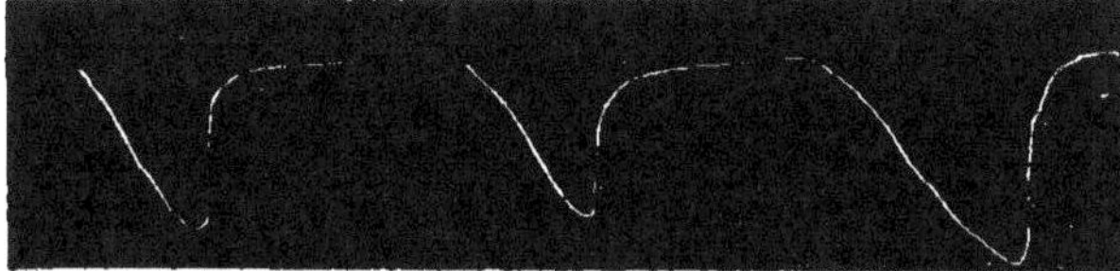

Fig. 10. — Respiration normale d'un sujet au repos[1].

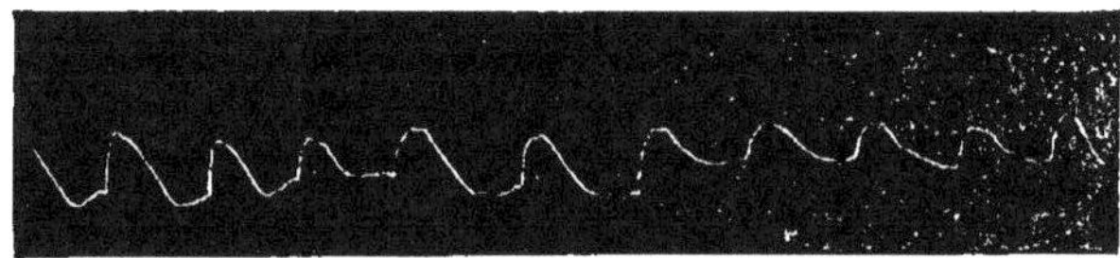

Fig. 11. — Même sujet. — Respiration essoufflée par un exercice violent (le tracé présente le plateau caractéristique de l'inspiration forcée et prolongée).

diatement après une course de vitesse poussée, expérimentalement, jusqu'au dernier degré de l'essoufflement.

On voit d'abord que le graphique pris dans la période d'essoufflement indique 10 respirations alors qu'il n'y en a que 3 pour le même temps, dans la période de repos. Mais ce n'est pas là le point intéressant. Ce qui frappe surtout, c'est la dif-

---

1. Pour comprendre ces figures, il faut se rappeler que les tracés de la respiration sont *renversés*, si on les compare à ceux du pouls. La ligne de l'inspiration est *descendante*, celle de l'expiration *ascendante* : la base du tracé qui correspond à l'intervalle de deux respirations est *en haut* de la figure ; le sommet plus ou moins tronqué qui correspond au temps écoulé entre l'inspiration et l'expiration est *en bas*.

férence de forme des tracés. Et d'abord, les tracés de la respiration essoufflée présentent des lignes de descente beaucoup plus courtes, indiquant que le mouvement d'inspiration a très notablement diminué d'amplitude; ils présentent en outre un large *plateau* au lieu de l'angle très légèrement arrondi que forme la ligne de l'inspiration avec la ligne de l'expiration dans le tracé de la respiration au repos. Dans le tracé n° 1, il y a aussi un plateau, mais il correspond au temps du repos qui sépare l'expiration de l'inspiration qui va suivre, et il est placé *à la base* du tracé; tandis que le plateau, dans le graphique de l'essoufflement, est placé *au sommet* et correspond à l'intervalle qui sépare le moment de l'élévation maxima de la paroi thoracique du moment de son abaissement, intervalle très court à l'état normal.

Ce plateau de l'inspiration est la caractéristique de la respiration *essoufflée*, qui diffère très notablement des autres formes de la dyspnée : notamment de la respiration *anhélante*, où les deux temps de la respiration sont précipités, mais égaux. Il indique que le temps de l'inspiration est considérablement prolongé : la paroi thoracique, au lieu de retomber aussitôt qu'elle a atteint la limite de sa course, reste en élévation pendant un temps trois ou quatre fois plus long que la normale. Par contre, le plateau correspondant à la pause qui doit suivre l'expiration est réduit à un angle arrondi; la ligne marquant l'inspiration redescend brusquement, et bien avant que la ligne correspondant à l'expiration ne soit remontée à la moitié de sa course normale.

Toutes ces modifications, que les appareils enregistreurs révèlent dans la forme des mouvements respiratoires, sont absolument involontaires : chez l'homme essoufflé, le besoin de recommencer une inspiration *avant d'avoir achevé l'expiration* est tout à fait irrésistible. Le sujet n'est plus maître de son réflexe respiratoire et ne gouverne plus son poumon : c'est un véritable état de *détresse* respiratoire. Mais ce qui importe à notre démonstration, c'est de retenir que l'organisme, livré alors à ses moyens automatiques de défense, fait un appel désespéré à l'auxiliaire le plus sûr qui lui reste, c'est-à-dire à l'aspiration thoracique ; car cette longue « tenue » de l'inspiration a pour effet de prolonger, jusqu'aux dernières limites, la durée du coup de piston de la pompe aspirante que représente la cage thoracique, mise en état d'inspiration forcée.

Pour observer sur soi-même la modification très caractéristique imprimée à la respiration par l'essoufflement, il faut avoir le courage de pousser, comme je l'ai fait, l'expérimentation jusqu'à un degré de fatigue qu'on n'a pas l'habitude d'affronter dans la vie courante ; mais auquel les hommes de sport sont très souvent exposés quand ils rivalisent de force ou de vitesse, dans la lutte, la boxe, l'exercice de l'aviron et surtout la course.

Les sujets atteints d'une lésion du cœur ou des vaisseaux n'ont pas besoin de faire des exercices violents pour se trouver dans l'état de détresse respiratoire auquel correspond la forme de respiration où domine l'inspiration forcée : il leur suffit de monter un escalier sans précaution, de marcher en côte à une allure moyenne, ou seulement de régler leur pas, même en plaine, sur celui d'un compagnon alerte et indemne de tout trouble de la circulation. Et aussitôt que s'établit chez eux la « dyspnée de travail », fût-ce à la suite des mouvements les plus modérés de la vie usuelle, on voit apparaître cette prédominance de l'inspiration sur l'expiration : le cardiaque en imminence d'asystolie, tout comme le coureur arrivé au dernier degré de l'essoufflement, fait involontairement et inconsciemment appel à ce suprême moyen de défense du cœur en détresse, *l'aspiration thoracique*.

La fatigue du cœur et l'essoufflement, pendant l'exercice, sont donc deux phénomènes solidaires l'un de l'autre, quoique distincts. Tous les deux se rattachent à la même cause, l'exagération du travail des muscles; — non pas l'exagération de la durée du travail, mais l'exagération de son intensité. — Ces deux causes si graves des troubles de la circulation sanguine doivent toujours être redoutées, et on les évitera l'une et l'autre, par une précaution qui domine toute la thérapeutique des maladies du cœur par l'exercice : celle de défendre aux malades atteints de troubles circulatoires les doses *massives* de travail. Pour éviter de faire produire aux muscles beaucoup de travail en un temps trop court, il faudra éviter tous les exercices de force, qui « condensent » trop de travail dans chaque mouvement, et les exercices de vitesse, qui « accumulent » trop promptement les doses successives de travail en multipliant les mouvements musculaires.

C'est en *fractionnant* le travail des muscles, c'est-à-dire en le divisant en doses faibles et suffisamment espacées, qu'on arrivera à résoudre ce double problème : activer la circulation du sang sans fatiguer le cœur; activer la respiration sans essouffler le poumon. — Nous verrons que cette manière de procéder est de règle dans l'application de l'exercice dans la *gymnastique suédoise*, qui est la méthode de choix dans le traitement des maladies du cœur par le mouvement.

CHAPITRE IV

MÉCANISME DES TROUBLES CIRCULATOIRES
DANS LES MALADIES

Les maladies du cœur ; — phase « de compensation » et phase « troublée »; — l'état d'asystolie ; — les maladies des vaisseaux ; — les troubles fonctionnels du cœur.

Les maladies du cœur ; la phase de « compensation ».

La régularité de la circulation sanguine est subordonnée à l'équilibre de deux forces inverses : l'impulsion initiale que le sang reçoit du cœur et les résistances qu'il rencontre pendant son trajet dans les vaisseaux.

Il peut se faire que l'équilibre soit rompu par insuffisance de la poussée du cœur, les résistances restant normales : par exemple en cas de dégénérescence des fibres musculaires cardiaques, d'altération de ces fibres par divers agents infectieux ; ou simplement de fatigue et d'affaiblissement du myocarde. Mais il peut arriver — et c'est le cas le plus fréquent. — que la force du cœur restant normale, les résistances rencontrées par le sang se trouvent augmentées par des obstacles placés sur diverses parties de son trajet.

Ces obstacles peuvent se rencontrer dans la traversée du cœur lui-même. Tels sont les *rétrécissements* des orifices, qui font obstacle à la libre sortie du liquide sanguin ou bien les *insuffisances* valvulaires, qui permettent à l'ondée sanguine de refluer dans les cavités cardiaques, après en avoir été chassée.

Les rétrécissements diminuent le « débit » des orifices du cœur, c'est-à-dire la quantité de sang que le cœur peut chasser dans les vaisseaux à chaque systole. Dans l'insuffisance des valvules, le sang peut bien sortir librement de la pompe foulante représentée par le ventricule ; mais il y reflue en partie après chaque foulée. Dans les deux cas, il y a difficulté pour le cœur à se vider et difficulté pour les artères à se remplir.

La diminution du débit des orifices cardiaques devrait, théoriquement, produire un encombrement des cavités du cœur par le sang qui n'en sort pas assez vite et, par suite, une accumulation du liquide dans les vaisseaux qui l'apportent au cœur ; il devrait y avoir pléthore des veines et insuffisance de réplétion des artères. Par suite les parois de tout le système veineux se trouveraient distendues à l'excès ; celles du système artériel, au contraire, moins tendues qu'à l'état normal. Cette rupture de l'équilibre des pressions, entre le système veineux et le système artériel, se produit en effet, quand le cœur ne réussit pas à vaincre l'obstacle opposé par le rétrécissement des orifices ou l'insuffisance des valvules.

Mais le cœur se défend. En présence de l'obstacle il déploie un supplément d'énergie : chaque systole devient plus forte et, après une lutte plus ou moins longue, plus ou moins mouvementée, l'équilibre des pressions se rétablit. Si le cœur peut faire les frais d'une dépense de force supplémentaire, il arrive donc à surmonter l'obstacle et la circulation reprend sa régularité. Or, on constate qu'après la lutte, l'effort même auquel le muscle cardiaque s'est trouvé contraint, a augmenté sa capacité fonctionnelle. Il en a retiré le bénéfice qu'en retire tout muscle soumis à un supplément de travail, c'est-à-dire un accroissement de force et aussi une augmentation de volume. C'est ce qu'on exprime en disant que la lésion est « compensée », et on appelle *hypertrophie compensatrice*, l'augmentation d'épaisseur des parois cardiaques.

Une compensation parfaite de la lésion cardiaque équivaudrait à une disparition de la lésion, si aucune nouvelle cause de trouble circulatoire n'intervenait ; car une fois le jeu du cœur réglé pour s'accommoder à des exigences fonctionnelles plus grandes, le sang reprend son cours normal. L'équilibre hydraulique, ainsi rétabli, peut se maintenir des années et même jusqu'à l'extrême vieillesse, sans que la lésion qui l'avait troublé ait cessé d'exister. Des sujets, dont la circulation sera parfaite jusqu'à la fin de leur vie, peuvent être porteurs de rétrécissements ou d'insuffisances, dont la présence ne se trahit que par des bruits de souffle, si par hasard on les ausculte, ou bien par l'examen direct, à l'autopsie.

La phase « troublée » des maladies du cœur.

Mais, d'ordinaire, les suites des lésions cardiaques ne sont pas aussi heureuses ; parce qu'une foule de conditions morbides peuvent venir apporter une nouvelle cause de troubles à la circulation. Il faudrait alors que le cœur fournît un supplément d'effort, ajouté à celui dont il a pris l'habitude, mais qu'il ne peut pas indéfiniment augmenter. C'est ainsi qu'une poussée d'endocardite, une affection des bronches ou un incident physiologique comme la grossesse, peuvent venir troubler de nouveau l'équilibre de la circulation et mettre le cœur en échec. Celui-ci pourra surmonter parfois ce nouvel assaut et même plusieurs autres sans défaillir ; mais ce ne sera qu'au prix d'une dépense de force qui dépassera sa provision d'énergie : le muscle, malgré l'augmentation de sa capacité fonctionnelle, finira par s'épuiser et la lésion ne se trouvera plus compensée.

C'est alors que la maladie entrera dans la *phase troublée* et que la lésion se traduira par des symptômes fonctionnels, dont nous allons rappeler en quelques mots la marche progressive, et dont le premier sera toujours la rupture de l'équilibre des pressions artérielle et veineuse.

Dès que le cœur faiblit, la pression artérielle baisse et la pression veineuse augmente. Toute la série des accidents qui vont suivre dérivent, on va le voir, de ce dérèglement de la pression sanguine.

Supposons, en effet, un rétrécissement de l'orifice aortique. Si le ventricule gauche après avoir lutté, tombe en défaillance et ne se vide qu'imparfaitement, l'excès de sang qui le remplit tend à le distendre et la pression s'y élève : les parois trop tendues cèdent, se distendent et la dilatation du ventricule se produit. Cette déformation en appelle une autre ; les orifices du ventricule se dilatent en même temps que lui et leurs valvules deviennent trop courtes[1] pour jouer leur rôle de soupapes : une insuffisance auriculo-ventriculaire s'établit et le sang reflue dans l'oreillette déjà trop remplie.

Celle-ci se dilate à son tour, et le sang qui lui arrive des veines pulmonaires, ne pouvant y trouver place, reflue vers les capillaires du poumon : il y a congestion pulmonaire passive. Alors les capillaires pulmonaires se distendent, s'engorgent et leur engorgement fait obstacle à l'arrivée du sang veineux que leur envoie le cœur droit. Premier incident : congestion pulmonaire et insuffisance de l'hématose du sang veineux, qui

---

1. Suivant certains auteurs, il n'y aurait pas dilatation de l'orifice, mais seulement changement de direction des cordages tendineux qui en assurent l'occlusion. L'insuffisance ne s'en produirait pas moins, par fermeture incomplète de l'ouverture auriculo-ventriculaire.

ne peut parvenir en quantité normale aux vésicules pulmonaires pour s'y transformer en sang artériel.

L'insuffisance d'hématose du sang provoque l'augmentation du besoin de respirer et ce besoin, n'étant pas suffisamment satisfait, se traduit par la sensation de *dyspnée*, d'oppression.

Mais tout ne se borne pas là. L'engorgement des capillaires pulmonaires et l'obstacle que crée leur excès de tension à l'arrivée du sang veineux, font que le ventricule droit ne peut se vider et se laisse promptement distendre; car il est mal armé pour la lutte, ses parois étant beaucoup moins fortes que celles du ventricule gauche. A la distension ventriculaire s'ajoutera, comme tout à l'heure, l'insuffisance des valvules : le sang refluera dans l'oreillette droite et de là dans les veines caves. A ce moment, des pulsations *rétrogrades* peuvent se faire sentir jusque dans les veines du cou et dans celles du foie et donner naissance au *pouls jugulaire* et au *pouls hépatique*. Le système veineux se trouve alors engorgé et distendu dans tout son ensemble et la grande circulation tombe en détresse après la petite. — L'état d'*asystolie* s'est établi.

L'état d'asystolie.

L'excès de la tension veineuse a pour premier effet de créer une difficulté nouvelle au cœur, en faisant obstacle à la pénétration du sang artériel dans les veines; et cette difficulté se fait sentir tout d'abord à la porte d'entrée du système veineux, c'est-à-dire dans le réseau des vaisseaux capillaires. On sait l'étroitesse des tubes qui constituent ce réseau; on sait d'autre part la faible pression sous laquelle s'y engage le sang artériel poussé par un cœur affaibli et par des artères insuffisamment remplies, dont les parois sont relâchées et dont l'élasticité, n'étant plus mise en jeu avec l'énergie voulue, n'apporte plus à la systole cardiaque l'appoint d'une pression suffisamment forte.

La vitesse de l'ondée artérielle est diminuée en même temps que sa masse, au moment où elle aborde l'entrée des canaux veineux et y trouve une résistance anormale, par suite de leur excès de tension. C'est donc là, dans le réseau capillaire, que se produira une tendance aux stases sanguines, aussi bien dans la grande circulation que dans la petite.

La stagnation du sang dans les capillaires périphériques et dans les capillaires pulmonaires provoque la distension des petits vaisseaux et supprime leur action motrice en paralysant leurs fibres. Cette masse liquide immobilisée constitue un nouvel obstacle au cours du sang, « un barrage circulatoire » suivant l'heureuse expression d'Huchard ; — barrage d'autant plus difficile à franchir qu'il est renforcé le plus souvent par des exsudations séreuses, qui remplissent les mailles du tissu cellulaire, et donnent naissance à des *œdèmes* des membres inférieurs et du poumon.

Si la lésion valvulaire rétrécit l'orifice auriculo-ventriculaire au lieu de l'orifice aortique, les diverses phases des troubles circulatoires seront toujours les mêmes, mais seulement plus rapides. La gêne circulatoire se fera sentir plus vite au poumon parce qu'il est plus proche, et aussi parce que les faibles parois de l'oreillette ne pourront pas lutter aussi longtemps que celles du ventricule ; la stase sanguine veineuse se propagera, comme tout à l'heure, de la petite circulation à la grande, avec le même cortège de symptômes qui caractérisent l'asystolie et, toujours, avec les mêmes obstacles opposés à la systole cardiaque par le ralentissement du cours du sang dans les capillaires, par la réplétion extrême des

veines et par l'hypertension qui en résulte dans tout le
système veineux.

Les choses se passent de même, dans n'importe quelle affection qui lèse le cœur de manière à porter atteinte à son travail; soit en diminuant directement sa force, soit en opposant
un obstacle mécanique à son effort. Après une lutte dont les
péripéties diffèrent suivant le siège et la nature de la lésion
cardiaque, si le cœur est enfin vaincu, le même tableau se
reproduira et les troubles circulatoires s'établiront suivant le
même mécanisme; parce que ce mécanisme est, en somme,
basé sur les lois de l'hydraulique.

C'est pourquoi l'état d'asystolie, qui est la dernière phase
des troubles de la circulation sanguine arrivés au summum
d'intensité, s'établit, *toujours semblable à lui-même*,
dans les maladies les plus diverses de l'appareil circulatoire,
quand elles arrivent à leur dernière période. L'hypertension
des veines et l'hypotension des artères, qui sont les traits
principaux du tableau de l'asystolie, s'observent même à la fin
des maladies qui sont caractérisées, au début, par l'hypertension artérielle et l'absence de stases veineuses : comme le
sont, par exemple, *l'insuffisance aortique* et *l'artério-
sclérose*.

Tel est donc le tableau habituel de l'état d'asystolie dans
toutes les affections qui atteignent le cœur ou les vaisseaux
Cet état s'établit dès que le cœur devient insuffisant à sa tâche
de moteur sanguin. — Mais on voit que l'insuffisance du cœur
crée promptement un second facteur de troubles circulatoires, l'arrêt du sang dans les capillaires par excès de réplétion des veines.

Il y a donc, dans tout état d'asystolie deux causes différentes de troubles circulatoires : 1° l'insuffisance de la sys-

tole cardiaque, et 2° l'excès de résistance des vaisseaux périphériques au passage du sang artériel dans le système veineux. — Et c'est à cette conclusion, très importante pour notre sujet, que tendait notre digression de physiologie pathologique.

Retenons que, dans les troubles circulatoires ayant pour origine une lésion organique du cœur, il y a deux causes de ralentissement de la circulation : l'une centrale et *cardiaque*, l'autre périphérique et *vasculaire*.

Nous dirons que la cure d'exercice a aussi deux manières différentes de régulariser le cours du sang : l'une, qui a pour but d'augmenter la force du cœur, afin de forcer les obstacles contre lesquels il lutte; l'autre qui vise à supprimer l'un de ces obstacles: c'est-à-dire à dissiper les stases sanguines de la périphérie, à diminuer la tension des veines et, par là, à faciliter le travail du cœur.

Il y a, dans la thérapeutique, des médicaments qui agissent sur le cœur pour remonter la tension cardio-artérielle : ce sont les plus communément employés, la digitale, la caféine et leurs succédanés. Mais il y a aussi des procédés thérapeutiques pour dériver le sang des vaisseaux périphériques et diminuer la tension veineuse : la saignée par exemple, qui donne dans l'état d'asystolie des résultats plus prompts qu'aucun autre moyen.

La médication par le mouvement nous offre, elle aussi, le moyen d'agir sur le cœur en le fortifiant, sur les vaisseaux capillaires et sur les veines en y activant la circulation Nous allons y revenir tout à l'heure. Mais retenons, dès à présent, que, *même dans les troubles de la circulation d'origine centrale, il y a indication urgente d'activer la circulation périphérique et de diminuer la tension veineuse.* — Nous allons voir l'importance de cette conclusion pour guider le choix d'une méthode d'exercice, dans le traitement des maladies du cœur.

Les maladies des vaisseaux sanguins.

Les troubles circulatoires peuvent siéger hors du cœur et sur des parties diverses des canaux sanguins. En ce cas, l'obstacle au cours du sang peut dépendre des vaisseaux eux mêmes : que ces vaisseaux soient altérés dans leur structure, comme dans les *anévrismes*, l'*athérome* des grosses artères ou la *sclérose* des petites ; qu'ils soient restés sains, mais se trouvent comprimés dans l'intérieur des organes qu'ils traversent ou qui avoisinent leur trajet, comme il arrive dans certaines maladies du *poumon*, du *foie*, du *rein*, dans les *épanchements abdominaux*, les *déformations thoraciques* ou *rachidiennes* ; ou bien encore, qu'ils soient simplement troublés dans leur fonctionnement.

La dégénérescence scléreuse des artères, l'*artério-sclérose*, peut être prise pour type des affections de la circulation d'origine vasculaire. Or, là se produit, dans l'équilibre de la circulation sanguine, un trouble inverse de celui que nous avons signalé dans les affections du cœur, c'est l'excès de la tension artérielle.

De ces conditions anormales de la tension vasculaire, peuvent résulter des affections secondaires du cœur. Depuis les travaux de M. Huchard, une vive lumière a été jetée sur le processus des affections cardiaques d'origine périphérique. Nous savons qu'à côté des cardiopathies *valvulaires*, liées à une lésion des valvules qui règlent la circulation du sang dans les cavités du cœur, il existe des cardiopathies *vasculaires*, ayant leur origine dans la dégénérescence scléreuse des vaisseaux artériels.

De cette différence de processus découle déjà, dès le début de l'affection à combattre, une distinction très nette dans les indications de la médication.

Dans les cardiopathies vasculaires à leur début, il n'y a pas insuffisance, mais plutôt excès de la poussée cardiaque. La dégénérescence scléreuse des artères est précédée — et même produite suivant Huchard — par une hypertension considérable de tout l'appareil circulatoire. Sous l'influence de diverses causes constitutionnelles, telles que la diathèse arthritique, ou bien par l'effet de certains écarts d'hygiène, d'excès ou d'erreurs d'alimentation, etc., on observe une excitation générale du système cardio-vasculaire, d'où résultent à la fois le resserrement des petits vaisseaux artériels et l'exagération de la poussée cardiaque. De là augmentation excessive de la tension artérielle : le cœur poussant plus violemment le sang vers les artères périphériques, et celles-ci opposant, par leur resserrement, un obstacle permanent à la poussée du cœur. De ce conflit entre deux forces de direction inverse, résulte un véritable surmenage de tout l'appareil, et c'est ainsi que se produiraient, d'une part, des lésions inflammatoires des parois artérielles, et, d'autre part, des altérations diverses du cœur lui-même : d'abord par l'effet mécanique de son effort constant qui tend à dilater ses cavités, puis par l'invasion de l'artério-sclérose qui tend à gagner les vaisseaux nourriciers du myocarde et à entraver ainsi la nutrition de ses éléments musculaires.

En résumé, dans le début des cardiopathies artérielles, l'obstacle circulatoire n'est pas dans le cœur même; mais dans les petits vaisseaux, dont la rétraction permanente gêne le passage du sang du système artériel dans le système veineux. L'indication, à ce moment, ne peut pas être d'augmenter la poussée cardiaque, mais de diminuer la résistance opposée au cœur par la *vaso-constriction*.

Du processus différent de ces deux formes de cardiopathies, ressortent deux règles très distinctes qui doivent dominer la thérapeutique chez les cardiaques : quand l'obstacle au cours du sang est localisé dans le cœur même, le traitement peut viser le myocarde pour le fortifier et lui permettre de compenser, par un effort plus intense, l'augmentation des résistances qui lui sont opposées ; quand l'obstacle est à la périphérie, la médication ne doit viser que les petits vaisseaux pour y faciliter le cours du sang.

Mais ce ne sont là que des points de repère théoriques ; ils sont suffisants pour indiquer la direction générale du traitement, non pour guider le médecin dans les détails de la pratique. En effet, l'indication du traitement n'est pas toujours déduite de la nature même de la maladie, ou du siège de la lésion ; mais plutôt des phases diverses que traverse l'affection à combattre.

Nous avons dit que, très souvent, les affections localisées dans le cœur même ou dans ses orifices et ses valvules, s'accompagnent, à une période donnée de leur évolution, d'obstacles circulatoires siégeant dans les petits vaisseaux. Ainsi les affections valvulaires produisent des stases sanguines, des congestions passives, des exsudats séreux et des œdèmes, qui deviennent à leur tour des obstacles périphériques au cours du sang, et font naître l'indication d'agir sur les petits vaisseaux pour activer les circulations locales.

Inversement, les troubles circulatoires qui ont commencé par les petits vaisseaux retentissent promptement sur le cœur lui-même, qui se fatigue et se surmène. Il se produit alors des cardiopathies *secondaires*, des dilatations des cavités du cœur, des insuffisances valvulaires par agrandissement exagéré des orifices. Il se produit aussi des dégénérescences du myocarde, par propagation de l'artério-sclérose aux artères nourricières du cœur; et, finalement, la maladie d'abord périphérique devient centrale. Une nouvelle indication surgit alors : agir sur le myocarde pour le fortifier.

Mais l'affaiblissement du myocarde va créer, chez l'artérioscléreux, les mêmes conditions que nous décrivions tout à l'heure chez le cardiaque : insuffisance de la poussée ventriculaire, abaissement de la tension artérielle, stase sanguine dans les capillaires et augmentation de la tension veineuse. En un mot, les mêmes troubles circulatoires, par lesquels débutent les lésions *valvulaires*, seront ceux qui marquent la terminaison des affections *vasculaires*.

Du tableau très schématique que nous venons de tracer des troubles de la circulation, étudiée au point de vue purement mécanique, découlent deux conclusions. La première, c'est que l'obstacle primitif au cours du sang, dans les maladies de l'appareil circulatoire, peut siéger tantôt dans le cœur, tantôt dans les artères. La seconde, c'est qu'arrivés à leur période terminale, les troubles circulatoires, quelle qu'en soit l'origine, subissent une aggravation excessive du fait de l'arrêt du sang dans les vaisseaux périphériques et de la pléthore des veines.

Ces conclusions nous amènent déjà à comprendre combien serait vaine et peu rationnelle une méthode de traitement qui ne viserait que le cœur. Elles justifient d'avance la distinction que nous devons faire, tout d'abord, entre les méthodes qui emploient le mouvement et l'exercice au traitement des troubles circulatoires; suivant qu'elles ont pour objectif d'augmenter l'impulsion centrale du courant sanguin en augmentant l'énergie des contractions du cœur, ou bien de

diminuer les résistances opposées par les vaisseaux périphériques, en accélérant le cours du sang dans les capillaires et
les veines.

En France, où la notion de la médication par l'exercice
commence à peine à s'introduire, la plupart des médecins se
font de l'emploi du mouvement dans les maladies du cœur et
des vaisseaux une idée trop simple, d'où partent tant de cri-
tiques injustifiées. Ils considèrent trop exclusivement la cure
d'exercice comme un moyen d'« entraîner » le cœur, c'est-à-
dire d'en augmenter le travail, à l'aide d'une gymnastique qui
lui fasse gagner des forces. Le myocarde pourrait ainsi
« compenser », par une plus grande énergie de ses contractions, les difficultés qu'opposent au cours du sang les diverses
lésions du cœur et des vaisseaux.

Or, ce n'est là, nous le verrons, qu'une des moindres indications de la cure d'exercice dans les troubles circulatoires ;
c'est celle qui se présente le plus rarement dans les maladies
du cœur arrivées à leur période *troublée* : c'est celle qui offre
le plus de difficultés et de dangers, quand l'appareil circulatoire est réellement atteint de lésions anatomiques.

Il y a, incontestablement, dans certains cas, indication de
solliciter un effort plus grand du cœur pour vaincre les
résistances périphériques ; mais il y a indication beaucoup
plus fréquente de chercher à diminuer les résistances périphériques, pour éviter au cœur des efforts supplémentaires
qu'il n'est pas toujours capable de fournir.

Les troubles fonctionnels du cœur et des vaisseaux.

Nous verrons tout à l'heure comment les mouvements musculaires, méthodiquement appliqués, peuvent agir tantôt sur le
cœur pour en augmenter la poussée, tantôt sur les capillaires

et les veines pour en diminuer la résistance. Mais il faut remarquer que ce ne sont là que des indications d'ordre mécanique, celles qui visent seulement l'*hydraulique* de l'appareil circulatoire. Or, dans cet appareil, il se produit souvent des troubles dont l'origine n'est pas de nature mécanique, mais physiologique : ce sont des troubles dits *fonctionnels*, dans lesquels l'indication de l'exercice est tout aussi formelle que dans les troubles mécaniques de la circulation ; mais où l'action thérapeutique du mouvement doit être autrement interprétée.

Des troubles circulatoires peuvent se produire, en dehors de toute altération anatomique du cœur et des vaisseaux, de tout obstacle mécanique au cours du sang. Ces troubles se manifestent tantôt dans le fonctionnement du cœur, tantôt dans celui des vaisseaux sanguins. Ils ne sont souvent que le prélude d'une altération anatomique, comme dans l'artériosclérose, qu'on voit habituellement précédée d'un état d'éréthisme cardio-vasculaire et d'hypertension artérielle ; mais souvent aussi ils restent à l'état de troubles fonctionnels purs et simples.

Il est parfois difficile de dire s'il y a, entre certains troubles fonctionnels et certaines lésions anatomiques, un rapport de cause à effet.

Beaucoup d'auteurs s'accordent avec Huchard, pour admettre qu'un trouble fonctionnel permanent, tel que l'hypertension artérielle, suffit pour causer un trouble de la nutrition dans les artères et une dégénérescence de leur tunique ; d'autres pensent, au contraire, que le même trouble de la nutrition, qui a provoqué l'hypertension artérielle, pouvait causer en même temps l'altération anatomique des artères. Mais l'important est qu'on peut observer le trouble fonctionnel de l'appareil circulatoire, avant que les lésions anatomiques ne se soient produites ; et que, par conséquent, il peut exister en dehors de celles-ci.

Quelquefois, certains troubles fonctionnels sont la conséquence d'une lésion anatomique qui caractérise essentiellement la maladie ; mais se traduisent par des phénomènes très distincts des troubles hydrauliques, auxquels ils viennent alors s'ajouter pour compliquer le tableau symptomatique. C'est ce qu'on observe, par exemple, dans l'*insuffisance aortique*, où l'état « bondissant » du pouls, l'augmentation de la tension artérielle[1], la vaso-constriction généralisée des petites artères, etc., ne peuvent s'expliquer par la lésion valvulaire seule. Il faut, dans cette maladie, invoquer un état d'excitation générale de l'appareil circulatoire ; et on l'attribue à l'irritation causée par l'exsudat inflammatoire qui caractérise anatomiquement la maladie, sur les filets nerveux de l'orifice aortique[2].

Mais on peut observer des troubles fonctionnels de l'appareil circulatoire, qui persistent longtemps chez certains sujets, et peuvent se dissiper sans qu'on observe à leur suite aucune lésion du cœur ou des vaisseaux. Tels sont les troubles circulatoires observés chez les *névropathes*, chez les *dyspeptiques*, et dans diverses *maladies de la nutrition*.

Les troubles purement fonctionnels de l'appareil circulatoire, bien qu'ils n'aboutissent pas, d'ordinaire, à d'aussi graves accidents que les lésions cardio-vasculaires, peuvent pourtant, quand ils sont continus et prolongés, ou bien quand ils présentent un degré d'intensité extrême, provoquer l'état d'asystolie, ou, tout au moins, en favoriser l'apparition et en précipiter la marche ; soit qu'ils viennent aggraver une lésion du cœur déjà existante, soit qu'ils pré-

1. Potain, *La pression artérielle* (loc. cit.).
2. Fr. Franck, *Comptes rendus de la Société de Biologie*.

parent le cœur à subir d'autres influences morbides en le fatiguant; soit, enfin, qu'ils le mettent directement dans un état d'épuisement, qui aille jusqu'à en arrêter le fonctionnement, — comme on l'a observé dans des cas de « cœur forcé » à la suite du surmenage musculaire aigu.

On voit, en résumé, que, pour exposer la théorie de la cure d'exercice, dans les affections de l'appareil circulatoire, il nous faudra étudier l'action des mouvements musculaires, non seulement sur les causes *mécaniques*, mais aussi sur les causes *physiologiques* des troubles de la circulation.

Au point de vue *mécanique*, tout le monde admet que l'exercice peut agir sur le cœur pour augmenter la poussée circulatoire *centrale* et sur les vaisseaux pour diminuer les résistances *périphériques*.

Ces deux ordres d'effets correspondent à deux méthodes très différentes que nous aurons à exposer : l'une, à laquelle Œrtel a attaché son nom et qui vise à donner au myocarde, par l'exercice, un supplément de force capable de « compenser » les résistances opposées par les lésions du cœur ; l'autre, préconisée par l'école suédoise, qui cherche plutôt à faciliter la tâche du cœur et à diminuer son travail, en activant la circulation périphérique et veineuse.

Mais il nous faudra étudier, en outre, deux ordres d'effets thérapeutiques qui, jusqu'à présent, n'ont pas suffisamment fixé l'attention des auteurs et qui méritent pourtant de la retenir, à cause des considérations pratiques qui en dérivent : ce sont d'abord les modifications de la nutrition, sous l'influence d'un travail musculaire persistant, ou, en d'autres termes, les *effets généraux de l'entraînement* ; puis le perfectionnement apporté par l'exercice dans les aptitudes fonctionnelles du cœur et des vaisseaux, perfectionnement que nous appellerons la *rééducation de l'appareil circulatoire*.

Telle devra donc être la conception théorique du mécanisme de la cure d'exercice, appliquée à combattre les troubles de la circulation sanguine. Ce mécanisme, on le voit, est assez complexe; mais à mesure que nous pénétrerons plus avant dans l'analyse des maladies qui peuvent troubler la circulation du sang, nous verrons combien sont variés les processus pathogéniques suivant lesquels s'établissent les troubles circulatoires et combien, par conséquent, sont nombreuses les indications thérapeutiques auxquelles le traitement doit pouvoir s'adapter.

CHAPITRE V

LES TROUBLES DE LA CIRCULATION SANGUINE
DANS LES MALADIES DE LA NUTRITION

Les troubles de la circulation chez les obèses ; — rôle de la surcharge graisseuse ; — les mécomptes de la cure d'amaigrissement ; — cause première des troubles circulatoires dans l'obésité ; — déductions thérapeutiques.

Les *Maladies de la nutrition* sont celles qui ne reconnaissent pour cause ni un traumatisme, ni une intoxication venue du dehors, ni un germe infectieux : celles, en un mot qui ne dépendent pas d'une cause extérieure, mais d'une disposition anormale du tempérament, lentement acquise sous l'influence de diverses conditions hygiéniques vicieuses, ou transmises par l'hérédité. Ces affections dites « diathésiques », qu'on s'étonne de voir encore méconnues par quelques auteurs, malgré la vive lumière qu'ont jetée sur elle les travaux de Bouchard[1] et de son école, impriment à l'organisme une prédisposition presque fatale à diverses manifestations pathologiques spontanées.

Or, parmi les troubles organiques si variés, auxquels les maladies de la nutrition peuvent donner naissance, en dehors de toute cause extérieure et par l'évolution même du tempérament morbide qu'elles ont créé, il en est tout un groupe

1. Bouchard, *Maladies par ralentissement de la nutrition.*

dont le mécanisme et la pathogénie ne sont pas toujours clairement compris : ce sont des troubles de la circulation sanguine de forme et de nature très diverses.

Il n'est plus besoin, aujourd'hui, d'insister sur la multiplicité des causes qui peuvent troubler le fonctionnement de l'appareil circulatoire en dehors de toute affection organique du cœur. Tout le monde admet, surtout depuis les travaux de Potain et d'Huchard, non seulement que la circulation peut être gravement troublée sans que le cœur ne soit atteint, mais encore que les troubles circulatoires d'origine extra-cardiaque sont souvent la cause d'une affection organique du cœur, au lieu d'en être la conséquence.

Il y a des troubles fonctionnels du cœur dont l'origine peut bien être dans une lésion de l'appareil circulatoire lui-même, comme chez les artério-scléreux, mais peut provenir aussi de la maladie d'un organe situé sur le trajet des vaisseaux sanguins comme le foie, le rein ; du retentissement à distance d'une affection siégeant dans un organe éloigné, l'appareil digestif, les centres nerveux ; ou bien être simplement due à un vice de la composition du sang, par suite d'une perversion des actes chimiques de la nutrition. Et c'est dans cette dernière catégorie que doivent se placer les troubles circulatoires dus aux maladies de la nutrition.

Mais il arrive souvent que ces troubles du cœur, purement fonctionnels au début, finissent par compromettre l'intégrité de l'organe, en épuisant ses forces et en favorisant, par le surmenage, la dégénérescence de ses éléments anatomiques. Il en résulte alors des *cardiopathies secondaires*, dont nous avons parlé au chapitre précédent.

L'étude des troubles circulatoires purement fonctionnels, dus aux maladies de la nutrition, ne présente pas seulement un intérêt théorique. Il doit en ressortir toute une série d'enseignements pratiques pour l'application du traitement. Ce sont, en effet, ces « fausses cardiopathies », causées par les maladies de la nutrition, qu'on confond le plus souvent avec les cardiopathies véritables, à un moment où le cœur n'est pas encore atteint : c'est à propos d'elles qu'on voit le plus souvent, dans la pratique, intervenir mal à propos les médications qui visent le cœur. Comme corollaire de cette erreur, il arrive aussi, et c'est là l'intérêt pratique de notre sujet, qu'on interprète, dans le sens d'un effet thérapeutique exercé sur le cœur lui-même, l'action de certains traitements appliqués à ces « faux cardiaques », alors que ces traitements n'ont agi que sur les fonctions générales de la nutrition. — Et on se trouve ainsi, logiquement, amené à appliquer ensuite à des affections primitives du cœur certains traitements qui sont plutôt nuisibles au cœur lui-même, bien qu'utiles au vice de nutrition, cause première du trouble cardiaque.

C'est ainsi que le traitement des affections du cœur par la balnéation, l'hydrothérapie, le régime, les eaux thermales et surtout par l'exercice musculaire, est présenté d'ordinaire d'une façon tellement paradoxale, qu'on ne pourrait se décider à en admettre l'efficacité, si on ne remarquait que, le plus souvent, les résultats thérapeutiques obtenus ne sont pas ceux qu'on a visés, et qu'au lieu d'agir sur le cœur on n'a fait que modifier la nutrition.

L'*Obésité*, l'*Arthritisme* avec ses manifestations si multiples, les *affections des voies digestives*, les *troubles nerveux*, tels que la *Neurasthénie* dont un vice de nutrition est si souvent le point de départ, sont les maladies de la nutrition qui causent le plus souvent des troubles de la circulation sanguine.

Les troubles de la circulation chez les obèses.

L'obésité provoque, dans la circulation sanguine, des troubles dont la forme et les symptômes varient beaucoup suivant la période de la maladie et, surtout, suivant les conditions hygiéniques dans lesquelles vivent les malades. Ces troubles, chez la plupart des obèses, se caractérisent simplement par la promptitude avec laquelle l'essoufflement survient sous l'influence des mouvements musculaires. C'est le symptôme qu'on a appelé dyspnée « d'effort » ou « de travail ». — Ce symptôme est d'autant plus accentué que l'obèse est moins accoutumé à l'exercice : il s'atténue par l'effet de *l'entraînement*.

Dans les états plus graves, la dyspnée peut s'établir d'une manière permanente, même à l'état de repos : elle devient alors excessive pendant le travail des muscles et peut s'accompagner de palpitations du cœur et d'arythmie du pouls.

On peut observer enfin, dans les degrés extrêmes, d'autres symptômes qui reproduisent le tableau banal de l'*hyposystolie* et de l'*asystolie*, — en d'autres termes de l'insuffisance et de la défaillance plus ou moins complète du cœur, — tel qu'il s'établit dans n'importe quelle maladie de l'appareil circulatoire, quand cette maladie arrive à sa période *troublée*. Ces symptômes seront alors ceux de toutes les stases sanguines par fatigue du muscle cardiaque : il y aura, dans la grande et dans la petite circulation, des stases capillaires et veineuses caractérisées par l'œdème malléolaire, la congestion passive du poumon, la dilatation du ventricule droit, l'insuffisance tricuspidienne, etc.

En somme les symptômes des troubles circulatoires, chez

l'obèse, « n'ont rien de caractéristique », ainsi que l'avouait Corvisart.

Suivant Barié, « l'histoire de la symptomatologie de la polysarcie du cœur reste très obscure et un grand nombre de ceux qui en sont atteints *ne présentent souvent aucun trouble sérieux dans leur santé, durant la période d'état*; plus tard seulement, lorsque l'affection a évolué progressivement vers l'asthénie cardiaque, des troubles fonctionnels graves, accompagnés de signes physiques, se montrent peu à peu; mais présentent une analogie si étroite avec ceux qu'on rencontre, d'une façon générale, dans les dégénérescences cardiaques, que le diagnostic différentiel présente de grandes difficultés. Ce qui augmente encore la difficulté de celles-ci, c'est que l'adipose cardiaque est généralement associée à des altérations diverses de l'appareil cardio-vasculaire et qu'il est presqu'impossible d'assigner à la polysarcie du cœur sa quote part dans l'ensemble des symptômes[1] ».

C'est que la cause première des troubles circulatoires, chez l'obèse, est beaucoup moins simple et moins grossière que celle qu'on leur attribue d'ordinaire et qui serait, d'après les auteurs, l'engraissement du cœur. Nous espérons démontrer que le « cœur gras » n'est pas la cause première, ni même à beaucoup près, la cause principale des troubles circulatoires chez l'obèse.

Le « cœur gras » se présente sous deux formes anatomiques bien distinctes : la *surcharge graisseuse* et l'*infiltration graisseuse*. Mais cette dernière forme, infiniment plus grave que l'autre, n'est pas un effet direct de l'obésité. On ne l'observe même, chez les obèses, qu'à titre de complication ; tandis qu'on la retrouve fréquemment chez des sujets qui

1. Barié. *Traité pratique des maladies du cœur et de l'aorte*, 1900.

peuvent être très amaigris, et où elle représente la phase ultime d'une affection grave du cœur, telle que la *myocardite* chronique.

La surcharge graisseuse, au contraire, est la manifestation essentielle de l'obésité sur le cœur. Elle se caractérise par une accumulation de graisse autour de l'organe et, de préférence, autour du cœur *droit* : sous le feuillet séreux péricardique qui le revêt, dans la profondeur des sillons qui en dessinent extérieurement les cavités, autour des artères qui nourrissent le myocarde, et parfois même à l'intérieur des ventricules et des oreillettes, sous le feuillet de l'endocarde. La graisse envahit souvent les interstices des faisceaux musculaires, au point de donner, au premier abord, l'impression d'une transformation graisseuse de tout l'organe ; mais une dissection minutieuse parvient toujours à isoler les éléments anatomiques de la graisse qui les noie, quand il n'y a pas, en même temps que la surcharge graisseuse, une dégénérescence vraie, due à un trouble de nutrition autre que l'obésité.

Il est de toute évidence que les mouvements du cœur doivent être gênés par cette surcharge de tissu étranger, qui prend chez certains sujets des proportions énormes ; sans compter que les régions voisines du médiastin sont toujours envahies, en même temps que le cœur, par des masses graisseuses qui l'emprisonnent, en quelque sorte, dans une cavité rétrécie.

Mais il faut remarquer que le cœur n'est pas la seule partie de l'appareil circulatoire où la graisse puisse gêner le cours du sang ; le tissu adipeux, chez l'obèse, se dépose et s'accumule sur tous les points du corps où existent des vaisseaux sanguins. De sorte qu'aussi bien à la périphérie qu'au centre, l'appareil circulatoire est comme noyé dans le tissu adipeux. L'obstacle à la circulation du sang n'est donc pas moindre dans les gros vaisseaux et dans le réseau capillaire que dans le cœur lui-même.

A l'état normal, le tissu cellulo-graisseux joue, dans les interstices des divers organes juxtaposés, le rôle d'un remplissage assez lâche, dans lequel une certaine mobilité est laissée aux vaisseaux sanguins avoisinants. Chez l'obèse, l'excès du remplissage adipeux immobilise, dans une certaine mesure, les troncs vasculaires et les expose à être comprimés dans les divers déplacements des membres et du tronc. Si l'obésité est extrême, les couches graisseuses profondes acquièrent une telle épaisseur, que les aponévroses se trouvent tendues à l'excès : les tissus sous-jacents, y compris les vaisseaux sanguins, subissent de ce fait une compression évidente. Les artères, grâce à la fermeté élastique de leurs tuniques, s'en défendent assez bien ; mais les veines, dont les parois sont si aisément dépressibles et les vaisseaux capillaires dont le calibre est si petit, subissent au plus haut degré l'action compressive des tissus graisseux, qui tendent à en effacer le calibre. D'où fréquence des varices et des œdèmes aux membres inférieurs, sur les points où la circulation périphérique est déjà laborieuse à l'état normal par l'effet de la pesanteur.

Voilà donc, sans nier l'entrave apportée par la surcharge graisseuse du cœur à la circulation centrale, des éléments tout aussi importants de gêne mécanique pour la circulation périphérique. Et, l'obèse fût-il absolument débarrassé de la graisse qui surcharge le cœur, celle qui comprime et étouffe en quelque sorte les vaisseaux de petit calibre suffirait déjà à provoquer des troubles de la circulation.

Mais ce ne sont là que les causes mécaniques les plus apparentes des troubles circulatoires, dans l'obésité. Beaucoup d'autres facteurs interviennent dont le rôle est plus important.

Il est un appareil qu'on peut considérer comme l'auxiliaire indispensable de l'appareil circulatoire et dont le jeu est profondément troublé par les conditions mécaniques de l'obésité, c'est l'appareil pulmonaire. Chez l'obèse, le jeu du poumon est infiniment plus laborieux encore que celui du cœur. Cela pour des causes multiples que nous allons passer en revue; mais d'abord pour des causes mécaniques qu'il faut en premier lieu analyser.

Le jeu des poumons est gêné, chez l'obèse, par les masses graisseuses qui tapissent la cavité thoracique et font saillie sous la plèvre, rétrécissant le diamètre antéro-postérieur et le diamètre transverse de l'espace où se meuvent les deux poumons. Il est gêné bien davantage encore par les masses graisseuses qui envahissent l'abdomen. C'est, en effet, surtout dans le sens vertical que s'agrandit la cavité thoracique au moment de l'inspiration profonde. Aussi une entrave apportée au jeu du diaphragme constitue-t-elle une cause de dyspnée infiniment plus sérieuse qu'un obstacle mécanique limitant le mouvement d'élévation des côtes. La respiration diaphragmatique supplée aisément la respiration thoracique; tandis que le jeu du thorax ne compense que très imparfaitement l'insuffisance des mouvements du diaphragme. C'est pourquoi l'on peut voir une femme, étroitement comprimée par son corset, supporter assez bien la constriction qui immobilise ses côtes, tant que la vacuité du tube digestif permet au diaphragme de s'abaisser librement; tandis que la gêne respiratoire deviendrait pour elle insupportable, s'il s'y joignait une distension de l'estomac par un copieux repas. D'où la sobriété excessive dont fera toujours preuve une femme qui se met à table avec un corset trop serré.

C'est donc surtout la *graisse intra-abdominale* qui gêne la respiration chez l'obèse, en limitant la course du diaphragme et en rétrécissant le champ de l'inspiration. Or, le mouvement de l'inspiration est le plus puissant auxiliaire de la circulation veineuse. Nous savons qu'il développe dans le thorax une tendance au vide, une force d'*aspiration*, en vertu de laquelle le sang du cœur droit est attiré vers le poumon, et celui des grosses veines vers l'oreillette droite. Si cette force faisait complètement défaut, la vitesse initiale imprimée au sang par le cœur, et qui s'est considérablement diminuée dans le trajet parcouru à travers les capillaires et les veines, ne suffirait qu'à grand'peine, chez l'homme normal, à assurer l'achèvement du cycle circulatoire. Et nous avons dit quelles causes anormales de ralentissement trouve le sang veineux, chez l'obèse, dans la compression des petits vaisseaux par la surabondance des tissus graisseux.

La graisse abdominale est donc, chez l'obèse, une cause de troubles circulatoires plus importante encore que la graisse cardiaque. Aussi a-t-on cherché de diverses façons à l'en débarrasser. Sans parler des moyens chirurgicaux, d'un radicalisme excessif, qui ne visent à rien moins qu'à réséquer par l'instrument tranchant, à l'aide d'une laparotomie, les feuillets de l'épiploon et les masses graisseuses qui le surchargent, il a été imaginé de singuliers procédés de massage, pour hâter la résorption de la graisse abdominale et augmenter la puissance du mouvement d'inspiration.

Le sujet étant étendu dans la position demi-couchée, le masseur applique ses deux poings fermés à l'épigastre, au niveau du bord inférieur des côtes sternales. Il déprime alors vigoureusement la paroi abdominale de bas en haut, en refoulant les tissus vers la cavité thoracique, et commande au patient de faire une inspiration profonde. Le diaphragme, pour s'abaisser, doit ainsi lutter contre la résistance opposée par les mains de l'opérateur ; résistance très modérée dans le début, puis graduellement augmentée, à chaque nouvelle séance de massage, à mesure que l'aptitude à inspirer se développe chez le sujet. Cette sorte de gymnastique d'opposition vise deux résultats : d'abord à favoriser la résorption des couches graisseuses par compression, puis à augmenter l'énergie fonctionnelle des muscles inspirateurs, par un entraînement progressif.

Cette manœuvre, qui fait partie du traitement de Schweninger, chez les obèses, produit habituellement une amélioration notable et rapide dans la circulation centrale; bien qu'on n'y puisse trouver aucun élément thérapeutique capable de diminuer la graisse du cœur, ni d'augmenter la force intrinsèque des fibres cardiaques. Si elle provoque réellement la disparition de l'obésité abdominale, ce qui est loin d'être constant, on peut dire que c'est encore le poumon qui en a le premier bénéfice; et non le cœur, qui n'en reste pas moins gêné par sa graisse, mais qui se trouve mieux secouru par le mouvement d'inspiration.

Quoi qu'il en soit, beaucoup d'autres procédés, moins rudes que celui de Schweninger, peuvent améliorer la circulation de l'obèse en perfectionnant sa respiration. Tels sont les procédés de respiration active et passive des Suédois, voire même la simple répétition de grandes inspirations, volontairement amplifiées par le sujet lui-même.

Voilà donc une troisième cause de gêne circulatoire, la difficulté du mouvement d'inspiration, qui suffirait à troubler la circulation sanguine, en dehors de toute surcharge graisseuse du cœur, de toute paresse du myocarde et de toute compression des vaisseaux périphériques. Il en est une autre plus indirecte et non moins importante, — de nature mécanique aussi : — c'est l'augmentation du volume et du poids.

Déjà l'augmentation du volume des tissus graisseux gêne

notablement l'exécution des mouvements et diminue, le « rendement » de la machine humaine; en ce sens que, pour déplacer un segment quelconque des membres ou du tronc, les muscles ont à subir une augmentation des frottements et à vaincre un supplément de résistance, opposé aux leviers osseux par les masses graisseuses ambiantes. D'où beaucoup de force perdue et, par conséquent, augmentation de l'effort musculaire, à travail mécanique égal.

Mais les conditions sont bien plus défavorables encore, dès qu'il s'agit d'un mouvement de locomotion, dans lequel le corps entier est déplacé.

Il y a alors, outre la déperdition de force, une augmentation du travail mécanique proportionnelle à l'augmentation du poids. L'obèse qui marche, qui court, qui monte un escalier se trouve, par rapport à un homme de poids moyen, dans les conditions où se trouverait celui-ci, s'il exécutait les mêmes exercices en portant sur ses épaules un fardeau égal à la différence des deux masses; c'est-à-dire, parfois, à 40 et même 60 kilos. Si bien que, pour établir une comparaison légitime entre les réactions que subit le cœur chez l'obèse et chez l'homme de poids moyen, dans la montée d'un même escalier par exemple, il faudrait les observer après que l'un aura mis, pour monter un seul étage, le même temps que l'autre pour en monter deux.

Là encore, on le voit, il n'est nullement besoin d'invoquer la surcharge graisseuse du cœur ou la faiblesse du myocarde, pour expliquer la promptitude de l'essoufflement et de la fatigue cardiaque. Les conditions défavorables dans lesquelles s'exécutent les mouvements et surtout la locomotion, chez l'obèse, en sont des causes suffisantes.

Mécomptes de la cure d'amaigrissement.

Mais ce n'est pas encore tout, et l'observation des faits les plus vulgaires va nous montrer que ni l'engraissement du cœur, ni l'obésité abdominale, ni les conditions de surcharge qui « handicapent » en quelque sorte l'obèse, ne sont les causes les plus essentielles des troubles de la circulation. Nous allons voir que ces troubles peuvent disparaître, sans qu'aucune des conditions mécaniques défavorables, dues à la surcharge graisseuse, ait disparu.

On sait combien il est difficile d'obtenir, chez certains sujets, la diminution de l'embonpoint par l'entraînement ; malgré toute la persistance et l'énergie qu'ils peuvent apporter dans la pratique des exercices progressifs. Souvent même, on a vu l'exercice musculaire produire un effet inattendu et l'obèse augmenter de poids en s'entraînant : sans doute, par l'amélioration des fonctions digestives et l'accroissement du pouvoir d'assimilation. Quel qu'en soit le mécanisme, ces mécomptes du traitement de l'obésité par l'exercice musculaire ont été maintes fois signalés. Mais, ce qu'il importe de retenir, c'est qu'à défaut de résultat apparent au point de vue de la forme et du poids du corps, l'obèse retire toujours de son entraînement un bénéfice réel, qui est une très grande amélioration des fonctions circulatoires. — Preuve que les troubles de la circulation sanguine n'avaient pas, chez lui, pour cause essentielle l'excès de surcharge graisseuse.

De pareils faits sont fréquemment observés dans la pratique de l'entraînement, aussi bien chez les animaux que chez l'homme. Il y a des chevaux de course qui, suivant l'expression des entraîneurs, « s'entraînent gras », c'est-à-dire acquièrent tout le perfectionnement de l'appareil circulatoire qu'exigent les courses de vitesse, sans perdre leur surcroît de graisse, et même en gagnant du poids. Je sais bien qu'on a dit qu'en certains cas, l'augmentation des muscles peut compenser le poids de la graisse perdue. Mais cela n'est vrai que pour les sujets de poids moyen, où les tissus graisseux ne surabondent pas. L'augmentation des muscles ne suffirait jamais, chez l'obèse, à balancer la déperdition de poids qui serait nécessaire pour faire disparaître l'obésité.

Des expériences positives faites par Dapper et citées par Proust dans son « Hygiène de l'Obèse » ont montré que pour une déperdition quotidienne du poids, obtenue par l'exercice, il y avait une augmentation de tissu musculaire de 25 grammes seulement, contre une perte de graisse de 154 grammes et une déperdition d'eau et de sels de 250 grammes[1].

Au reste, chez certains sujets très entraînés, l'obésité persiste sans qu'on puisse douter, même au premier coup d'œil, que toutes les régions du corps ne soient chargées de graisse, l'homme restant gros et ventru. Ces sujets n'en ont pas moins acquis, par l'entraînement, une régularité parfaite de la circulation et une grande résistance à l'essoufflement.

Aucun exercice ne met le myocarde à une plus rude épreuve que la lutte, exercice où, pendant des séances qui peuvent durer plus d'une heure, l'homme reste à peu près constamment en état d'*effort* : et pourtant un grand nombre de lutteurs sont obèses. — Depuis quatre ou cinq ans, on a organisé des séries de luttes qui ont mis aux prises, à Paris, les hommes les plus forts du monde entier. Or, en 1901, celui qui fut déclaré « champion du monde », pesait 135 kilos et sa taille ne dépassait pas 1 m. 73. D'après l'évaluation géné-

1. Proust, *L'Hygiène de l'Obèse*, p. 203.

ralement acceptée des rapports du poids à la taille, ce lutteur portait ainsi une surcharge de plus de 60 kilos, dont la majeure partie était représentée par de la graisse. Il avait, du reste, tout l'aspect extérieur d'un obèse, par son ventre proéminent, par les bourrelets adipeux qui donnaient aux régions mammaires une saillie pareille à celle d'une poitrine de femme. Malgré ce poids, cet homme n'était pas seulement résistant dans les exercices de force : il excellait aux exercices de vitesse, qui sont le *criterium* de l'énergie du myocarde. La course à pied, en effet, est un exercice très usité dans l'entrainement des lutteurs, en vue de leur faire acquérir la puissance de souffle dont ils ont besoin pour lutter longtemps. Or, parmi les nombreux candidats au titre de champion de la lutte, qui étaient de conformation très diverse, le plus réputé pour les courses de vitesse était justement le plus gras : c'était le lutteur obèse qui nous fournit une observation si instructive.

Comment croire, pourtant, qu'avec une surcharge graisseuse sous-cutanée très apparente et avec une énorme augmentation de poids, le cœur, seul entre tous les organes, se serait « dégraissé » chez notre athlète par l'entrainement ? A moins de répéter, après les entraineurs de profession, qu'aucune explication n'embarrasse : « La graisse interne fond beaucoup plus vite que la graisse externe ! » Aucune autopsie, en tout cas, n'a été citée pour confirmer cette opinion fantaisiste.

Force nous est donc d'admettre qu'une très forte surcharge graisseuse n'est pas incompatible avec une très grande énergie du myocarde et une perfection absolue de la circulation sanguine, ainsi qu'avec des aptitudes respiratoires de premier ordre. — Et tel n'est pas, on le sait, l'apanage des *vrais cardiaques*.

Cause première des troubles circulatoires dans l'obésité.

Il est incontestable, pourtant, que l'obésité abandonnée à elle-même peut aboutir, faute de soins et d'hygiène, à de véritables maladies du cœur, à la faiblesse du myocarde, à la dilatation des cavités droites et conduire l'obèse à l'asystolie. Mais la faiblesse du cœur, on ne saurait trop le redire, est une *terminaison* et non un point de départ des troubles circulatoires. Chez l'obèse, ces troubles circulatoires se manifestent bien avant que le cœur n'ait faibli.

Et si le cœur de l'obèse semble faiblir plus aisément que celui d'un sujet normal, ce n'est pas, en réalité, qu'il présente moins de résistance ; c'est qu'il est obligé de faire beaucoup plus de travail, et cela dans des conditions plus défavorables, étant moins secouru par le poumon. Nous nous sommes, tout à l'heure, suffisamment expliqué sur ces deux points.

Rien ne nous autorise à penser que le muscle cardiaque des obèses est *primitivement* moins résistant que celui des sujets normaux, puisque les autres muscles du corps ne présentent aucune diminution de leur énergie. Beaucoup d'obèses, au contraire, font preuve d'une grande vigueur musculaire locale : pour presser, par exemple, un dynamomètre manuel.

Si, à l'auscultation, les bruits du cœur sont moins perceptibles chez l'obèse, ce n'est pas par faiblesse de la systole, mais par atténuation de la sonorité, la couche graisseuse sous-péricardique étouffant le son. La même cause peut faire croire à la dilatation du cœur droit, quand on percute la région précordiale ; car le lieu d'élection des dépôts graisseux sur le cœur est la face externe de l'oreillette et du ventricule droits : d'où augmentation d'étendue de la zone de matité dans cette région.

De même, si les tracés sphygmographiques sont souvent de faible amplitude, chez les obèses, il ne faut pas toujours conclure de ce fait à la « faiblesse » du pouls ; mais plutôt à l'éloignement de l'artère radiale, plus profondément enfoncée sous la couche adipeuse. Chez certains sujets très obèses, il peut arriver que l'artère soit superficiellement située et aisément accessible aux moyens d'exploration. Dans ces cas, le pouls est bien frappé à l'exploration digitale et donne des tracés de hauteur normale. J'en ai recueilli, au sphygmo graphe, de très nombreux exemples, dont voici quelques-uns :

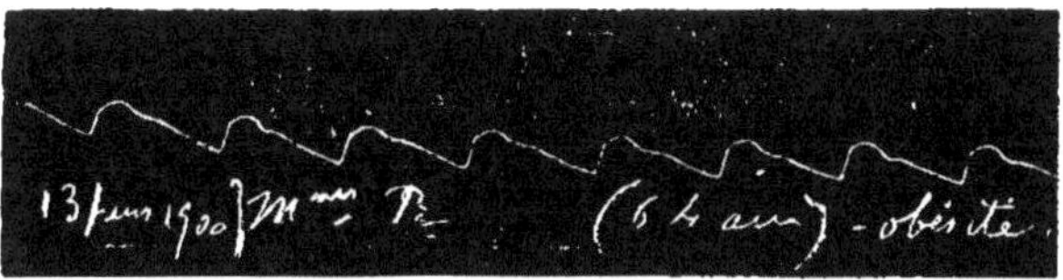

Fig. 13. — Pouls d'une femme de 64 ans, obèse (115 kilos).
Troubles cardio-pulmonaires.

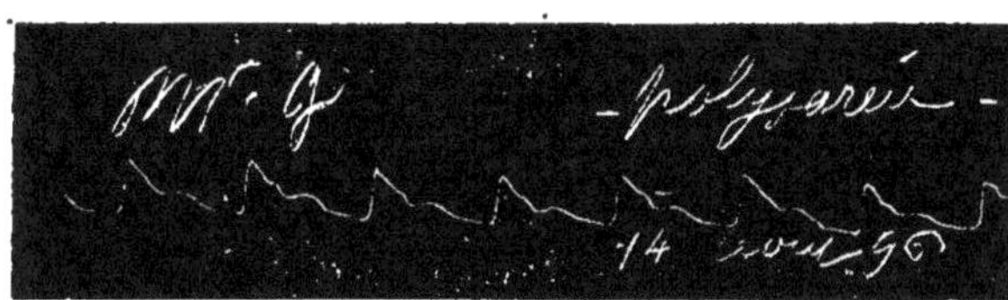

Fig. 14. — Pouls d'homme obèse de 35 ans (120 kilos).

Ce n'est ni dans la surcharge graisseuse du cœur, ni dans l'excès de volume et de poids des tissus du corps, qu'il faut chercher la cause première et le facteur essentiel des troubles de circulation chez l'obèse. Tous ces facteurs d'ordre mécanique n'ont qu'un rôle secondaire, ainsi que nous venons de le démontrer. Nous sommes donc amenés, par voie d'exclusion, à nous demander si on ne peut pas en trouver l'origine dans un trouble primitif de la nutrition, dans une *viciation du sang*.

L'obèse, en effet, présente un vice fondamental de la nutrition qui précède et qui provoque la formation excessive des

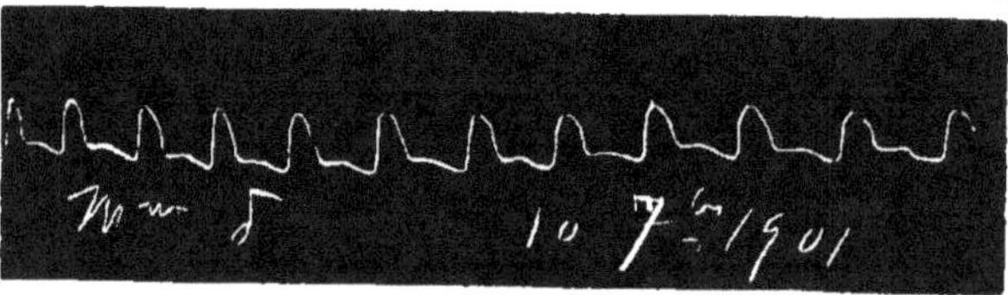

Fig. 15. — Pouls d'une femme de 40 ans obèse (110 kilos).
Troubles cardiaques.

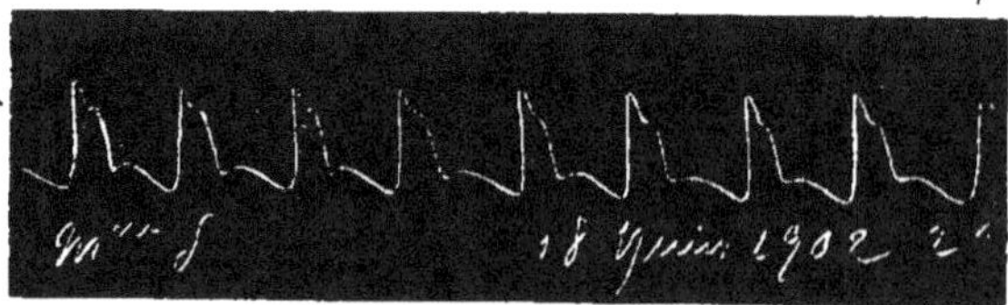

Fig. 16. — Pouls d'une femme obèse de 50 ans (103 kilos). Troubles cardio-pulmonaires. (Malgré l'obésité, le pouls est beaucoup plus élevé que la normale.)

tissus graisseux, et ce vice de nutrition constitue une *auto-intoxication* permanente. Son chimisme urinaire nous montre une augmentation considérable des produits de désassimilation incomplètement oxydés, et surtout des produits acides. Et l'on sait que tout ce qui se trouve dans l'urine existait préalablement dans le sang, avant d'être éliminé par le rein. Le sang, comme l'urine, est *hyperacide* chez l'obèse ; et c'est là une condition qu'on peut invoquer comme une cause de l'obésité, puisque les tissus graisseux, de même que tous les composés organiques, s'oxydent plus lentement dans un milieu acide que dans un milieu alcalin. La même cause peut être invoquée pour expliquer la formation excessive, chez lui, des produits de désassimilation incomplètement oxydés. Et l'on sait que ces produits jouent dans l'organisme le rôle de véritables *toxines*.

On sait, d'autre part, que les toxines, véritables poisons organiques, peuvent jouer un rôle considérable dans les troubles de la circulation sanguine et de la respiration, en produisant des phénomènes de vaso-constriction ou de vaso-dilatation sur certains territoires vasculaires[1]; ou en provoquant des phénomènes d'auto-intoxication, d'où résulte la dyspnée d'effort[2]. Et l'on se voit ainsi fondé à attribuer une origine « toxique » aux troubles circulatoires, qui, chez l'obèse, précèdent toute lésion du cœur et toute cause mécanique capable d'entraver le cours du sang.

L'obèse, de par le vice de nutrition qui altère la composition chimique du sang, peut être considéré comme auto-intoxiqué au même titre que les artério-scléreux et les brightiques. Et notons qu'il se défend mal contre l'auto-intoxication, par l'insuffisance d'un organe éliminateur des plus importants, le poumon, dont le fonctionnement est, chez lui, si difficile; sans compter que des lésions du rein, l'organe éliminateur par excellence, ont été fréquemment signalées chez l'obèse.

Si l'état actuel de la science ne permet pas de faire la

1. Voir les travaux de Potain, de Fr.-Franck, de Gley, sur la vaso-constriction des capillaires pulmonaires par l'action des toxines alimentaires et des déchets de nutrition insuffisamment éliminés.

2. Voir Huchard, « La dypsnée toxique », in *Traité clinique des maladies du cœur et de l'aorte.*

démonstration directe de la pathogénie des troubles circulatoires chez l'obèse, telle que nous la proposons ici, et si on
ne consent à y voir qu'une hypothèse, cette hypothèse du
moins serait conforme aux faits cliniques ; tandis que celle
de la surcharge graisseuse du cœur ne l'est pas. Pas plus que
ne sont légitimes les déductions thérapeutiques de cette théorie, qui conduiraient, soit à porter l'action du traitement sur
le cœur lui-même, soit à adopter aveuglément le régime et
l'hygiène qui sont censés favoriser le plus la disparition des
tissus graisseux.

L'observation par laquelle nous allons terminer cette étude
nous montrera combien l'on aurait tort de méconnaître le
rôle de l'auto-intoxication, dans les troubles circulatoires des
obèses ; et combien on ferait fausse route en recherchant trop
exclusivement ce résultat, si problématique, de faire maigrir
l'obèse à tout prix, et par tous les régimes capables de dégraisser le cœur.

Une dame d'une quarantaine d'années, dont le poids dépassait notablement 100 kilos, fut soumise par son médecin
au régime carné exclusif, avec privation presque absolue de
boisson. En peu de temps, elle perdit 3 à 4 kilos de son
poids ; mais bientôt survinrent des accidents qui inspirèrent
les plus vives craintes pour l'état du cœur. Malgré la diminution de poids, la dyspnée qui, en principe, était peu accentuée, prit des proportions telles qu'elle ne pouvait plus
monter une seule marche d'escalier. Des palpitations se produisaient au moindre effort. Le régime alimentaire carné
n'en fut que plus étroitement imposé, dans l'idée que la surcharge graisseuse était l'unique cause des accidents. Mais, au
bout de quelques semaines, survinrent des crises nocturnes
d'angoisse respiratoire, précédées de cauchemars et accompagnées de vives douleurs précordiales irradiées vers le bras

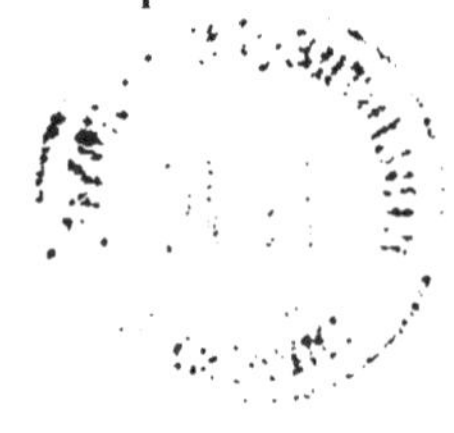

gauche. On crut d'abord à une angine de poitrine. L'événement prouva que ces accidents formidables n'étaient dus qu'à une auto-intoxication alimentaire, causée par le régime carné exclusif. En effet, les accidents cessèrent brusquement dès qu'on eut remplacé la viande par du lait et des légumes; puis, progressivement, des massages, des exercices de gymnastique suédoise et une saison à Vichy permirent de reprendre un régime alimentaire mixte, et nous vîmes disparaître complètement tous les troubles fonctionnels qui avaient fait croire à une affection grave du cœur.

A l'amélioration obtenue par le changement de régime, l'exercice méthodique et la cure thermale, la malade espérait bien en ajouter une autre qu'elle ambitionnait par-dessus tout, comme tous les obèses, la diminution de sa graisse. Mais, à sa grande déception, au moment même où elle se sentait débarrassée de tous ses troubles circulatoires, la balance accusait une notable augmentation de poids. Preuve éclatante que, chez elle, les accidents cardiaques n'avaient rien à voir avec les effets mécaniques de la surcharge graisseuse.

Mettons à présent de côté toute théorie et toute hypothèse, et ne retenons que l'enseignement des faits. Ceux que nous avons cités au courant de cette étude n'ont pas été choisis comme des raretés; ils sont d'observation journalière et même de telle banalité que tous les médecins en ont observé de semblables. Mais c'est leur banalité même qui en fait la valeur, puisqu'elle nous autorise à généraliser les conclusions qui s'en déduisent.

Il nous est donc permis d'admettre comme démontrées ces trois propositions :

1° l'obèse peut améliorer sa circulation sanguine et porter au maximum la capacité fonctionnelle de son appareil cardio-

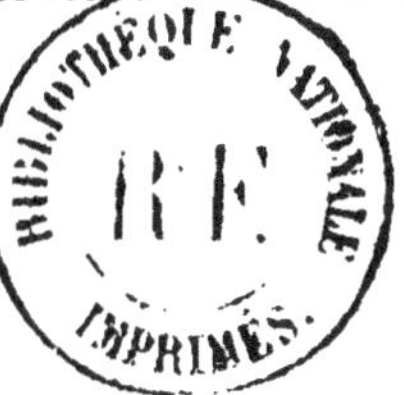

pulmonaire, par des moyens hygiéniques qui ne lui font rien perdre de son poids ;

2° il peut même améliorer beaucoup sa circulation et sa respiration, par des moyens hygiéniques qui font augmenter son poids :

3° enfin, il peut aggraver ses troubles circulatoires, par des moyens hygiéniques reconnus propres à diminuer son poids.

La conclusion qui en dérive, c'est que la cause *essentielle* des troubles de la circulation chez l'obèse n'est pas l'excès de la graisse — pas plus de la graisse qui surcharge le cœur que de celle qui alourdit le corps. Cette graisse a incontestablement un rôle dans la production des symptômes cardio-pulmonaires ; mais un rôle *secondaire*, puisqu'elle peut persister et même augmenter, en même temps que ces symptômes s'amendent ou disparaissent tout à fait. Au contraire, l'auto-intoxication, vice primordial de la nutrition d'où procède l'obésité, est bien la cause essentielle et le point de départ des troubles de la circulation, puisque toute médication capable d'y remédier apporte une amélioration à ces troubles, même quand il n'en résulte pas une diminution des poids ; tandis que tout régime reconnu capable de favoriser l'auto-intoxication aggrave les symptômes cardio-pulmonaires, même quand il aboutit à faire diminuer le poids.

Les causes des troubles circulatoires dans l'obésité sont multiples ; mais il y a entre elles une subordination et une hiérarchie. La cause principale n'est pas la surcharge graisseuse du cœur, mais le trouble primordial de la nutrition, le vice du sang, dont l'excès de graisse n'est, en quelque sorte, que le « témoin ». Le sang de l'obèse est vicié surtout par des produits acides, et ces acides mêmes s'opposent à la combustion des graisses ; celles-ci ne brûlant bien que dans un milieu alcalin. C'est pourquoi nous voyons toute médication capable de diminuer l'acidité organique, comme les eaux alcalines, le régime lacto-végétarien, l'entraînement musculaire, améliorer d'abord les troubles circulatoires, puis favoriser la diminution des tissus graisseux. Et point n'est besoin, dans l'application de ces diverses médications hygiéniques aux troubles circulatoires de l'obèse, de chercher à agir directement sur le cœur pour le dégraisser. Il suffit d'agir sur le sang pour y diminuer la dose des produits d'oxydation incomplète, et combattre ainsi l'auto-intoxication.

Le traitement d'Œrtel, par la marche ascensionnelle, si recommandé pour les obèses et dont on a tant parlé pour ses prétendus effets de « gymnastique cardiaque », agit beaucoup moins sur le cœur que sur la nutrition générale. Il provoque l'état d'*entraînement*, c'est-à-dire une condition physiologique où la respiration est amplifiée, la consommation d'oxygène augmentée et les oxydations organiques perfectionnées.

De là, diminution des produits de combustion incomplète qui empoisonnaient le sang et troublaient le jeu du cœur et des vaisseaux. Sans compter que l'auto-intoxication est combattue : par l'effet *dépuratif* de la suée, qui élimine les produits acides; par l'augmentation de la sécrétion du rein, signalée comme résultat constant de l'entraînement; par l'accroissement du pouvoir éliminateur du poumon, dont les mouvements subissent, chez l'ascensionniste, une véritable éducation fonctionnelle.

Tous ces effets aboutissent à une modification de la composition chimique des humeurs qui expliquent — en admettant la théorie de l'auto-intoxication — qu'on puisse faire disparaître, par l'entraînement, les troubles cardio-pulmonaires, chez l'obèse, même quand on n'a pas réussi à le faire maigrir ni, par conséquent, à dégraisser son cœur.

Après l'auto-intoxication par les produits de la nutrition viciée, il faut évidemment faire une part importante à la surcharge graisseuse ; mais cela, pour l'entrave qu'elle apporte à la circulation *périphérique* et à la respiration, plutôt qu'à la circulation *centrale*.

Quant à l'atonie du myocarde et à la dilatation du cœur droit, qui sont les plus grands facteurs des troubles circulatoires, ils ne viennent qu'en troisième ligne dans l'ordre d'apparition de ces facteurs. Et s'ils font une apparition précoce chez certains obèses, c'est précisément chez ceux dont on a prétendu améliorer d'emblée l'organe central de la circulation, en les faisant maigrir « à tout prix ».

De ces considérations nous déduirons, plus loin, d'importantes conclusions pratiques, pour l'application de la cure d'exercice aux troubles circulatoires de l'obésité.

Au début, ces troubles sont purement fonctionnels et relèvent de troubles de la nutrition que l'exercice corrige en favorisant la destruction et l'élimination des déchets de la nutrition par lesquels est intoxiqué le sang. L'obèse n'est, à ce moment, qu'un *faux-cardiaque* qui peut, sans grand danger, supporter une forte dose de travail musculaire et se soumettre aux pratiques de l'*entraînement général*.

Mais, à une période plus avancée, quand le myocarde commence à faiblir et le cœur droit à se dilater, on a affaire à un *cardiaque vrai* et le malade n'est plus justiciable des mêmes méthodes. Ce ne sont plus des exercices violents et des effets généraux d'entraînement qui lui conviennent, mais des mouvements méthodiquement atténués et localisés, tels que les prescrit la méthode suédoise.

CHAPITRE |VI

LES TROUBLES DE LA CIRCULATION SANGUINE
DANS LES MALADIES DE LA NUTRITION (*Suite*)

Troubles de la circulation chez les arthritiques ; — troubles de la circulation chez les dyspeptiques ; — mécanisme des troubles circulatoires chez les dyspeptiques.

Troubles de la circulation chez les arthritiques.

Dans les Maladies de la Nutrition autres que l'obésité, chez les goutteux, les graveleux, les diabétiques, on aperçoit plus nettement que chez les obèses le point de départ des troubles circulatoires ; et on ne peut se refuser à admettre qu'il ne soit bien dans un vice de la composition du sang et des humeurs. On ne peut méconnaitre, en tous cas, que les affections de l'appareil circulatoire, quand il en existe, ne soient précédées de troubles fonctionnels divers et de troubles graves de la nutrition, auxquels se rattachent les lésions cardiaques et artérielles.

Chez les goutteux, les graveleux, les diabétiques, les neurasthéniques arthritiques, on peut observer des lésions anatomiques du cœur et des vaisseaux. Ces lésions peuvent être aiguës et accidentelles, comme la *péricardite*, et alors une cause extérieure, telle qu'un refroidissement, intervient pour les provoquer, la diathèse ne jouant que le rôle d'une cause prédisposante. Mais le plus souvent elles sont de marche chronique et semblent bien être l'aboutissant d'une évolution spontanée du principe morbide.

Ce sont ces dernières affections dont nous parlerons plus particulièrement ; parce qu'elles ont une pathogénie plus spéciale que les affections aiguës, et qu'elles sont comme les productions naturelles d'un terrain organique de composition anormale.

La *Goutte* et la *Gravelle* sont des maladies qui ont entre elles une étroite parenté. On les voit fréquemment se succéder sur le même sujet et même s'y montrer simultanément. Plus souvent encore, on observe chacune d'elles sur des sujets différents d'une même famille.

Le lien qui les unit est un trouble fondamental de la nutrition qui présente une très grande similitude. Dans ces maladies, ou plutôt dans ces manifestations morbides d'une même diathèse, il y a tendance à l'accumulation des produits *d'oxydation incomplète* et surtout des composés *acides* dans l'organisme. Les matériaux organiques sont mal brûlés et insuffisamment éliminés. De là une sorte d'auto-intoxication permanente ; d'où résultent des troubles fonctionnels d'abord, puis des altérations anatomiques, dans divers appareils organiques.

Dans l'appareil circulatoire, les lésions se portent surtout sur les artères : sur les grosses artères, comme l'aorte, ou sur les petites, et aussi bien sur les artères nourricières du cœur que sur celles qui portent le sang à la périphérie. — C'est pourquoi l'*insuffisance aortique*, l'*artério-sclérose*, l'*angine de poitrine*, les *myocardites* par lésion artérielle, sont fréquentes chez les goutteux et les graveleux.

On a beaucoup discuté sur le mécanisme suivant lequel s'établissent les troubles circulatoires, dans la Goutte et dans la Gravelle; mais on s'accorde à les attribuer à l'auto-intoxication. On admet généralement aussi que les modifications anatomiques, observées dans les parois artérielles et dans les tissus du cœur, sont dues : en partie à l'irritation de leurs éléments par des humeurs chargées de produits anormaux et notamment de produits acides; en partie aussi à la fatigue qui résulte d'une excitation fonctionnelle anormale provoquée par le contact d'un sang vicié. — C'est ainsi, par exemple, suivant Huchard, que l'*artério-sclérose* serait fréquemment précédée d'un état d'hypertension artérielle permanente. L'artérite scléreuse serait ainsi un effet de l'hypertension artérielle, puis deviendrait ensuite, elle-même, par un véritable cercle vicieux, une cause d'hypertension.

Ce que la clinique nous permet d'affirmer, c'est que les troubles circulatoires sont extrêmement fréquents chez les

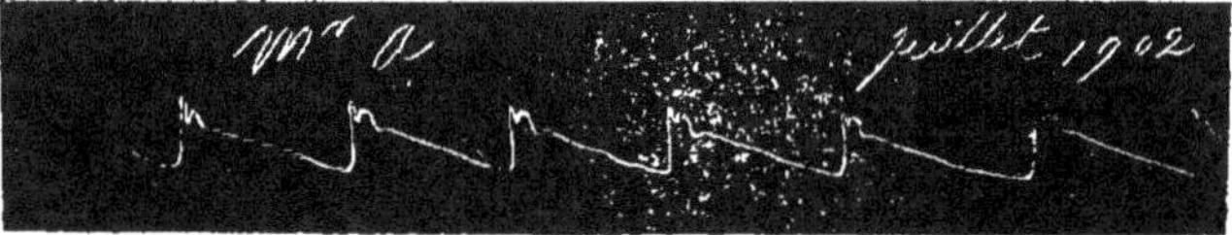

Fig. 17. — Pouls d'un graveleux. (Pas de troubles circulatoires appréciables malgré la forme du tracé.)

sujets atteints de gravelle urique et que, chez ceux auxquels il est impossible de reconnaître une affection organique du cœur ou une lésion artérielle confirmée, on observe très fréquemment un état d'*excitation cardio-vasculaire* habituelle, attesté par la palpation du pouls et surtout par les tracés sphygmographiques. Chez ces sujets, aussi, même quand les urines ne contiennent pas une quantité dosable d'albumine, on observe très fréquemment le symptôme sphygmographique habituel de l'artério-sclérose : c'est-à-dire l'aplatissement du pouls dans la période de calme, et le dicrotisme exagéré ou le polycrotisme dans les moments d'émotivité cardiaque.

Troubles circulatoires chez les dyspeptiques.

Les *troubles digestifs*, quelles qu'en soient, du reste, la nature et l'origine, peuvent s'accompagner de troubles cardiovasculaires très divers. Il n'est pas d'affections plus capables de simuler les cardiopathies vraies que celles qui atteignent le tube gastro-intestinal et le foie. Personne aujourd'hui ne conteste la réalité de ces troubles secondaires du cœur, de ces « fausses cardiopathies »; mais les auteurs diffèrent beaucoup entre eux, dans l'interprétation qu'ils en donnent en théorie. De plus, les cliniciens les méconnaissent souvent dans la pratique, car elles simulent parfois les symptômes des vraies affections cardiaques, au point de rendre le diagnostic très difficile.

Au point de vue des symptômes, les troubles circulatoires d'origine digestive peuvent porter leurs manifestations tantôt sur la circulation périphérique et tantôt sur la circulation centrale. Ils atteignent même parfois, simultanément, le cœur et les vaisseaux.

Les troubles circulatoires périphériques se manifestent tantôt par une constriction des petits vaisseaux, qui gêne et enraye le cours du sang sur les points où ils se produisent ; tantôt, au contraire, par une dilatation des capillaires, d'où résultent des phénomènes de congestion locale. Souvent il y a vaso-constriction sur une région du corps et vaso-dilatation sur une autre.

Il est de notoriété banale que beaucoup de personnes ont, après le repas, les pieds froids et la tête congestionnée. Ce phénomène est presque physiologique et chez presque tous les sujets on observe, pendant le travail de la digestion, une diminution de la circulation périphérique, coïncidant avec un afflux de sang vers l'appareil digestif. Les petits vaisseaux cutanés se resserrent, la peau se refroidit d'où un sentiment de « frilosité » qui fait qu'en hiver on s'approche plus volontiers du feu, au sortir de table.

Chez certains dyspeptiques ces phénomènes s'exagèrent au point de constituer des symptômes morbides. Divers malaises tels que vertiges, angoisses respiratoires, dyspnée, sont la conséquence de cette vaso-constriction généralisée, d'où résulte une exagération plus ou moins durable de la tension artérielle. Souvent l'appareil digestif, point de départ de ces troubles vaso-moteurs en reçoit, à son tour, le contre-coup; et la digestion se trouve arrêtée, jusqu'à ce qu'on ait fait intervenir divers moyens thérapeutiques, parmi lesquels le réchauffement des extrémités, et les applications chaudes à la région épigastrique produisent les meilleurs résultats, en provoquant une vaso-dilatation qui rétablit le cours normal du sang.

Mais ce ne sont là que les formes les plus anodines des troubles circulatoires, chez les dyspeptiques; elles représentent comme un trait d'union entre les très légères modifications de la circulation périphérique, qu'on observe pendant le travail de la digestion chez les sujets bien portants, et les symptômes violents, parfois effrayants d'intensité, qui se manifestent dans certaines affections de l'appareil digestif et qui atteignent la circulation centrale.

Les troubles de la circulation *centrale*, chez les dyspeptiques, sont bien connus aujourd'hui, depuis les travaux de Potain, de F.-Franck et d'Huchard. Ils peuvent simuler diverses affections du cœur ou des gros vaisseaux; non seulement par leurs symptômes fonctionnels, mais encore par leurs signes objectifs.

Comme symptômes fonctionnels on a noté en première ligne, comme les plus fréquents, des modifications de l'énergie, de la vitesse et du rythme des pulsations cardiaques, puis des sensations plus ou moins intenses de palpitations, d'oppression, d'angoisse respiratoire ; souvent aussi des douleurs précordiales, d'une intensité telle qu'on a pu les comparer à celles de l'angine de poitrine vraie. La confusion a pu fréquemment être faite, à cause de l'irradiation de la douleur précordiale au bras gauche, qui s'observe aussi bien dans ces « fausses angines de poitrine » que dans les angines de poitrine « vraies », c'est-à-dire dues à une lésion des artères coronaires. Comme symptômes objectifs on a signalé : à l'auscultation des souffles *cardiaques* et *extra-cardiaques* ; à la percussion, des dilatations passagères du cœur droit.

Tout cet appareil symptomatique est souvent tellement accentué que le diagnostic serait difficile, si on n'observait les sujets qu'en plein travail de digestion. Mais, d'ordinaire, les troubles fonctionnels et les symptômes objectifs disparaissent quand la digestion est terminée et que les malaises localisés dans l'estomac, l'intestin ou le foie ont disparu.

Les *palpitations*, l'*accélération* et le *ralentissement* du pouls, l'*arythmie*, sont les symptômes les plus fréquents des troubles cardiaques provoqués par les affections des voies digestives. Il arrive souvent que ces symptômes passent inaperçus pour le malade ou du moins ne fixent pas son attention : d'autres fois ils sont conscients et même très pénibles ; car ils se doublent d'une angoisse à la fois physique et morale, et causent de graves préoccupations à celui qui les perçoit et qui les interprète comme les signes d'une lésion du cœur.

Il y a peu à dire sur les palpitations, qui représentent un

symptôme banal, non seulement dans les troubles cardiaques d'origine digestive, mais dans tous les états nerveux et dans tous les troubles psychiques. Si bien qu'au point de vue du diagnostic on ne peut pas considérer les palpitations comme un signe de grande valeur. Les autres modifications des mouvements du cœur en ont davantage : en ce sens que la *tachycardie*, la *bradycardie*, l'*arythmie* sont des symptômes qui pourraient faire penser à diverses affections organiques du cœur et des vaisseaux.

Le ralentissement du pouls, ou *bradycardie*, s'observe, chez les dyspeptiques, beaucoup plus souvent que l'accéléra-

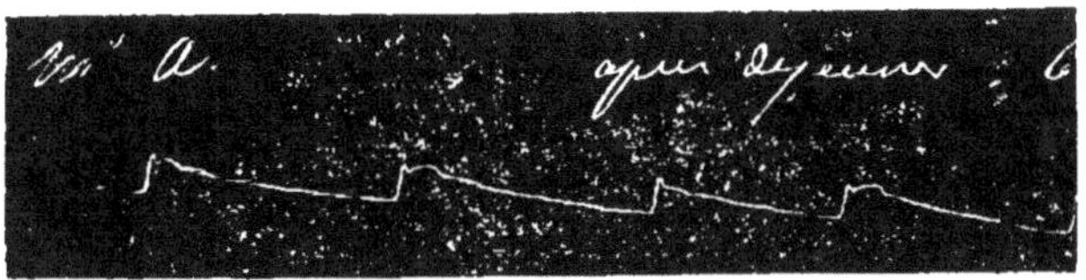

Fig. 18. — Pouls ralenti chez un dyspeptique. (Pas d'ictère ni de symptômes hépatiques.)

tion, ou *tachycardie*. J'ai vu, à Vichy, nombre de dyspeptiques dont le pouls, très ralenti avant le traitement thermominéral, reprenait sa fréquence normale à la fin de leur saison, quand la digestion avait été améliorée par les eaux. La bradycardie se combine souvent avec l'arythmie, et surtout avec les intermittences des pulsations (voir fig. 22).

On sait qu'on a distingué les intermittences du pouls en *vraies* et *fausses*, suivant qu'elles coïncident ou non avec les intermittences des battements cardiaques. Dans l'intermittence vraie, l'absence de pouls radial est causée par la suppression d'une systole. Dans l'intermittence fausse, la systole se produit, mais l'ondée sanguine qui en résulte est trop faible pour se faire sentir au doigt qui explore l'artère ou à l'appareil qui en enregistre les soulèvements. La fausse intermittence est un symptôme plus grave que la vraie : elle indique, soit une fatigue du myocarde qui, par moments, n'a pas la force de chasser une quantité normale de sang; soit un obstacle à l'issue du sang, qui empêche le ventricule de se vider. C'est presque toujours l'intermittence vraie qu'on observe chez les dyspepti-

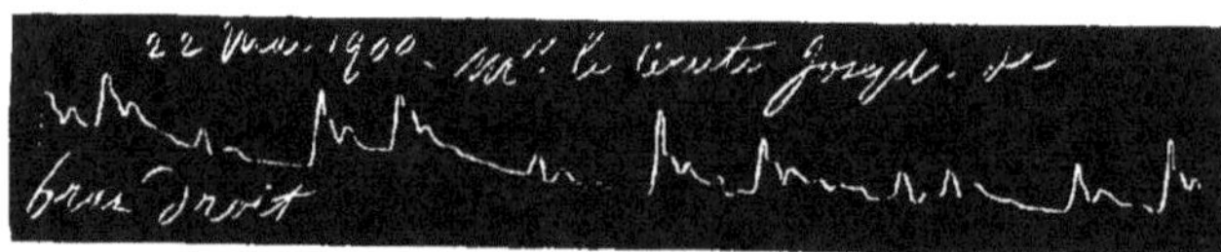

Fig. 19. — Arythmie passagère chez un dyspeptique non cardiaque.

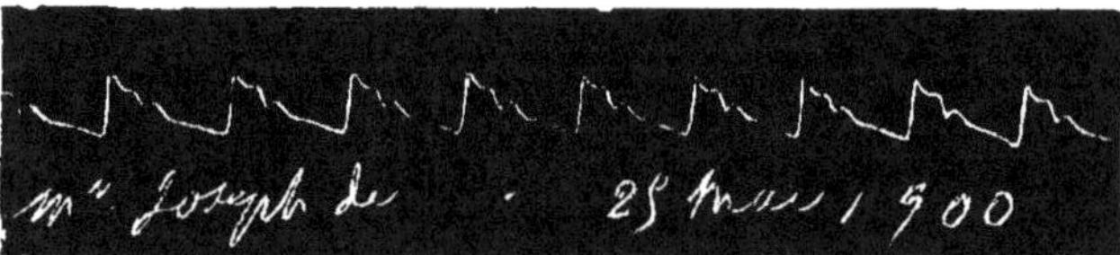

Fig. 20. — Pouls du même sujet après un purgatif. (L'arythmie a disparu.)

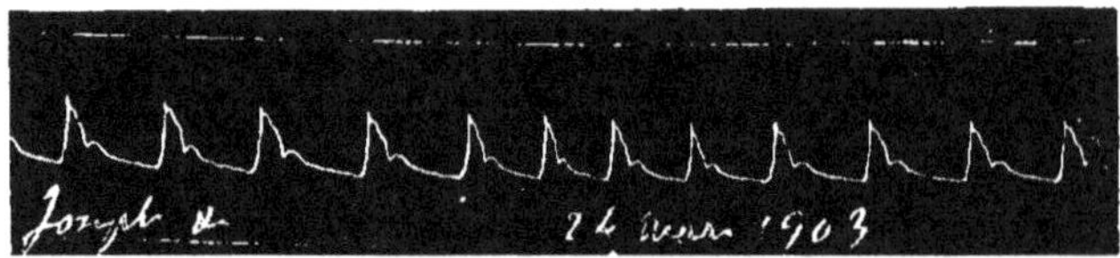

Fig. 21. — Pouls du même sujet 3 ans après. (Pas d'arythmie.)

ques : chez ceux, du moins, dont la dyspepsie ne coïncide pas avec une affection organique du cœur (voir fig. 19, 24 et 25).

J'ai observé souvent, chez les dyspeptiques, un retour périodique des intermittences : par exemple toutes les huit ou dix pulsations et, presque toujours, en pareil cas, les intermittences sont d'autant plus espacées que les troubles digestifs tendent davantage à s'améliorer.

Quand le retour des intermittences, tout en restant régulier

est très fréquent et s'observe, par exemple, toutes les 2, 3 ou
4 pulsations, il en résulte, pour le doigt qui explore l'artère,

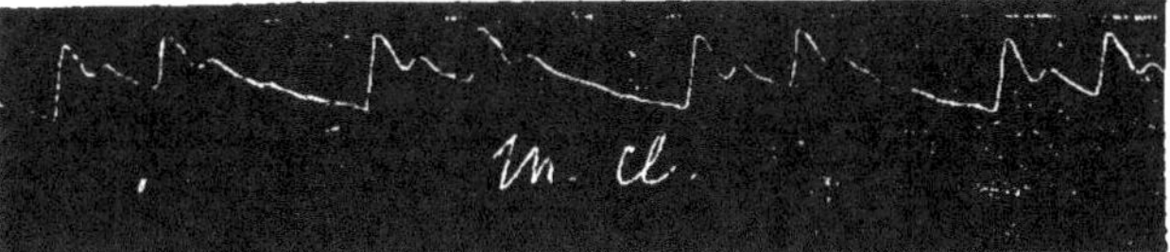

Fig. 22. — Arythmie cadencée chez un dyspeptique. (Pouls bigéminé
en arrivant à Vichy.)

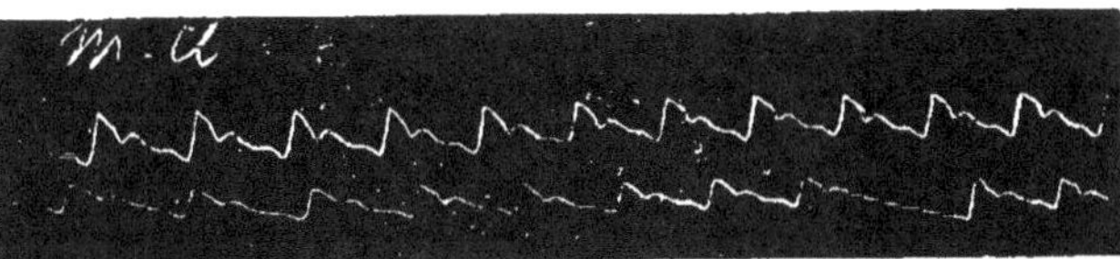

Fig. 23. — Pouls du même sujet à la fin de la cure thermale.
(Le pouls s'est régularisé.)

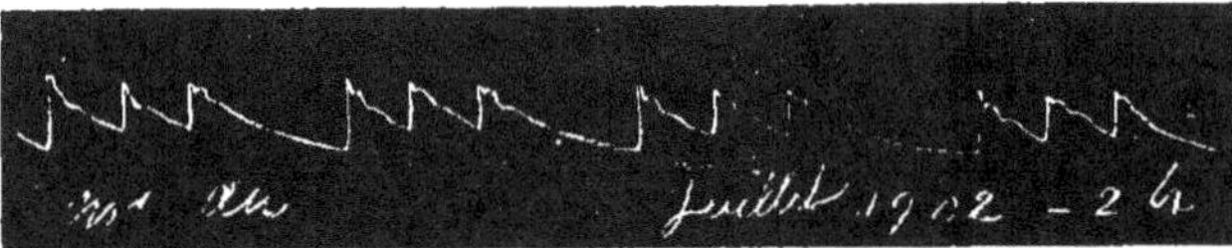

Fig. 24. — Pouls d'un autre dyspeptique. (Arythmie cadencée ; —
une intermittence après trois pulsations régulières.)

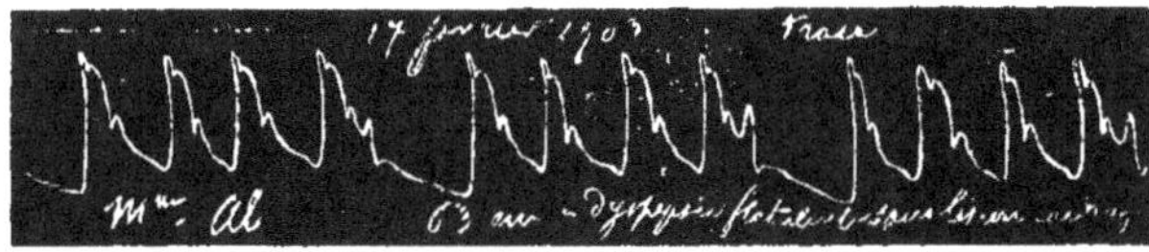

Fig. 25. — Pouls d'un dyspeptique ; — exemple d'arythmie cadencée
à type quadricouplé.

une impression de cadence et de régularité dans l'arythmie.
Cette impression est plus frappante encore, si on examine les
tracés qu'en donne le sphygmographe, et qui font penser à

une notation musicale. On donne le nom d'*arythmie rythmée*, d'*arythmie cadencée*, à ces singuliers troubles de la régularité du pouls. On dit que les pulsations sont *bigéminées*, quand on observe une intermittence après deux pulsations régulières ; *trigéminées*, quand il y a trois pulsations régulières suivies d'une intermittence. *quadrigéminées* : quand les pulsations régulières sont groupées par quatre.

Ce groupement des pulsations en nombre régulier et cette succession périodique des intermittences sont intéressantes, non seulement à titre de curiosité clinique, mais par suite de ce fait qu'on les observe aussi à la suite de l'administration de certains médicaments, tels que la digitale[1]. Si bien que certaines dyspepsies impriment au tracé sphygmographique la même forme que l'empoisonnement digitalique. On peut en tirer un argument, en faveur de la théorie qui attribue l'arythmie des dyspeptiques à une auto-intoxication des centres moteurs cardiaques. Nous y reviendrons tout à l'heure.

Les modifications de l'énergie, de la fréquence et du rythme des pulsations cardiaques ne sont pas les symptômes les plus pénibles des troubles de l'appareil circulatoire chez les dyspeptiques ; ce sont des causes d'inquiétude pour le malade, généralement nerveux et impressionnable, plutôt que des souffrances véritables. Mais il est deux formes de troubles cardio-pulmonaires qui présentent plus de gravité; non pas précisément pour leurs conséquences au point de vue de la santé et de la vie, mais pour les souffrances qu'ils causent au malade et pour l'inquiétude qu'ils provoquent dans l'entourage et parfois aussi chez le médecin : ce sont la forme *dyspnéique* et la forme *angoissante*.

1. Huchard, *Maladies du cœur et de l'aorte.*

La *dyspnée*, surtout la *dyspnée d'effort*, est un symptôme assez fréquent de digestion laborieuse. Et d'abord chez l'homme sain, de même que chez les animaux, on sait que la plénitude de l'estomac est une condition très défavorable au travail musculaire, par la gêne mécanique qu'éprouve le jeu du diaphragme. Tous les exercices qui activent la respiration, comme la course, la marche ascensionnelle ; tous les mouvements, aussi, qui exigent la flexion forcée du tronc, deviennent après le repas une cause d'essoufflement : soit par la difficulté de faire des inspirations d'ampleur suffisante, soit par la compression que l'estomac rempli transmet aux gros vaisseaux en avant desquels il est situé, quand les muscles abdominaux se contractent.

Chez certains dyspeptiques, il y a formation excessive de gaz, distension de l'estomac et tympanisme des intestins. Dans ces conditions, il est aisé d'expliquer la plus grande gêne de l'expansion thoracique et la dyspnée qui en résulte.

Chez d'autres il n'y a pas distension, mais sensibilité excessive de l'organe digestif : les secousses et les froissements de l'estomac, pendant les mouvements, provoquent des douleurs et le patient retient inconsciemment sa respiration, pour éviter la compression du diaphragme qui s'abaisse.

Quelle qu'en soit la cause, la diminution de l'amplitude respiratoire provoque très promptement du ralentissement dans la circulation pulmonaire et aussi dans la circulation veineuse, en supprimant en partie la force auxiliaire qui facilite l'arrivée du sang à l'oreillette droite, c'est-à-dire l'*aspiration thoracique*. Ce sont là des causes qui favorisent les stases sanguines dans l'oreillette et dans le ventricule droits et qui jouent leur rôle dans la *dilatation du cœur droit* observée si fréquemment à la suite des repas chez les dyspeptiques. Ce sont aussi des raisons qui motivent la prescription de garder l'immobilité et la position horizontale, pendant un certain temps après le repas.

Les phénomènes d'*angoisse douloureuse* sont de tous les troubles de l'appareil circulatoire, chez les dyspeptiques, les plus pénibles et les plus inquiétants pour le malade. Ils sont même parfois effrayants pour l'entourage et peuvent dérouter le médecin, par la difficulté qu'il éprouve à les distinguer des plus graves manifestations d'une lésion du cœur ou des artères.

Dans les formes atténuées, tout peut se réduire à une douleur dont le siège seul sollicite le malade à porter son attention sur le cœur. Cette douleur occupe la région précordiale : elle peut être fixe et permanente et présenter à intervalles plus ou moins périodiques des exacerbations comme le font, en somme, les névralgies intercostales dont elle a tous les caractères. Mais comme elle se produit surtout chez des arthritiques neurasthéniques, qui sont des sujets émotifs et prompts à s'inquiéter, elle cause toujours au malade une préoccupation qui tend à fixer son attention sur l'organe auquel elle semble correspondre, sur le cœur. Et l'on sait combien cet organe est aisément troublé par les impressions psychiques.

La préoccupation suffit donc à rendre la perception de cette douleur plus intense et, aussi, à provoquer des troubles émotifs dans les battements du cœur. Naturellement, tous ces phénomènes psychiques s'exagèrent encore, dans les moments où le cœur subit l'influence du travail digestif et tend à présenter des troubles dans la fréquence, l'énergie ou le rythme de ses battements. De là une combinaison de causes d'ordre physique et moral, qui aboutissent à une telle aggravation des symptômes que le malade, aussi courageux soit-il, ne peut échapper aux auto-suggestions les plus pessimistes.

La douleur précordiale, l'excitation émotive des battements du cœur, l'angoisse morale qui vient entraver la respiration, tous ces phénomènes nerveux prennent une physionomie particulièrement inquiétante quand il vient s'y joindre un symptôme objectif et palpable tel que l'arythmie du pouls. Le malade et son entourage s'affolent alors par suggestion réciproque ; il est parfois difficile au médecin lui-même de garder son sang-froid et de ne pas croire, comme les autres, à une « crise de cœur » ; alors qu'il n'y a qu'une crise de nerfs au cours d'une digestion difficile, chez un dyspeptique arthritique et nullement cardiaque.

Quelquefois, pourtant, il ne s'agit plus d'une simple phobie et d'une aggravation d'un symptôme par l'auto-suggestion. Les troubles de l'appareil circulatoire, sans cesser d'être purement symptomatiques et de dépendre d'une digestion viciée, peuvent présenter une intensité vraiment formidable. Tous les médecins ont pu voir des exemples de ces crises d'angoisse douloureuse, qui simulent à s'y méprendre des accès d'angine de poitrine. A Vichy, l'occasion est fréquente de les observer : non seulement parce que les dyspeptiques y sont le fond de la clientèle, mais aussi parce que le traitement, chez certains malades, peut rappeler, avec une intensité inaccoutumée, les crises morbides de tout ordre déjà ressenties.

L'accès d'*angoisse cardiaque dyspeptique* se déclare parfois brusquement, d'ordinaire après le repas, surtout après le repas du soir et très souvent dans le premier sommeil. Il se caractérise par une impression d'étouffement avec vive douleur de la région précordiale, palpitations violentes ou quelquefois sensation d'arrêt du cœur ; la face est anxieuse, la respiration écourtée, comme suspendue ; le pouls tantôt précipité, tantôt ralenti à l'extrême, avec des intermittences. Le plus souvent la douleur précordiale s'irradie le long du bras gauche, complétant ainsi le tableau de l'angine de poitrine. Le patient est épouvanté, avec une impression de mort imminente.

Le médecin peut être embarrassé, en pareil cas, pour porter un diagnostic précis, s'il ne connaît pas bien les antécédents du malade; surtout quand il perçoit, comme il arrive souvent, un bruit de souffle cardiaque et une augmentation de volume du cœur, dus à la dilatation aiguë du ventricule droit. Mais on a toujours un précieux élément de diagnostic; car le symptôme essentiel de l'angine de poitrine vraie fait ici défaut.

Ce symptôme, c'est la *dyspnée d'effort*. Dans l'angine de poitrine vraie, le moindre mouvement produit une aggravation immédiate des symptômes : on a vu même des mouvements d'une certaine énergie provoquer l'arrêt brusque du cœur et la mort par syncope. Dans l'angoisse douloureuse des dyspeptiques, au contraire, les mouvements sont possibles, ne provoquent pas l'essoufflement ni l'aggravation des douleurs. Le malade peut se lever, marcher, fléchir ou étendre le tronc sans aggraver son mal. Bien plus, il arrive souvent qu'on le voit en proie à une agitation physique, à un besoin de mouvement qui ne lui permet pas de rester en place. Il en est qui, réveillés en sursaut au milieu de la nuit par leur crise, éprouvent le besoin irrésistible de sauter à bas du lit, de marcher à grands pas, de tourner autour de leur chambre, comme pour fuir l'angoisse qui les poursuit. Quelquefois ces mouvements désordonnés semblent hâter la fin de la crise en provoquant l'issue des gaz de l'estomac.

Entre les deux formes d'angoisse douloureuse que nous venons de décrire : l'une où les sensations physiques sont plutôt inquiétantes que fortes et où l'angoisse est surtout de nature psychique, tenant de la phobie neurasthénique; l'autre où les malaises physiques sont d'une intensité effrayante et justifient, dans une grande mesure, l'angoisse qui l'accompagne ; entre ces deux formes extrêmes, il est une foule de degrés. Mais, dans toutes, on voit intervenir un élément psychique qui en est, pour ainsi dire, la caractéristique et qui n'existe pas au même point, à souffrance égale, chez les vrais cardiaques. On peut même dire que les *fausses cardiopathies* des dyspeptiques ont, en général, des manifestations symptomatiques plus effrayantes que les cardiopathies vraies.

Mécanisme des troubles cardio-vasculaires chez les dyspeptiques.

Les troubles de l'appareil cardio-vasculaire, chez les dyspeptiques, ne semblent pas être nécessairement liés à certaines formes de troubles de la digestion plutôt qu'à d'autres, ni à la localisation de ces troubles dans telle ou telle partie de l'appareil digestif. Les affections du foie aussi bien que celles de l'estomac, celles du gros intestin aussi bien que celles de l'intestin grêle, peuvent retentir sur l'appareil circulatoire. Toutefois, il semble bien que l'estomac soit, plus souvent qu'aucun autre des organes digestifs, le point de départ des phénomènes d'angoisse douloureuse, où les symptômes pseudo-cardiaques acquièrent la plus grande intensité ; probablement parce que la distension par les gaz de l'estomac, organe si proche voisin du cœur, joue un rôle mécanique important dans la pathogénie de ces symptômes.

Des théories diverses et contradictoires ont, du reste, été proposées pour expliquer les troubles de l'appareil circulatoire dans les maladies des voies digestives. Et l'analyse des faits prouve qu'on ne peut être exclusif et rattacher tous ces troubles à un mécanisme unique.

Le cœur peut être mécaniquement gêné, par une accumuation de gaz dans la cavité gastrique; et alors il en résulte un trouble de ses battements pendant le travail digestif. La même cause mécanique peut agir sur le poumon, pour en gêner le développement de haut en bas, et entraver son rôle d'auxiliaire de la circulation veineuse.

Le tympanisme est parfois localisé en un point de l'estomac, où l'action mécanique des gaz peut devenir une cause particulièrement efficace de gêne du cœur. Les gaz peuvent s'accumuler dans l'extrémité supérieure gauche de la grosse tubérosité gastrique, c'est-à-dire dans la région qui avoisine directement le cœur. En pareil cas, le cœur peut être refoulé vers la droite et même comprimé et comme enserré, dans une sorte de loge formée par la paroi externe de l'estomac, boursouflé par les gaz. Il est probable que certains accès de fausse angine de poitrine, dans lesquels l'angoisse est portée à son comble, sont dus à cette gêne mécanique du cœur par l'estomac tympanisé; car il est très fréquent de voir cesser brusquement ces effrayants malaises, à la suite de l'expulsion par la bouche d'une certaine quantité de gaz.

Dans d'autres cas, les troubles cardio-vasculaires s'observent chez les dyspeptiques dont l'estomac n'est le siège d'aucun tympanisme, et à une période de la digestion où le bol alimentaire est déjà passé dans l'intestin. Par exemple, au milieu de la nuit, quatre ou cinq heures après le repas. On admet généralement, en pareil cas, que les aliments mal élaborés par l'estomac, ont été absorbés sous une forme qui les rend toxiques, et que les accidents observés sont le résultat d'une véritable intoxication alimentaire.

Voici quel serait alors le mécanisme des accidents, suivant la théorie qu'en ont proposée Potain et Fr.-Franck. Sous l'influence des toxines résultant de la digestion pervertie, les centres nervo-moteurs entreraient en jeu et provoqueraient un état de vaso-constriction dans les capillaires des poumons. De ce resserrement des vaisseaux, résulterait une brusque augmentation de la tension sanguine dans l'artère pulmonaire et un obstacle au passage du sang qu'y envoie le ventricule droit. De là effort du ventricule pour vaincre l'obstacle et faire parvenir le sang au poumon. Mais, au cours de la lutte, les parois ventriculaires cèdent sous la pression et la cavité se dilate. De la dilatation du ventricule résulte l'insuffisance des valvules tricuspides, qui ne peuvent plus assurer la fermeture de l'orifice et empêcher le reflux du sang.

Ainsi se trouverait réalisé, pour ainsi dire instantanément, par l'action vaso-constrictive des toxines digestives, un état d'asystolie passagère, avec entrave de la circulation pulmonaire et stase du sang dans le cœur droit.

Quelquefois, pourtant, les accidents se produisent dans des conditions où l'on ne peut invoquer l'action des toxines alimentaires ; la nature des aliments ingérés et la brièveté de leur séjour dans l'estomac ne permettant pas d'admettre leur transformation en produits toxiques. Par exemple, on a observé l'explosion d'un accès de fausse angine de poitrine, aussitôt après l'ingestion d'un légume cru, d'une feuille de salade. Ou bien l'on a pu s'assurer que l'aliment, cause des accidents, n'agissait que par sa présence même dans le tube digestif et sans avoir besoin de subir une transformation par l'effet du suc gastrique. J'ai vu, pour ma part, un formidable accès d'angoisse cardiaque, avec irradiation des douleurs dans le bras gauche, cesser brusquement, à la suite de l'expulsion d'un volumineux débris de salsifis, qui avait échappé à la mastication et qui fut rendu absolument tel qu'il avait été ingéré. L'aliment, dans ces cas, paraît agir par sa seule présence, comme le ferait un corps étranger quelconque, et provoquer sur la muqueuse gastrique irritée, une impression, qui se transmet aux plexus cardiaques et de là aux artérioles pulmonaires, par effet réflexe.

Enfin, dans d'autres cas, les accidents gastro-cardiaques peuvent se produire en dehors de tout travail digestif, et dans l'état de vacuité complète de l'estomac. Par exemple, le matin à jeun. Il est vrai qu'en pareil cas on observe rarement les troubles violents que nous venons de décrire; les symptômes se traduisent plutôt par des troubles de la circulation cérébrale, vertiges, syncopes, et par des modifications dans la fréquence et le rythme du pouls. J'ai observé des dyspeptiques qui présentaient, à jeun, des phénomènes de brachycardie; d'autres qui donnaient le tracé sphygmographique de l'arythmie cadencée, et dont le cœur reprenait sa vitesse normale et son rythme régulier, aussitôt après le premier déjeuner. Il faut admettre alors que les sucs digestifs dont la composition est anormale, et presque toujours hyperacide, exercent sur la muqueuse gastrique une irritation qui retentit, par effet réflexe, sur le cœur et sur les vaisseaux cérébraux. L'aliment ingéré à ce moment, en absorbant mécaniquement les liquides irritants, atténuerait l'impression irritative et supprimerait la cause des troubles réflexes.

A quelles affections des organes digestifs répondent le plus souvent les troubles circulatoires secondaires que nous décrivons? On peut dire que toutes les affections de l'appareil digestif peuvent les provoquer. Ils ont été observés dans la dilatation de l'estomac, dans les états d'hyperacidité, aussi bien que d'hypoacidité gastrique; dans les formes douloureuses comme dans les formes atones de la dyspepsie; dans les affections de l'intestin grêle et du gros intestin comme dans celles de l'estomac. Enfin les troubles de la fonction hépatique en sont très fréquemment le point de départ.

Le *foie* est même, très probablement, le facteur le plus

fréquent des troubles circulatoires dans les affections gastro-intestinales. En effet, d'une part, les troubles de la fonction hépatique sont l'origine d'une foule de troubles gastriques et intestinaux : dans les dyspepsies flatulentes, par exemple,

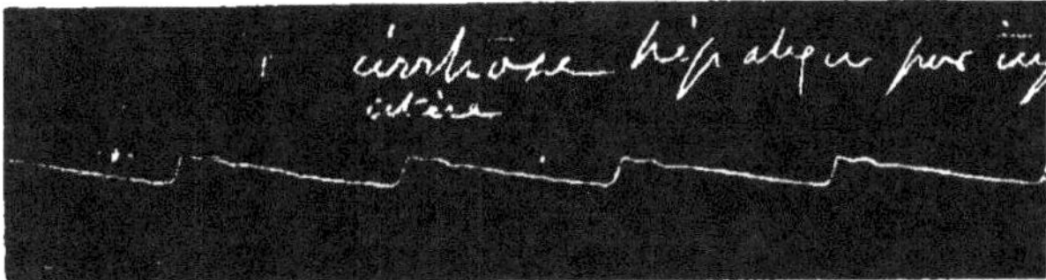

Fig. 26. — Ralentissement du pouls dans l'ictère.

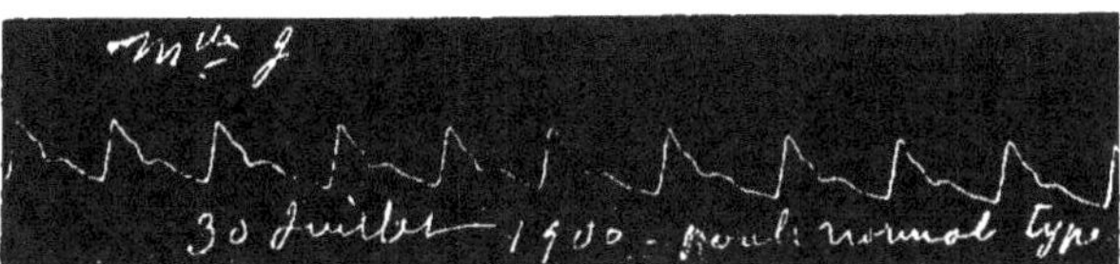

Fig. 27. — Pouls normal malgré l'ictère.

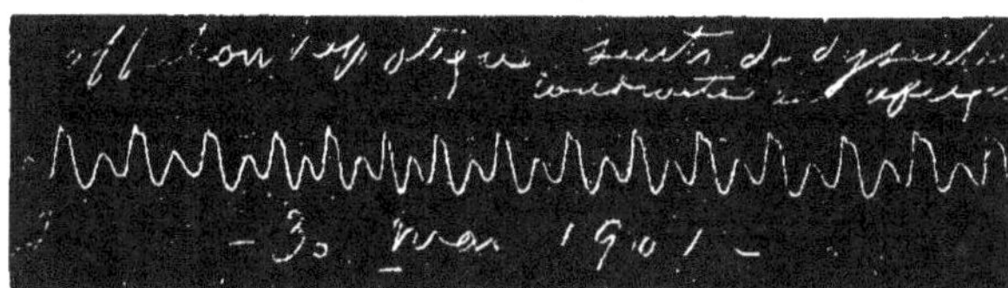

Fig. 28. — Accélération du pouls malgré l'ictère et sans état fébrile.

si souvent accompagnées de symptômes cardiaques, il faut fréquemment invoquer comme cause du tympanisme gastrique, une insuffisance du foie qui a, normalement, pour rôle de modérer les fermentations gastriques. D'autre part, l'insuffisance fonctionnelle du foie se traduit encore par le défaut de destruction des toxines alimentaires, et par le passage dans le sang de poisons organiques, capables d'influencer la circulation. On sait, en outre, que certains principes éliminés par la bile peuvent être retenus dans le sang. Il peut en résulter un trouble de la circulation caractérisé d'ordinaire par le ralentissement du pouls.

Le fait est fréquent dans l'ictère.

Toutefois, un très grand nombre de sujets atteints d'ictère aigu ou chronique ne présentent ni ralentissement du pouls ni trouble quelconque de la circulation sanguine (fig. 27); d'autres présentent au contraire de l'accélération (fig. 28). Il est impossible dans l'état actuel de la science, de dire pourquoi les mêmes causes ne produisent pas, chez tous, les mêmes effets.

Enfin, le foie est, plus souvent encore que l'estomac et l'intestin, le siège d'affections douloureuses, dont les paroxysmes peuvent retentir sur les centres nerveux de l'appareil circulatoire. La *colique hépatique* peut se compliquer de phénomènes d'angoisse respiratoire et d'irradiations douloureuses, qui simulent l'angine de poitrine. D'ordinaire le diagnostic est assez facile entre la crise de foie et l'angine de poitrine vraie, car les douleurs s'étendent, presque toujours, vers l'épaule droite en cas de crise hépatique; mais on observe quelquefois des irradiations vers l'épaule et le bras gauche, qui peuvent faire hésiter le médecin, quand le paroxysme de la douleur est assez intense pour arrêter la parole, suspendre la respiration et troubler le rythme du pouls.

En résumé, les troubles cardio-vasculaires, si fréquents chez les dyspeptiques de tout ordre, peuvent se produire suivant trois ordres de causes : 1° gêne mécanique du cœur et du poumon; 2° auto-intoxication par défaut d'élimination de principes organiques toxiques, ou par absorption de produits alimentaires mal élaborés; 3° troubles réflexes de l'appareil circulatoire, par retentissement sur les centres nerveux cardio-vasculaires, de sensations douloureuses ou d'impressions inconscientes, subies par les nerfs sensitifs de l'estomac.

Mais, pour que toutes ces causes puissent produire leur effet et troubler l'appareil circulatoire, il est nécessaire que leur action soit favorisée par une certaine disposition du système nerveux, ou bien par une certaine défectuosité des organes de la circulation ; car tous les sujets atteints du même trouble digestif sont loin d'éprouver les mêmes manifestations symptomatiques du côté du cœur et des vaisseaux. Et, en effet, on observe surtout les symptômes cardio-vasculaires chez les dyspeptiques de tempérament très nerveux, chez les neuroarthritiques, les neurasthéniques, les hystériques ; quelquefois aussi chez des sujets porteurs de lésions cardiaques habituellement bien compensées. Dans ce dernier cas, on peut se demander si les troubles ne sont pas dus à une rupture passagère de la compensation, et si la lésion n'a pas joué, tout au moins, le rôle de cause prédisposante.

Dans le plus grand nombre des cas, les symptômes cardiaques observés chez les dyspeptiques coïncident avec d'autres manifestations du tempérament dit « nerveux » ; si bien que le problème est souvent posé, de savoir si les troubles nerveux sont l'effet ou la cause des troubles gastro-intestinaux et, par conséquent, si les accidents observés du côté de l'appareil circulatoire ne sont pas, purement et simplement, des manifestations névropathiques, n'ayant avec les troubles digestifs qu'un rapport de coïncidence. Mais dans l'immense majorité des cas, l'efficacité du régime alimentaire, des eaux alcalines, des agents hygiéniques divers capables d'améliorer la nutrition, — et surtout de l'exercice musculaire, — démontrent que les troubles mécaniques et chimiques de la digestion et les vices de la composition du sang, ont le rôle principal dans la production des accidents.

Si on veut résumer tout ce qui vient d'être dit sur les causes et la pathogénie des troubles de la circulation sanguine, dans les maladies de la nutrition, on voit que, pour toutes, le point de départ de ces troubles est en général un vice de la composition du sang; vice qui peut aboutir à une lésion du cœur et des artères, mais qui commence, presque toujours, par provoquer des symptômes purement fonctionnels.

Tantôt ces troubles circulatoires aboutissent fatalement à une altération anatomique du cœur et des artères, comme dans l'artério-sclérose et la myocardite[1]; tantôt ils ont tendance à rester à l'état purement fonctionnel, comme dans la plupart des formes de la dyspepsie et de la neurasthénie.

Toutefois, il faut se rappeler que les troubles fonctionnels ne peuvent durer longtemps sans créer une prédisposition aux lésions anatomiques; et que, très souvent, une affection véritable du cœur peut être l'aboutissant des « fausses cardiopathies ».

De là l'urgence d'appliquer un traitement rationnel à tous les troubles circulatoires, dès le début; non seulement pour remédier aux accidents qu'ils provoquent, mais encore pour prévenir les lésions qu'ils peuvent engendrer à la longue.

De là aussi se déduira l'indication thérapeutique la plus essentielle, qui est d'appliquer au traitement de ces maladies les modificateurs généraux de la nutrition, plutôt que des médications qui viseraient directement les troubles circulatoires et les organes de la circulation. L'entraînement est

1. Huchard, *Maladies du cœur et de l'aorte.*

un agent des plus efficaces, contre les troubles circulatoires aussi bien que contre les autres manifestations de la diathèse, parce qu'il agit directement contre le trouble de nutrition qui en est l'origine première.

Mais, il ne faut pas l'oublier, si l'exercice musculaire peut améliorer la circulation sanguine troublée par diverses manifestations diathésiques, c'est contre la diathèse même, contre le vice de nutrition générale qu'il sera efficace; et non contre les lésions du cœur et des vaisseaux.

Il faut donc faire une importante distinction dans le choix des moyens thérapeutiques : suivant qu'on veut *prévenir* les lésions cardiaques et artérielles, ou bien qu'on veut porter remède à ces lésions, quand elles sont déclarées.

Par conséquent, ce serait faire fausse route que de chercher à améliorer tous les troubles circulatoires, sans tenir compte de leur origine ni des lésions qui les provoquent, par les mêmes pratiques d'exercice musculaire qui améliorent les manifestations cardio-vasculaires dues à une maladie de la nutrition.

Cependant on commet fréquemment l'erreur d'attribuer une action spéciale sur les organes circulatoires, à des médications qui n'atteignent que très indirectement le cœur et les vaisseaux. C'est ainsi, par exemple, qu'on interprète généralement le résultat thérapeutique de l'entraînement par la marche ascensionnelle, suivant le système d'Œrtel comme un effet direct de l'exercice sur le myocarde, une augmentation d'énergie du cœur, d'où résulterait une « compensation » des troubles circulatoires ; alors que le principal effet de cet exercice est de favoriser la destruction et l'élimination des principes qui vicient le sang, grâce à l'activité plus grande que donne le travail musculaire aux oxydations organiques, aux sécrétions cutanées et rénales et à la respiration.

Aussi a-t-on enregistré bien des mécomptes, quand on a voulu appliquer le système d'Œrtel à des malades chez qui la lésion cardiaque était toute la maladie, et où le vice de nutrition n'avait pas de rôle important dans les troubles circulatoires.

CHAPITRE VII

LES TROUBLES NERVEUX DE LA CIRCULATION SANGUINE

Troubles nerveux primitifs et secondaires; — troubles circulatoires chez
les neurasthéniques; — importance des impressions sensitives pour
régler la circulation.

Troubles nerveux primitifs et secondaires.

Comme tous les appareils organiques, l'appareil cardio-vasculaire est gouverné par un système de nerfs et de cellules
nerveuses. Le nerf *pneumo-gastrique* lui envoie des filets, qui
sont comme des rênes destinées à ralentir et à modérer ses
mouvements; le *grand sympathique*, au contraire, lui fournit
des nerfs excitateurs, qui activent son action et accélèrent ses
battements. Ces deux nerfs sont donc antagonistes : c'est du
parfait équilibre de leur action contraire que résultent la régularité et la précision des mouvements du cœur et des artères.

Or, cet accord peut être troublé par des facteurs très
divers. Et d'abord, par toutes les maladies qui atteignent le
cœur ou les vaisseaux. Le pneumo-gastrique, aussi bien que
le grand sympathique, contiennent des filets sensitifs et des
filets moteurs : chacun d'eux peut être impressionné par les
conditions pathologiques diverses des tissus dans lesquels ils
se ramifient, et l'impression, transmise par les filets sensitifs
aux centres nerveux, peut y provoquer une action réflexe.

Ce réflexe retentira sur l'appareil circulatoire par l'intermédiaire des filets moteurs, et pourra modifier le fonctionnement du muscle cardiaque ou des fibres lisses artérielles.

C'est ainsi que diverses lésions anatomiques du cœur et des vaisseaux peuvent provoquer des troubles dans le fonctionnement des centres nerveux, sans avoir besoin de créer un obstacle *mécanique* à la circulation. — Un état inflammatoire de l'endocarde troublera le fonctionnement du cœur, bien avant d'avoir lésé les orifices valvulaires et entravé le passage du sang. De même un exsudat résultant d'une inflammation passagère pourra s'organiser et persister longtemps après que la poussée inflammatoire a cessé ; si cet exsudat est placé de façon à comprimer un filet ou un ganglion nerveux, il en résultera des troubles de la motricité du cœur tels que l'exagération de la fréquence du pouls ou des anomalies dans le rythme des pulsations. Dans ces conditions une entrave mécanique à la circulation ne sera pas nécessaire, pour expliquer cette *tachycardie* ou cette *arythmie* qui auront pour cause une réaction du système nerveux, un réflexe.

Mais ce ne sont là que des troubles nerveux *secondaires*, puisque la cause première du réflexe se trouve, en dernière analyse, dans une lésion matérielle de l'appareil circulatoire.

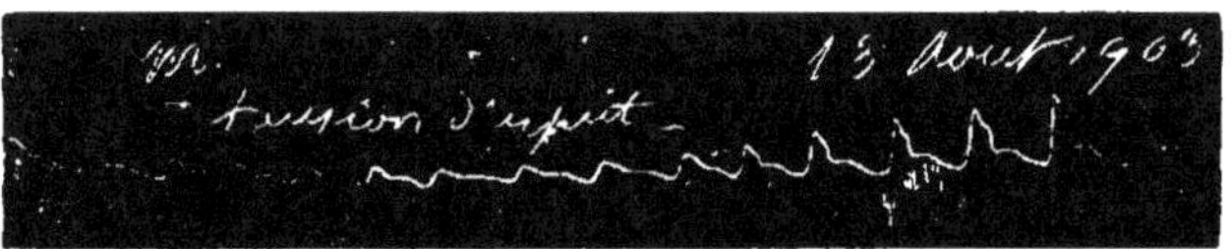

Fig. 29. — Effet d'une émotion sur la tension artérielle.
(Il y a resserrement, puis dilatation de l'artère à quelques secondes d'intervalle.)

Il est des cas où le réflexe cardio-vasculaire se produit et où le fonctionnement de l'appareil circulatoire est troublé sans qu'aucune lésion n'y existe. Le cas le plus évident est celui où une émotion morale provoque une accélération du pouls,

des palpitations, un court arrêt du cœur;
ou bien, simplement, la rougeur ou la pâleur
du visage, c'est-à-dire la dilatation ou le
resserrement des petits vaisseaux cutanés.

Cette « émotivité » des vaisseaux peut
être mise en jeu par des causes d'ordre
physique, aussi bien que par des impressions morales. Chez les sujets très nerveux,
on observe des troubles purement fonctionnels du cœur et des vaisseaux qui peuvent avoir pour point de départ une impression physique telle que le froid, la
chaleur, un malaise interne passager, etc.,
ou bien même s'établir et persister sans
aucune cause connue.

On observe par exemple, chez certaines
hystériques, un état de vaso-constriction, qui
peut aller jusqu'à arrêter la circulation dans
les petits vaisseaux cutanés et jusqu'à permettre qu'une piqûre d'aiguille ne fasse
pas saigner la peau. Chez les neurasthéniques ce sont : tantôt des vaso-constrictions
du réseau cutané, qui font que les sujets
ont constamment les mains et les pieds
froids; tantôt un état d'hypertension géné-
ralisé, qui gêne le jeu du cœur et provoque
une véritable angoisse respiratoire; tantôt
au contraire une diminution de la tension
artérielle, d'où résultent des sensations de
faiblesse cérébrale et musculaire, d'affaisse-
ment; tantôt enfin, une excitation générale
de tout l'appareil circulatoire, un état d'*éré*-

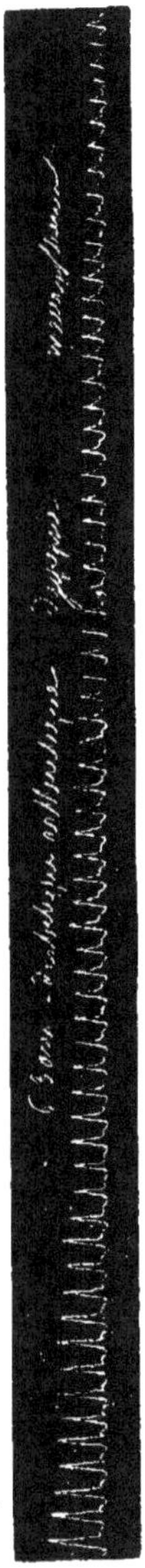

Fig. 30. — Effets décroissants d'une émotion qui se calme (le sujet, très inquiet de son état, au début du tracé, se rassure à mesure qu'il constate la régularité du pouls).

thisme cardio-vasculaire, d'où fréquence excessive et violence anormale des battements du cœur et du pouls.

Ces désordres de la circulation sanguine s'observent chez les sujets dits « nerveux », en dehors de toute condition morbide appréciable. Ils peuvent se produire chez des sujets à système nerveux bien équilibré sous l'influence de diverses causes, telles que des troubles digestifs, des intoxications ; et aussi par suite de certains écarts d'hygiène, tels que l'abus des exercices violents, l'emploi excessif de l'hydrothérapie, le séjour dans une étuve surchauffée ; et enfin sous l'influence de conditions physiologiques normales, telles que la *croissance*, la *ménopause*, la *grossesse*, etc.

Une certaine prédisposition du système nerveux est nécessaire pour que des affections, étrangères à l'appareil circulatoire, retentissent sur la circulation avec une intensité suffisante pour en troubler sérieusement la régularité. Du moins observe-t-on que les mêmes causes morbides, qui provoquent chez les sujets très nerveux de graves désordres dans la circulation, peuvent exister chez d'autres sujets, sans être accompagnés d'aucun trouble du cœur et des vaisseaux. En un mot, plus grande est l'émotivité du système nerveux et plus prononcés seront les troubles réflexes de l'appareil cardio-vasculaire. De même que l'émotion, la surprise, la crainte, etc., ne provoquent pas chez tous la rougeur ou la pâleur du visage, l'accélération du pouls, les palpitations et l'angoisse cardiaque ; de même tous les sujets atteints du même trouble digestif ne présentent pas au même degré la tachycardie, les intermittences du pouls, la fausse angine de poitrine, etc.

En résumé, *l'impressionnabilité du système nerveux* est le facteur principal des troubles fonctionnels de l'appareil circulatoire. Et cela est vrai, même quand le réflexe est provoqué par une maladie de l'appareil circulatoire.

Pour une même lésion du cœur ou des vaisseaux, tous les sujets ne présentent pas le même degré d'excitation cardio-vasculaire, la même tendance aux palpitations, à l'arythmie, à l'essoufflement. En d'autres termes les symptômes fonctionnels des maladies de l'appareil circulatoire présentent, à lésion anatomique égale, un degré d'intensité très différent, suivant l'état du système nerveux de chaque sujet.

Troubles circulatoires chez les neurasthéniques.

Les *neurasthéniques*, étant tous des « émotifs », sont très sujets à présenter des troubles fonctionnels de l'appa-

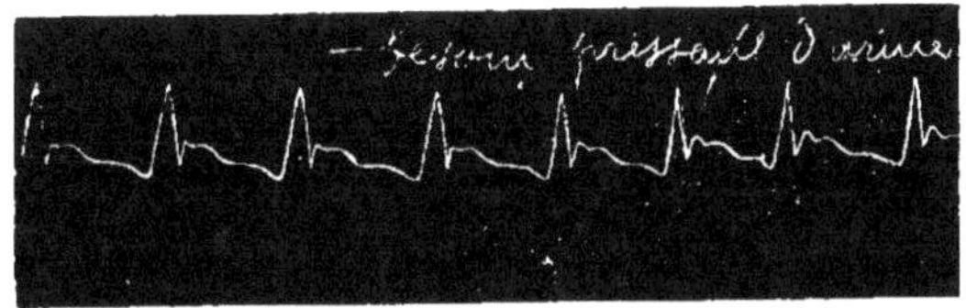

Fig. 31. — État du pouls chez un nerveux dans un pressant besoin d'uriner.

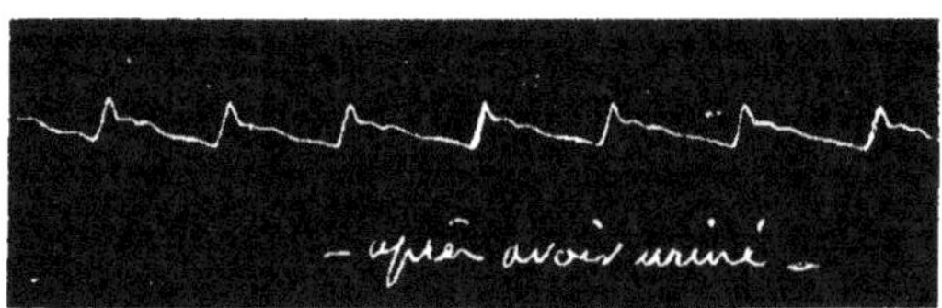

Fig. 32. — État du pouls chez le même sujet aussitôt après avoir uriné.

reil cardio-vasculaire à la suite des moindres impressions morales. Leur système nerveux très excitable les prédispose, en outre, à sentir plus vivement les impressions physiques soit extérieures, soit internes. Ils ont une plus grande sensibilité de la peau et éprouvent, par surcroît, certaines sensations organiques qui passent inaperçues pour les sujets normaux. Beaucoup de ces malades ont conscience du jeu de leurs organes dont le fonctionnement est d'ordinaire inconscient : ils sentent le battement de leur cœur, les mouvements de l'estomac, de l'intestin, etc. De la multiplicité et de l'intensité anormales de leurs sensations procèdent quantité de phénomènes réflexes dont beaucoup vont retentir sur le cœur et les vaisseaux (voir les fig. 31 et 32).

A ces causes d'excitation cardio-vasculaire il faut en joindre une autre, c'est la fréquence des auto-intoxications ; car les neurasthéniques sont très fréquemment des arthritiques, plus fréquemment encore des dyspeptiques.

Pour toutes ces raisons, les *fausses cardiopathies* sont tellement fréquentes chez les neurasthéniques qu'on a décrit une forme « cardiaque » de la neurasthénie.

Au point de vue symptomatique, les troubles circulatoires des neurasthéniques ne diffèrent de ceux précédemment signalés chez les dyspeptiques que par leur intensité. C'est surtout chez les neurasthéniques dyspeptiques, que s'observent les effrayants symptômes de la « fausse angine de poitrine ». La caractéristique des troubles cardiaques, chez ces sujets, c'est surtout d'éveiller des phénomènes d'auto-suggestion et de créer de véritables *phobies,* qui obsèdent l'esprit du malade, amplifient les symptômes et viennent encore retentir sur le cœur. Les *algies* de toutes sortes étant fréquentes chez ces sujets, ils sont souvent atteints de douleurs précordiales très tenaces et, de là, une combinaison de troubles fonctionnels variés, qui leur semblent cadrer avec le tableau d'une maladie organique du cœur. — Pour peu qu'il s'y ajoute un bruit de souffle *extra-cardiaque* perceptible par le médecin, celui-ci risquera lui-même de s'y tromper.

La plupart du temps, les troubles cardio-vasculaires des

neurasthéniques ne présentent aucune gravité. Il ne faut pas oublier, pourtant, que la neurasthénie évolue, le plus souvent, sur un terrain arthritique; par conséquent favorable aux troubles de nutrition des parois artérielles. Il peut donc y avoir coexistence de l'*artério-sclérose* avec la neurasthénie. D'autre part, les troubles, même nerveux, de la circulation sanguine, quand ils se répètent et tendent à devenir permanents, peuvent surmener les parois artérielles et les prédisposer à la dégénérescence scléreuse, ainsi que cela a été démontré par Huchard.

Chez les neurasthéniques, il y a une cause de vaso-constriction permanente et par conséquent d'hypertension artérielle : c'est l'impressionnabilité extrême de la peau à la température ambiante, la « frilosité », qui fait qu'à la moindre sensation de froid, les artérioles des extrémités se resserrent. La vaso-constriction peut se généraliser à toute la surface des téguments; et le sang se trouve alors chassé de la peau vers les organes internes. De là, tendance aux congestions viscérales, qui jouent un rôle important dans les troubles de l'appareil digestif et aussi dans certaines irrégularités de la fonction respiratoire, chez les nerveux.

Les troubles dits « nerveux » ne doivent pas toujours être considérés comme des quantités négligeables, dans les causes des affections du cœur et des vaisseaux; car un trouble fonctionnel fréquemment répété peut devenir la cause d'une perturbation de la nutrition et créer une lésion organique : il peut surtout aggraver une lésion déjà existante et détruire à la longue, en fatiguant le cœur et les parois artérielles, la « compensation » qui permettait au cœur de vaincre un obstacle circulatoire, grâce à un supplément d'énergie dans sa poussée.

L'état du système nerveux est, sans aucun doute, à prendre

en considération dans la thérapeutique de toutes les maladies, mais jamais au même degré que dans celles de l'appareil circulatoire; car il n'est pas d'autres organes qui soient des réactifs aussi sensibles que le cœur et les vaisseaux à toutes les variations de l'action nerveuse : que ces variations soient d'origine pathologique, physiologique ou psychique. Et l'on ne saurait s'en étonner si l'on réfléchit à l'extrême complexité de l'appareil innervateur des organes circulatoires.

Importance des impressions sensitives pour régler la circulation.

Le cœur et les vaisseaux sont gouvernés par des nerfs sensitifs et des nerfs moteurs, comme tous les autres organes; mais la particularité que présentent les nerfs du cœur aussi bien que ceux des vaisseaux, c'est d'emprunter leur énergie à des centres extrêmement nombreux. Le cerveau, la moelle épinière, le grand sympathique fournissent l'influx nerveux à l'appareil circulatoire; mais celui-ci trouve encore des sources d'énergie dans des ganglions disséminés en nombre infini au centre et à la périphérie. Le cœur, les gros et les petits vaisseaux ont, dans leur voisinage ou dans les interstices de leurs parois, des amas de cellules nerveuses douées d'une énergie propre et qui forment autant de petits *centres nerveux périphériques*[1], grâce auxquels les vaisseaux sanguins peuvent être actionnés localement et la circulation modifiée, sur un point limité du cercle vasculaire.

Nous avons dit que l'action motrice des nerfs du cœur et

1. Gley, « Les troubles vasculaires », in *Pathologie générale* de Bouchard, t. III.

des vaisseaux se manifeste par deux actions contraires. Sur
le cœur il se produit une accélération des battements et une
augmentation de l'énergie systolique sous l'influence du
grand sympathique; un ralentissement et une diminution de
la force des contractions sous l'influence du pneumogas-
trique. Le cœur est donc gouverné par deux forces antagonistes qui se font équilibre et dont la parfaite coordination
est indispensable à la régularité de son fonctionnement. La
moindre prédominance de l'une de ces forces sur l'autre peut
compromettre l'équilibre et provoquer des troubles circulatoires.

De même les vaisseaux sanguins sont soumis à deux ordres
de nerfs moteurs : les *vaso-contricteurs* qui diminuent le
calibre des petites artères et les *vaso-dilatateurs* qui l'augmentent. Quand les premiers entrent en jeu, la tension artérielle est augmentée en amont du point où a lieu la vaso-
constriction; et le cœur est obligé d'augmenter son effort pour
maintenir au sang sa vitesse normale. Quand ce sont les vaso-
dilatateurs, la pression artérielle diminue; et le cœur doit
encore accommoder son jeu à ces conditions hydrauliques nouvelles : il doit diminuer sa poussée en proportion de la diminution de résistance. Mais comme sa dépense d'énergie doit
rester la même en un temps donné, il augmente le nombre
de ses battements; de façon que l'énergie qui est économi-
sée par la diminution de pression, soit dépensée en vitesse.
C'est là, comme on sait, une loi découverte par Marey : *le
cœur gagne en vitesse ce qu'il perd en tension.*

Quand on réfléchit à cette complexité du mécanisme des
forces directrices de la circulation, et quand on voit quel rôle
jouent les impressions sensitives, pour mettre en action le
pouvoir réflexe de ce nombre infini de centres moteurs qui
gouvernent le cœur et les vaisseaux, on admet sans peine que

le médecin, s'il pouvait, à volonté, faire varier le degré d'impressionnabilité des nerfs sensitifs qui sont le point de départ des réflexes, pourrait aussi, dans une très grande mesure, s'opposer aux troubles circulatoires, — quand ceux-ci ont pour cause un défaut d'équilibre des forces directrices de la circulation, et non une cause mécanique provenant d'une lésion d'organe.

Mais ce n'est pas seulement dans les troubles d'origine nerveuse, qu'il serait urgent d'exercer une sorte de discipline sur l'innervation de l'appareil vasculaire. Même en cas de lésion organique grave, il y a toujours une part considérable faite aux troubles nerveux, dans les symptômes les plus capables de compromettre la vie. L'appareil cardio-vasculaire, n'étant pas un composé de canaux inertes, n'est pas soumis exclusivement aux lois de l'hydraulique. Tout trouble mécanique qui entrave le cours du sang éveille aussitôt dans les nerfs sensitifs des impressions qui à leur tour provoquent des réactions motrices; c'est-à-dire un équilibre anormal entre les forces qui actionnent le cœur et celles qui gouvernent les artères; entre celles qui tendent ou qui relâchent les parois cardiaques, et celles qui ouvrent ou qui resserrent le calibre des vaisseaux.

De là l'utilité, même dans les affections du cœur et des artères, des médications qui n'agissent pas directement sur les éléments moteurs de l'appareil circulatoire, mais sur ses éléments sensitifs. C'est ainsi qu'on peut faire césser certaines arythmies, liées pourtant à des maladies organiques du cœur, aussi bien, et mieux parfois, avec les bromures qui agissent seulement sur les centres nerveux, qu'avec la digitale qui agit sur le cœur et les vaisseaux.

Nous allons voir que la médication par l'exercice peut agir, elle aussi, sur l'appareil circulatoire en modifiant les fonctions d'innervation : soit en atténuant l'impressionnabilité de l'appareil sensitivo-moteur et en modérant les réflexes; soit en provoquant des impressions utiles à l'équilibre des forces directrices de la circulation; soit, surtout, en créant, par la répétition de certaines impressions sensitives, un état d'accoutumance qui rend les réflexes vasculaires moins prompts — et, par conséquent, l'appareil circulatoire moins émotif.

Ce sont toutes ces modifications du fonctionnement des centres moteurs cardio-vasculaires par l'effet de certains exercices souvent répétés, que nous étudierons sous le titre de *Rééducation de l'appareil circulatoire*.

DEUXIÈME PARTIE
LA THÉORIE DU TRAITEMENT

CHAPITRE I

LA « COMPENSATION » DES LÉSIONS CARDIAQUES

L'hypertrophie compensatrice ; — la dilatation par surmenage ;
— rareté de l'hypertrophie sans dilatation.

L'hypertrophie compensatrice.

Quand l'appareil circulatoire a été modifié dans sa structure anatomique par une maladie, deux hypothèses peuvent se réaliser, suivant la nature de la lésion. Ou bien la lésion est due à une affection dont la cause est permanente et le processus fatalement progressif : alors les altérations anatomiques ainsi que les troubles circulatoires tendent à s'aggraver, en dépit de toute médication. Ou bien elle procède d'une maladie passagère qui peut ne pas récidiver et, dans ce cas, la lésion, elle aussi, peut rester stationnaire et ne pas s'aggraver spontanément : c'est ainsi que les choses se passent très souvent, à la suite des affections rhumatismales ou infectieuses qui peuvent atteindre l'endocarde et créer des affections valvulaires.

Les lésions valvulaires du cœur, une fois établies, persistent d'ordinaire toute la vie et ne rétrocèdent pas. Pourtant, malgré la persistance de leurs symptômes objectifs, tels que les souffles, on voit très souvent les troubles circulatoires qu'elles ont produits au début, s'amender peu à peu; soit par l'effet d'un traitement rationnel, soit même spontanément et par l'influence « médicatrice » de la nature. Il n'est pas rare, par exemple, de rencontrer des vieillards qui portent, depuis leur jeunesse, tous les signes objectifs d'une lésion anatomique du cœur, sans présenter aucun trouble appréciable de la circulation.

C'est qu'en pareil cas, il s'est produit une augmentation de la force du cœur, qui fait équilibre à la lésion. En effet, dès que le sang rencontre un obstacle sur un point quelconque des vaisseaux où il circule, l'organisme se met en défense : le cœur augmente son effort, pour triompher de la résistance qui lui est opposée. Si l'obstacle, sans être insurmontable, est permanent, l'effort se reproduira à chaque systole, et le travail du cœur se trouvera notablement augmenté. Mais que verra-t-on alors ? Ce travail supplémentaire, cet « exercice » des fibres musculaires du cœur, en augmentera graduellement le volume et la force : le cœur va s'hypertrophier et devenir, dès lors, capable de surmonter sans effort la résistance qui le fatiguait au début ; le sang, plus vigoureusement poussé, franchira facilement l'obstacle et la circulation reprendra son libre cours.

C'est ainsi que les choses se passent, quand il survient un rétrécissement des orifices du cœur, ou une insuffisance de ses valvules. Les accidents, parfois menaçants au début, s'amendent peu à peu à mesure que le cœur s'hypertrophie, et peuvent même complètement disparaître pendant une longue période de temps : l'augmentation des forces du cœur, due à son surcroît de travail, a fait équilibre à l'obstacle. La lésion existe toujours, mais elle est *compensée*. Et c'est pourquoi on rencontre si souvent, dans la pratique courante, des bruits anormaux du cœur en auscultant par hasard des sujets qui ne présentent aucun trouble de la circulation sanguine. La lésion a persisté, mais la fonction s'est rétablie grâce à l'hypertrophie « compensatrice ».

Tel est l'exemple que nous donne la nature « médicatrice ». Et c'est avec la prétention d'imiter la nature, qu'on a imaginé de traiter les cardiaques par des exercices qui provoquent une augmentation du travail du cœur.

Une objection assez spécieuse prétend qu'il est inutile au médecin d'intervenir, puisque la nature elle-même se charge de la médication. L'exercice musculaire, dit-on, n'a pas sa raison d'être pour fortifier le myocarde et produire l'hypertrophie compensatrice, quand la compensation se fait spontanément ; et l'on sait que les lésions des orifices et des valvules amènent toujours l'hypertrophie du cœur, même chez les malades immobilisés et gardant le lit.

Cette objection méconnaît un grand grand principe, à savoir que, si « la fonction fait l'organe », l'augmentation de force de l'organe est toujours strictement limitée au degré d'accroissement de la fonction. Chez un malade, atteint par exemple d'insuffisance mitrale, et tenu dans l'immobilité, le ventricule gauche ayant un obstacle à vaincre augmente son effort, et par conséquent tend à développer son aptitude fonctionnelle jusqu'au point où elle est suffisante pour rétablir la circulation normale *chez l'homme immobile* ; mais jusqu'à ce point seulement. De sorte que si l'homme vient à sortir de son immobilité, l'effort qu'il demandera au cœur se trouvera dépasser sa capacité fonctionnelle. La lésion se trouvait suffisamment compensée pour l'homme au repos ; mais la compensation est insuffisante pour l'homme en exercice, dont le cœur doit fournir un supplément de travail.

C'est là, du reste, la pierre d'achoppement de tous les systèmes d'hygiène qui consistent à réduire au minimum le fonctionnement des organes affaiblis, dans le but de leur éviter les fatigues qui résultent, pour eux, d'un fonctionnement normal. Si cette pratique s'impose dans maintes circonstances, elle ne doit être acceptée que comme pis aller, et il ne faut s'y résoudre qu'à la dernière extrémité; car elle implique une véritable abdication de la faculté vitale la plus précieuse, la faculté de défense, de *réaction*, à laquelle l'être vivant doit constamment faire appel dans sa lutte contre le milieu où il vit, et où tant d'influences hostiles menacent son existence.

La compensation d'une lésion cardiaque n'est donc pas suffisante, si elle est réduite strictement à ce degré; où la circulation sanguine peut se faire régulièrement, quand tout est calme dans l'organisme, mais se trouble aussitôt qu'une circonstance quelconque fait sortir l'homme de son repos. Il faut, pour qu'une lésion soit suffisamment compensée, que le cardiaque puisse impunément se livrer à des mouvements d'une certaine violence, et que son myocarde soit capable de résister sans faiblir à un travail supplémentaire des muscles. Non pas seulement, comprenons-le bien, pour conserver son aptitude à l'exercice musculaire, dont il pourrait à la rigueur s'abstenir; mais pour opposer, au besoin, une résistance efficace aux multiples assauts, dont la vie sédentaire ne saurait garantir son appareil circulatoire.

On sait, en effet, combien sont variées les maladies étrangères au cœur, qui peuvent retentir sur la circulation sanguine. La moindre affection des voies respiratoires, le moindre état fébrile, le moindre trouble des fonctions du foie ou de l'appareil digestif, peuvent rappeler subitement les manifestations d'une lésion cardiaque qu'on croyait suffisamment compensée. C'est que le cœur avait juste la force nécessaire pour équilibrer la circulation pendant les périodes de calme ; sa capacité fonctionnelle n'avait pas été suffisamment accrue pour lui permettre de lutter contre une difficulté imprévue. Voilà pourquoi une bronchite ou une grossesse, suffisent parfois pour ramener toute la série formidable des accidents cardiaques, depuis longtemps oubliés, et pour remettre le malade en état d'asystolie.

Qui n'a été frappé de voir combien les lésions cardiaques depuis longtemps silencieuses ont moins de tendance à se réveiller, sous l'influence d'une même affection intercurrente, chez l'homme habitué à une vie de travail ou d'exercice, que chez celui qui vit entouré de précautions de toute-sorte, ménageant à l'extrême tous ses mouvements ?

J'en ai observé un remarquable exemple. — Un homme de quatre-vingts ans révolus tombe malade d'une bronchite aiguë qui bientôt gagne les petites bronches, et le tient plus de trente jours alité. Ce malade était porteur d'une insuffisance mitrale d'origine rhumatismale, caractérisée par un souffle intense et qui avait été depuis longtemps constaté. L'inquiétude était extrême et on s'attendait à chaque instant à voir faiblir le cœur et éclater des accidents d'asystolie ; mais malgré l'engouement des deux poumons, qui furent pendant quatre semaines le siège de râles généralisés occupant les plus fines ramifications bronchiques, la maladie évolua comme chez un sujet indemne de toute lésion du cœur, et la guérison ne fut entravée par aucune complication cardiaque. C'est que le malade était un vieux chasseur, constamment en marche, malgré son âge, et dont la vie s'était passée à poursuivre le gibier, sur les collines de la région la plus accidentée du Limousin. A ce régime d'exercice continuel, les fibres mus-

culaires du cœur avaient gagné un état parfait d'entraînement ; d'où résultait une compensation tellement complète de
la lésion, que celle-ci ne faisait plus sentir son influence,
même en présence d'une cause, habituellement si redoutable,
de troubles de la circulation.

Tout le monde a pu observer des faits pareils à celui qui
vient d'être cité. J'en relève un autre des plus instructifs,
dans une leçon clinique récemment faite à l'hôpital Laënnec,
par le D Merklen.

Le sujet qui fait l'objet de cette leçon est un terrassier
placé dans les plus mauvaises conditions hygiéniques, du fait
même de sa profession qui l'oblige encore, à l'âge de 60 ans,
à fournir une somme quotidienne de 10 à 12 heures d'un travail extrêmement pénible. Et cet homme, soumis à toutes
les intempéries de l'air, adonné d'autre part à un régime alimentaire trop abondant et à des excès quotidiens de boisson,
est atteint d'une affection athéromateuse de l'aorte, qui impose
au cœur des efforts considérables et cause des crises
fréquentes d'asystolie, pour lesquelles le malade est forcé
d'entrer à l'hôpital. — « Mais, aussitôt remis de ses
crises, le terrassier reprend le pic et la pelle et se remet, pendant douze heures chaque jour, aux rudes efforts de
sa profession, sans en éprouver de fatigue notable. Cette remarquable capacité fonctionnelle d'un appareil circulatoire
malade ne peut se comprendre que par la persistance, au
moins partielle, des effets compensateurs d'un cœur physiologiquement hypertrophié, de ce qu'on désigne sous le nom
d'*hypertrophie cardiaque de travail*. Elle est la conséquence
de l'accoutumance du cœur au travail ; c'est-à-dire de l'adaptation du muscle cardiaque aux besoins circulatoires d'un
appareil moteur particulièrement actif[1] ».

1. Merklen, *Leçon faite à l'hôpital Laënnec*, le 7 décembre 1902.

La dilatation du cœur par surmenage.

Telles sont les conditions dans lesquelles peut se produire l'hypertrophie de compensation. Mais les bénéfices thérapeutiques, très réels, de l'augmentation de volume des parois cardiaques ne vont guère sans une autre modification de l'organe qui, elle, représente une défectuosité et une véritable lésion : c'est la dilatation des cavités. La lutte que soutient le cœur contre l'obstacle à vaincre, est provoquée par l'impression de distension, que cause à la surface interne des cavités la masse anormale du sang, dont le ventricule ne peut se débarrasser en totalité à chaque systole. Cette distension est le point de départ du réflexe « de défense » en vertu duquel le myocarde augmente sa poussée ; mais il peut se faire que l'effort de défense soit en disproportion avec la force des parois musculaires. Celles-ci peuvent alors céder et céderont d'autant plus sûrement que la lutte aura été plus vive ; c'est-à-dire que l'effort du cœur aura été plus énergique, plus répété et, par conséquent, plus capable d'épuiser l'énergie de la fibre musculaire.

La défaite des parois cardiaques est la règle dans la lutte du ventricule droit, et c'est la dilatation qui se produit quand ce ventricule se défend ; car ses fibres musculaires n'ont pas, même à l'état d'intégrité normale, la force suffisante pour vaincre une résistance sérieuse : telle qu'elle pourrait être opposée, par exemple, par un obstacle siégeant aux vésicules bronchiques, soit par l'emphysème pulmonaire, soit par le resserrement des capillaires sanguins.

Mais le ventricule gauche, lui-même, qui est mieux doué pour la lutte et dont les fibres musculaires offrent une grande énergie, peut se laisser vaincre, quand son muscle se trouve dans des conditions de moindre résistance : soit par l'insuffisance de sa nutrition propre, comme dans la myocardite chronique, les dégénérescences scléreuses, etc., soit par les mauvaises conditions de la nutrition générale, comme l'alimentation insuffisante, l'alcoolisme, etc.

C'est là l'écueil du traitement qui vise la compensation par le travail. On a signalé la promptitude de la dilatation ventriculaire chez tous les sujets à myocarde dégénéré et aussi chez les sujets, d'ailleurs vigoureux, mais insuffisamment nourris. Il se forme alors, en même temps qu'une hypertrophie des parois ventriculaires qui témoigne de la lutte persistante du myocarde, une dilatation des cavités qui prouve la défaite du muscle et son impuissance à compenser la lésion.

Cette combinaison de la dilatation avec l'hypertrophie est ce que Corvisart appelait *l'anévrisme actif*.

L'hypertrophie du cœur avec dilatation, bien qu'elle témoigne d'un effort thérapeutique de la nature, n'en constitue pas moins une maladie ; car la dilatation des cavités cardiaques entraîne l'agrandissement des orifices de ces cavités : et, par conséquent, l'insuffisance des valvules, qui ne peuvent plus fermer hermétiquement les ouvertures par où le sang tend à refluer en sens inverse de son trajet normal. La dilatation des cavités cardiaques est l'écueil du traitement qui vise à fortifier le myocarde, en lui imposant un effort supplémentaire. C'est un accident qui se produit presque fatalement, quand le travail musculaire est appliqué sans contrôle et sans mesure, à un sujet porteur d'une lésion cardiaque.

Beaucoup d'auteurs ont signalé, sous des dénominations diverses, ces conséquences de l'excès de travail, chez des sujets dont le myocarde se trouvait dans des conditions hygiéniques favorables au surmenage : comme l'insuffisance de nourriture, l'alcoolisme, le défaut d'aération. Peacock a décrit l'hypertrophie du cœur des « mineurs de Cornouailles »; Münzinger celle des « bûcherons de Tubinge »; Fræntzel celle des « fantassins en marches forcées ». — Il s'agit toujours des résultats du surmenage musculaire, amenant à la fois l'hypertrophie et la dilatation du cœur, sous l'influence de causes qui en avaient diminué la résistance.

Ainsi, l'effet thérapeutique de l'exercice, employé comme agent de compensation, devrait être l'hypertrophie des parois du cœur sans dilatation de ses cavités. Ce serait là, véritablement, l'hypertrophie qu'on a appelée « providentielle ». Elle s'observe, en réalité, très fréquemment chez l'homme qui s'adonne à des exercices musculaires très énergiques; mais cela, quand il est indemne de lésion cardiaque et se trouve dans des conditions hygiéniques favorables à la résistance de tous ses organes, y compris le cœur. On a signalé l'hypertrophie purement musculaire et sans dilatation chez les gymnastes, les hommes adonnés aux violents exercices du sport, surtout aux exercices de vitesse, tels que les coureurs; Henschen, d'Upsal, cité par Merklen, l'a notée chez des champions du patinage.

Les mêmes observations ont été faites sur les animaux, notamment sur les chevaux de course, dont l'un des plus célèbres dans les fastes du sport hippique, le fameux *Éclipse*, fut autopsié et présentait un cœur énorme et d'une extraordinaire densité. On a noté aussi que les animaux sauvages ont, à poids égal, le cœur plus gros que les animaux domestiques d'espèce analogue. Pour ma part j'ai été frappé de l'énorme volume et de l'extrême dureté du muscle cardiaque chez un loup que j'avais tué. J'ai eu aussi l'occasion de comparer le cœur, chez deux chiens de même taille et de même poids, dont l'un faisait partie d'une meute de chasse et dont l'autre avait mené la vie sédentaire des chiens « de luxe ». Le cœur du chien courant pesait un tiers de plus que celui de son congénère.

Rareté de l'hypertrophie sans dilatation.

Tels sont les résultats d'une vie d'entraînement continuel. Mais il est difficile de réaliser, pour un homme atteint d'une défectuosité cardiaque, les conditions physiologiques qui dotent l'homme ou l'animal parfaitement sains, d'une modification si favorable à l'augmentation de la capacité fonctionnelle du cœur. Cela, pour la raison que l'exercice musculaire ne peut provoquer *l'exercice* du cœur, c'est-à-dire l'association du cœur au travail des muscles, qu'à condition de produire, dans tout l'appareil circulatoire, une excitation qui ne va jamais sans des troubles, dont nous avons précédemment tracé le tableau[1].

Nous avons dit que l'accroissement du travail du cœur coïncide toujours avec tout un cortège de phénomènes physiologiques, appelés les « effets généraux » de l'exercice, parmi lesquels l'excitation de l'appareil respiratoire peut aller jusqu'à l'essoufflement. Or, l'essoufflement est déjà le grand obstacle à l'emploi de l'exercice, chez tous les cardiaques aussi bien que chez tous les artériels; car ces malades sont sujets à la « dyspnée d'effort », c'est-à-dire à l'exagération extrême du besoin de respirer, pour des actes musculaires qui laisseraient le poumon en parfaite tranquillité chez l'homme sain. On ne peut augmenter l'effort du myocarde à l'aide du mouvement, sans exagérer du même coup le travail du poumon; et l'exagération de la respiration aboutit au dérè-

---

1. Voir pages 42 et suivantes.

glement des mouvements respiratoires, et, par suite, à l'insuffisance de l'hématose.

Un homme essoufflé est un homme empoisonné par l'acide carbonique que son poumon n'élimine plus complètement ; et c'est, en outre, un homme dont les globules sanguins n'oxygènent plus suffisamment leur hémoglobine. Le contact d'un sang dépouillé d'oxygène et surchargé d'acide carbonique est, comme les physiologistes l'ont démontré, une condition très défavorable, à la conservation de l'énergie musculaire. La capacité fonctionnelle du muscle cardiaque est donc diminuée dès que la respiration devient laborieuse, et il est exposé, dès lors, à faillir dans la lutte et à se laisser dilater.

Ainsi une série de conditions défavorables à la résistance des parois du cœur se trouvent réalisées, dès qu'on provoque chez un cardiaque la dyspnée d'effort. Aussi, chez lui, le bénéfice thérapeutique de l'exercice est-il presque fatalement accompagné de son inconvénient : à côté de l'hypertrophie du myocarde, il se fait presque toujours, une dilatation des cavités. C'est pourquoi la compensation est si rarement complète et absolue, même chez les sujets qui, dès leur jeune âge, se sont accoutumés aux exercices physiques ou aux travaux manuels. Quand ces sujets se trouvent porteurs d'une lésion cardiaque, ils font généralement preuve d'une résistance au travail qui étonne, en présence du mauvais état de leur cœur ; mais cette résistance vient plutôt de leur accoutumance aux impressions pénibles, à ce qu'on peut appeler leur *endurcissement*, qu'à une modification matérielle favorable au fonctionnement du cœur. En effet, parmi les modifications anatomiques qui font la gravité de leur état, il en est quelques-unes qui viennent du travail musculaire même ; car leur hypertrophie de compensation est presque toujours accompagnée de dilatation des cavités avec insuffisance des valvules.

S'il en est ainsi chez les sujets dont l'entraînement est le résultat d'une très ancienne habitude, on peut conclure qu'il en sera bien plus souvent de même chez les sujets porteurs d'une lésion, qui entreprendraient de s'entraîner sans aucune accoutumance antérieure. L'appareil circulatoire et les organes pulmonaires d'un homme de bureau, par exemple, sont autrement faciles à surmener que ceux d'un terrassier. Ce serait donc jouer gros jeu que de les soumettre à des exercices capables d'augmenter l'excitation du cœur, au moment même où la résistance de cet organe est très diminuée; son excitabilité se trouvant exagérée par la maladie et aussi par les habitudes antérieures de sédentarité.

De là viennent les fréquents mécomptes du traitement qui croit copier la nature, en cherchant à favoriser la compensation d'une lésion cardiaque par des exercices d'entraînement. La compensation se fait plus aisément chez les sujets déjà adonnés à l'exercice ou au travail musculaire avant d'être atteints de leur lésion cardiaque; parce que l'appareil cardio-pulmonaire était déjà accoutumé aux impressions qu'y détermine le fonctionnement des muscles et moins prompt à s'exciter, sous l'influence des mouvements énergiques ou prolongés. Chez les autres, c'est toujours une tentative très risquée que l'emploi d'exercices capables d'exciter le cœur.

La conclusion de ce chapitre, sera donc que les effets thérapeutiques de l'exercice se traduisent rarement par la compensation d'une lésion cardiaque, si on donne au mot « compensation » le sens d'hypertrophie *sans dilatation*. On ne peut nier, pourtant, que la pratique habituelle du travail et des exercices violents ne soit bien une cause d'augmentation de la force et de l'épaisseur du myocarde; et il faut reconnaître aussi que cette *hypertrophie sans dilatation*, une fois acquise, met le cœur en état de résister mieux aux lésions qui peuvent survenir. Mais il ne faut pas oublier que la compensation, acquise par le travail, pourra être détruite par le travail musculaire même; s'il se continue dans certaines conditions défavorables, qui disposent le myocarde à se laisser dilater. Les études que nous avons citées plus haut sur l'*anévrisme actif* des « bûcherons de Tubinge », des « mineurs de Cornouailles », etc., ne laissent aucun doute sur ce point.

Et c'est ce qui fait la différence, au point de vue de la résistance du cœur, entre les ouvriers de profession manuelle et les hommes de sport. Ces derniers, d'ordinaire, résistent mieux aux affections cardiaques que les premiers. C'est qu'il est très facile, à un homme qui prend de l'exercice par luxe, de régler son travail suivant les conditions qui peuvent faire varier momentanément ou définitivement sa résistance, comme les maladies ou la vieillesse. Tandis que l'ouvrier, qui fait travailler ses muscles par nécessité, travaillera souvent quand il est malade; et ne diminuera pas toujours la durée de son labeur ni l'intensité de ses efforts musculaires, à mesure qu'il vieillit.

C'est pourquoi l'asystolie atteindra vite le terrassier ou le mineur, qui se surmènent pour maintenir leur somme de travail musculaire au taux des besoins de leur vie; tandis que l'homme de sport pourra s'en défendre, grâce à des exercices dont il réglera l'énergie sur les variations de ses forces.

Que si, à présent, on voulait provoquer chez un malade une hypertrophie cardiaque de compensation, plus complète qu'il ne l'obtiendrait en laissant agir la nature, et que ce malade entreprenne de se livrer, à la suite d'une atteinte d'endocardite par exemple, à des exercices capables d'augmenter le travail du cœur; il est hors de doute qu'il retirera un grand bénéfice d'un entraînement prudemment conduit. Mais ce qu'il nous reste à dire, c'est que l'amélioration obtenue ne sera pas, chez lui, la conséquence directe de l'hypertrophie du cœur. Elle dérivera d'une série de modifications physiologiques, parmi lesquelles l'augmentation de force du myocarde jouera sans doute un rôle, mais non pas le rôle unique ni le plus important.

On pourra m'objecter que, sur ce sujet, mes opinions diffèrent notablement de celles que j'exprimais, il y a dix ans, dans *La Médication par l'exercice*[1]. C'est que l'observation de faits plus nombreux m'a montré la véritable cause des succès de l'entraînement, chez la plupart des sujets améliorés par des exercices généraux. J'ai dû reconnaître que ce n'est pas en provoquant l'hypertrophie de compensation, que le système auquel Œrtel a attaché son nom améliore les cardiopathies; mais bien en modifiant profondément la nutrition générale et les fonctions du système nerveux, régulateur de la circulation sanguine.

Je dirai donc que l'exercice, — quand il n'aboutit pas au surmenage du cœur, — provoque toujours des effets de compensation chez les sujets atteints de troubles circulatoires; en ce sens que les mouvements musculaires, méthodiquement appliqués, apportent dans l'organisme vivant des modifications favorables à la régularité de la circulation sanguine. Mais les plus importantes de ces modifications ne consistent pas dans l'hypertrophie du myocarde. Elles représentent divers perfectionnements des fonctions vitales qui peuvent bien « compenser », si l'on tient à employer ce mot, l'imperfection que la maladie a laissée dans le fonctionnement du cœur; mais alors la compensation se fait par un mécanisme autre

---

1. Voir *La Médication par l'exercice*. Paris, F. Alcan, 1894.

que l'hypertrophie : elle consiste dans les modifications de la nutrition cellulaire, qu'on a appelées les *effets généraux de l'entraînement* et, surtout, dans certaines modifications du fonctionnement des centres nerveux, auxquelles je donnerai le nom de *Rééducation de l'appareil cardio-vasculaire*.

CHAPITRE II

LES EFFETS GÉNÉRAUX DE L'ENTRAINEMENT

Action de l'exercice sur la nutrition; — effets « dépuratifs » de
l'entraînement.

Action de l'exercice sur la nutrition.

L'état d'*entraînement* consiste dans la persistance, la fixation, pour ainsi dire « à demeure », sur les organes, des effets
locaux et généraux de l'exercice musculaire. Ces résultats
lents, mais durables, diffèrent complètement des effets immédiats et des effets prochains de l'exercice, qui sont toujours passagers, et qui constituent les diverses formes de la
fatigue.

Le premier résultat local de l'exercice est de fatiguer le
muscle qui a travaillé et de l'affaiblir momentanément. L'effet
de l'entraînement est, au contraire, de rendre le muscle
plus fort, plus résistant à la fatigue.

On trouve le même contraste entre tous les effets de la
fatigue comparés aux résultats de l'entraînement.

En passant des effets locaux aux effets généraux, nous
voyons qu'à la suite de l'exercice violent, le poumon s'essouffle, que la circulation s'accélère avec violence, que la
peau est le siège d'une sudation exagérée, que le système
nerveux se surexcite à l'extrême. Et pourtant, si l'on exécute
chaque jour le même exercice, si l'on se soumet, par consé-

quent, à la même cause de perturbation de toutes les fonctions vitales, il arrive que tous ces troubles fonctionnels, loin de s'aggraver en se répétant, s'atténuent progressivement et disparaissent ; au lieu de s'affoler de plus en plus, les fonctions se régularisent et se calment, et le même travail qui, dans le début, bouleversait tout l'organisme, finit par s'exécuter au milieu de la tranquillité parfaite de tous les organes. Le poumon conserve son jeu régulier, le cœur n'accélère pour ainsi dire pas son rythme, la peau se mouille à peine d'une légère transpiration, et le système nerveux demeure juste à ce point d'excitation modérée, qui est la condition la plus favorable à son fonctionnement régulier. — C'est ce qu'on exprime en disant que par l'exercice l'homme s' « accoutume » à la fatigue.

Ce n'est pas tout, si l'on étudie les fonctions vitales *à l'état de repos*, chez l'homme entraîné, on voit que les modifications produites sur elles par la répétition du travail sont absolument en sens inverse de celles qu'y produisait la fatigue. Par le fait de l'entraînement, le pouls devient moins fréquent et plus régulier, les mouvements respiratoires plus lents et plus profonds, le système nerveux plus calme, la transpiration plus modérée.

Il est intéressant de suivre jusque dans les actes intimes de la nutrition ce contraste dans les effets de la fatigue et ceux de l'entraînement.

La fatigue produit des effets consécutifs à longue portée, qui s'appellent la *courbature*, la *fièvre de fatigue*, le *surmenage par auto-intoxication*. Ces effets résultent de troubles intimes de la nutrition, ainsi que le montre l'analyse chimique des humeurs et du sang. La caractéristique de ce qu'on pourrait appeler la « formule chimique » de la fatigue, c'est l'exagération des produits excrémentitiels de la cellule vivante : produits azotés ou hydrocarbonés qui restent à un degré inférieur d'oxydation, et qu'on a appelés produits « de combustion incomplète ». Chez l'homme fatigué il y a disproportion entre la trop grande quantité de matière désassimilée sous l'influence du travail musculaire, et la trop faible proportion d'oxygène introduit dans le sang par la respiration qui s'essouffle et devient insuffisante. Or, les matériaux organiques désassimilés ont besoin, pour être éliminés, de s'oxyder, de se « brûler », et la quantité trop faible d'oxygène disponible rend leur combustion incomplète. On voit alors les produits de désassimilation rester à un degré inférieur d'oxydation et donner naissance, au lieu d'acide carbonique, à des acides *lactique, oxybutyrique*, etc. ; au lieu d'urée, à de l'*acide urique*, de la *créatinine*, et autres matières dites « extractives », qui saturent le sang et qu'on retrouve dans les excrétions et notamment dans les urines.

Si l'on s'en rapportait à cet effet immédiat de l'exercice, et si l'on jugeait d'après les modifications observées dans la nutrition le lendemain ou le surlendemain du jour où le travail musculaire a été effectué, on se croirait en droit de redouter les conséquences de l'exercice, dans les maladies caractérisées par le ralentissement de la nutrition.

En effet, la caractéristique de ces maladies, c'est, au point de vue de la chimie biologique, l'insuffisance d'oxydation des tissus désassimilés. Chez tous les « ralentis de la nutrition », chez l'obèse, le goutteux, le graveleux, l'arthritique, on constate un excès de produits de combustion incomplète[1].

On pourrait donc craindre que l'exercice n'exagérât les anomalies des actes chimiques, de la nutrition, au lieu de les atténuer. Et, en effet, l'exercice exagère momentanément

---

1. Bouchard, *Maladies par ralentissement de la nutrition*.

les conditions morbides dans lesquelles se fait la nutrition. Si bien que le chimisme urinaire de l'homme de santé normale, mais fatigué, est identiquement le même que celui de l'arthritique en imminence de crise. La fatigue consécutive reproduit, pour ainsi dire expérimentalement, les symptômes de la diathèse arthritique, comme la fatigue immédiate simulait les troubles fonctionnels des affections du cœur et du poumon.

Mais l'entraînement, c'est-à-dire le résultat définitif de l'exercice répété, aboutit à créer un état permanent de la nutrition tout à fait inverse de l'état passager dû à la fatigue. Si l'on répète chaque jour avec persistance les mêmes actes musculaires qui avaient, en principe, provoqué l'insuffisance des oxydations organiques et les troubles caractéristiques de la nutrition ralentie, on voit s'établir des modifications absolument inverses dans les actes nutritifs. Les oxydations arrivent à se faire suivant la formule normale, même pendant l'exercice violent : on cesse de rencontrer dans l'urine les produits de combustion incomplète, tels que les acides lactique et oxybutyrique, qui s'y trouvaient avant l'entraînement ; on cesse d'y constater l'augmentation des substances *extractives* comme la créatinine et l'acide urique, qui restent à leur taux normal.

Bien plus, l'homme à combustions ralenties, l'arthritique, prend, sous l'influence de l'entraînement, de nouvelles *habitudes* de nutrition ; et ses humeurs, étudiées à l'état de repos, renferment moins de produits d'oxydation incomplète et, notamment, moins de produits acides.

Dans l'état actuel de la science, on ne peut présenter autrement que sous forme d'hypothèse, l'exposé du processus physiologique suivant lequel l'entraînement produit ces modifications intimes de la nutrition. Il faut cependant remarquer qu'elles sont parallèles aux modifications qui se produisent du côté de la respiration; et il semble assez logique de penser que l'oxydation plus parfaite des produits de désassimilation, chez l'homme entraîné, est due au perfectionnement de l'appareil respiratoire.

Tous les physiologistes sont d'accord sur ce point que l'homme, en état de travail musculaire, introduit dans le sang beaucoup plus d'air qu'à l'état de repos; que ses organes et ses tissus fixent et utilisent l'oxygène du sang avec beaucoup plus d'activité; — en un mot, qu'il se fait, pendant le travail musculaire, une beaucoup plus grande dépense d'oxygène dans l'organisme, et que cet oxygène est employé à parfaire les combustions vitales, c'est-à-dire à porter à leur maximum d'oxydation les produits de combustion incomplète, résultant des échanges organiques.

L'activité plus grande de la respiration, chez l'homme qui s'entraîne, crée donc, dans l'organisme, des habitudes respiratoires plus favorables à l'activité des combustions vitales; — car on sait que les modifications accidentelles des fonctions vitales, quand elles sont fréquemment reproduites, tendent à devenir permanentes.

A côté des effets d'entraînement proprement dits, qu'on observe chez l'homme accoutumé à l'exercice musculaire, on observe des effets d'*éducation*, qui assurent la persistance des résultats acquis, en créant des « habitudes fonctionnelles » capables de les entretenir. C'est ainsi que, chez les gymnastes, on observe, même en dehors de leurs exercices, une modification de la respiration qui favorise l'entrée de l'air dans la poitrine.

L'homme entraîné respire, même à l'état de repos, suivant un rythme ralenti et à l'aide de mouvements respiratoires amplifiés; et de cette modification dans ses habitudes résulte une meilleure utilisation du poumon, qui permet au sang de s'oxygéner davantage.

Ces perfectionnements fonctionnels des organes respiratoires seront étudiés dans leurs rapports avec les phénomènes mécaniques de la circulation sanguine, au chapitre de la *Rééducation de l'appareil circulatoire*. Ici nous n'en voulons faire ressortir les bénéfices, qu'au point de vue du perfectionnement apporté dans les actes de la nutrition par la suroxydation des produits de combustion incomplète et par la destruction de ces produits.

Nous allons voir tout à l'heure le rôle que jouent les produits de désassimilation insuffisamment oxydés, dans les troubles circulatoires des maladies de la nutrition.

Effets « dépuratifs » de l'entraînement.

Il est deux sécrétions dont l'augmentation, sous l'influence de l'exercice, est de la plus grande utilité dans tous les troubles circulatoires, ce sont la *transpiration cutanée* et la *sécrétion urinaire*.

Le travail musculaire augmente la sécrétion cutanée. Les pesées, que beaucoup d'hommes de sport ont coutume de faire avant et après leurs exercices, permettent de constater des pertes de poids qui peuvent être de plusieurs kilogrammes, quand l'épreuve d'entraînement est très violente. Sans être poussé à ce degré exceptionnel de sévérité, l'exercice tel qu'on le prend dans les salles d'armes et les gymnases, aussi bien que pendant les marches en montagne, produit aisément des déperditions de 500 grammes à 1 kilogramme.

La sécrétion urinaire passe généralement pour être diminuée par l'exercice, en raison justement de l'augmentation de la sueur, qui draine vers la peau une partie de l'eau normalement éliminée par le rein. Mais cette réduction du liquide urinaire est un phénomène du début, qui ne s'observe plus chez l'homme bien entraîné. Quand le sujet s'est accoutumé à l'exercice, on observe, au contraire, une très notable augmentation de la sécrétion rénale; et ce résultat est l'un des plus utiles de la cure d'entraînement, appliquée en Allemagne sous le nom de « cure de terrains ». Les observations recueillies dans toutes les localités où se pratique le traitement d'Œrtel prouvent que, *chez l'homme entraîné*, l'exercice musculaire peut augmenter de plus de moitié le volume de l'urine rendue en vingt-quatre heures, et cela sans préjudice d'une émission considérable de sueur. Bien plus, ces résultats se produisent même quand la quantité des boissons ingérées est réduite, ainsi que le comporte la cure, à un demi-litre par jour.

L'hypersécrétion de la peau et du rein n'a pas seulement un effet *déplétif* sur les vaisseaux; mais aussi un effet *dépuratif* sur le sang. Il suffirait pour comprendre l'importance de ce dernier résultat, de se rappeler que, dans les états d'auto-intoxication, tels que l'éclampsie urémique, la saignée a été reconnue un moyen de traitement héroïque, à cause des principes toxiques dont elle débarrasse l'organisme, et qui sont entraînés avec le sang extrait de la veine. Mais la « saignée aqueuse », représentée par l'augmentation des sécrétions rénales et cutanées, est plus dépurative encore qu'une saignée veineuse; puisque les organes dont le fonctionnement exagéré fournit le surcroit de liquide excrété sont justement ceux qui ont pour mission d'épurer le sang et d'éliminer les divers poisons fabriqués par la cellule vivante.

Il est impossible de méconnaitre aujourd'hui les services que peut rendre aux cardiaques cette dépuration du sang par augmentation des excrétions de la peau et du rein. Elle complète l'action thérapeutique de l'exercice, dans tous les états de ralentissement de la nutrition.

L'entraînement, en augmentant l'activité des oxydations organiques, hâte la *destruction* des produits de désassimilation incomplètement oxydés qui intoxiquent l'organisme : il accélère l'*élimination* de ces poisons, en stimulant toutes les fonctions d'excrétion.

Personne aujourd'hui ne méconnaît l'importance thérapeutique de ce résultat. Les travaux des physiologistes comme Gley, Fr.-Franck; ceux des cliniciens comme Bouchard [1], Potain, Huchard, ont montré l'action perturbatrice de ces toxines sur le cœur et surtout sur les vaisseaux.

On connaît le rôle considérable de l'auto-intoxication dans les accidents les plus graves des cardiopathies artérielles. On sait notamment que, dans les affections de l'appareil circulatoire dues à l'artério-sclérose, il se produit des troubles respiratoires qui ne peuvent s'expliquer par des causes mécaniques. Les dyspnées qui se produisent en dehors de toute diminution matérielle du champ respiratoire, sont des dyspnées « toxiques », résultant de la saturation du sang par des poisons organiques que le rein n'élimine plus en quantité suffisante. Personne ne pourrait donc contester l'indication, tout au moins théorique, de faire appel, en pareil cas, à un supplément de dépuration rénale et cutanée, en augmentant la sécrétion de l'urine et de la sueur.

Les troubles vaso-moteurs dus à l'auto-intoxication sont extrêmement fréquents dans toutes les maladies de la nutrition. Nous les avons signalés chez les obèses, les arthritiques, les dyspeptiques. Mais il faut dire qu'ils accompagnent et compliquent la plupart des affections cardiaques qui obli-

---

1. Bouchard, *loc. cit.*

gent les malades à diminuer leur activité physique; car l'immobilisation favorise, même chez les sujets de nutrition normale, l'auto-intoxication par les déchets de désassimilation. Nous venons de voir, en effet, comment ces déchets ont besoin du concours de l'exercice musculaire, soit pour se détruire sur place, soit pour s'éliminer.

Telle est l'importance de cette sorte de *nettoyage*, que fait subir à la machine humaine l'entraînement, employé comme modificateur général de la nutrition. C'est là le plus clair des bénéfices obtenus dans le traitement des affections du cœur par l'exercice, quand l'exercice est appliqué en vue de provoquer la « compensation » d'une lésion cardiaque. Les succès qu'on a obtenus par le traitement d'Œrtel, dont nous allons exposer tout à l'heure la technique, doivent être attribués, sans aucun doute, à la suractivité que donne la marche ascensionnelle aux échanges nutritifs et aux fonctions éliminatrices; bien plus qu'à l'hypertrophie compensatrice qu'on a coutume d'y rechercher.

Aussi n'est-ce pas dans les véritables maladies du cœur que les effets généraux de l'entraînement produisent leurs plus beaux résultats; mais dans les troubles fonctionnels de l'appareil circulatoire, qui peuvent simuler des lésions organiques ou qui, fréquemment, les accompagnent et les aggravent. — Nous avons vu qu'il en est ainsi dans l'obésité, dans les diverses formes de l'arthritémie et dans les affections de l'appareil digestif.

L'entraînement par des exercices généraux est la vraie méthode de traitement dans toutes les affections purement fonctionnelles de l'appareil circulatoire.

L'unique objection qu'on pourrait y faire se base exclusivement sur les difficultés de l'application de l'exercice, chez des malades pour lesquels les efforts musculaires exagèrent rapidement la dyspnée. Cette difficulté pratique est en effet très sérieuse. Elle n'est pas insurmontable, si le médecin veut s'astreindre à diriger lui-même jour par jour son malade, et à contrôler minutieusement les effets de l'entraînement progressif, — comme il est fait dans la méthode d'Œrtel.

CHAPITRE III

LA MÉTHODE D'ŒRTEL

La « cure-de-terrains » ; — effets de la marche ascensionnelle ;
l'auto-observation d'Œrtel ; — interprétation des effets thérapeutiques.

La « cure-de-terrains ».

On appelle, en Allemagne, *cure-de-terrains*, un mode d'application de l'exercice très en faveur de l'autre côté du Rhin, mais auquel les médecins français ont fait, jusqu'à présent, un accueil fort peu sympathique ; faute, sans doute, d'en avoir bien compris le but et suffisamment étudié le mode d'application.

La « cure-de-terrains » a été imaginée par le professeur Œrtel, de Munich, et n'est autre chose qu'un mode de réglementation du plus naturel et du plus simple de tous les exercices, la marche. Il faut dire que le mot « cure-de-terrains » est assez mal choisi et ne donne guère idée de la méthode thérapeutique qu'il représente. Cette singulière dénomination vient de l'importance donnée à l'emplacement sur lequel se fait l'exercice ; importance qui ne dérive pas de la nature même du « terrain » et de sa composition géologique, comme la traduction en langue française semblerait en éveiller l'idée, mais du degré d'inclinaison du sol.

Le traitement d'Œrtel consiste essentiellement à faire

marcher chaque jour le malade, pendant un temps strictement déterminé, en augmentant graduellement la durée de
la marche et le degré de pente des routes. On choisit, pour
l'appliquer, une région accidentée où l'on puisse tracer des
chemins d'inclinaison variable, dont chacun est désigné par
un signe convenu, indiquant son degré d'escarpement; le
malade, suivant les indications et sous le contrôle du médecin, commence son exercice sur des routes tout à fait plates,
pour arriver progressivement, selon son état et sa maladie,
aux sentiers les plus escarpés.

Il est impossible d'imaginer rien de plus simple, en même
temps que de plus rationnel. En réglementant la durée de la
promenade, la vitesse de l'allure et le choix des chemins, on
comprend combien il est facile d'augmenter chaque jour,
suivant une progression régulière, le travail effectué. Et cette
augmentation progressive de l'effort est la condition essentielle de l'accoutumance à la fatigue, ou, comme on dit, de
l'entraînement.

La cure-de-terrains, en réalité, n'est pas autre chose
qu'un entraînement gradué, tel que le pratiquent en France
les hommes chargés de diriger les chevaux de course, et, en
Angleterre, les spécialistes qui préparent à des épreuves
athlétiques soit des boxeurs, soit des coureurs à pied, soit
des rameurs. Le principe est le même : arriver à faire supporter à l'homme un effort graduellement croissant. Seulement, dans un cas, l'homme est un athlète et dans l'autre un
valétudinaire ou un malade; aussi les procédés diffèrent-ils
par l'intensité de l'effort demandé.

Si le système d'Œrtel a été fort mal accueilli en France,
c'est sans doute à cause de cette similitude qu'on y remarque
d'abord avec les procédés de l'entraînement. En effet, l'idée
d'entraînement, en France, éveille aussitôt l'idée d'athlé-

tisme. Nous sommes habitués à considérer l'entraînement
comme un moyen d'acquérir des facultés physiques en quelque sorte surhumaines, je veux dire dépassant la mesure
normale ; et nous savons qu'on n'arrive à dépasser la limite
moyenne de la force musculaire et de la résistance à la fatigue,
qu'à l'aide d'exercices extrêmement violents. D'où notre
prévention *a priori* contre un système qui prétend soumettre
à l'entraînement des malades, dont les organes sont incapables d'un fonctionnement même plus modéré que la normale

Ce qui a le plus indisposé les médecins français contre
le système d'Œrtel, c'est l'application que l'auteur en a
faite en Allemagne au traitement des maladies du cœur.
On sait que l'entraînement a eu quelquefois pour résultat de
développer des affections graves du cœur, chez les coureurs
et rameurs qui avaient poussé trop loin l'effort. Les médecins
anglais ont décrit, sous le nom de « cœur forcé », des dilatations aiguës du cœur, observées chez les étudiants d'Oxford
et de Cambridge, qui s'étaient soumis à un entraînement
excessif, en vue des célèbres régates annuelles où ces deux
Universités se disputent le prix de l'aviron. Mais ces accidents
ne sauraient fournir des arguments valables contre le système : l'entraînement tel que le pratique Œrtel n'est pas une
pratique de *sport*, et ne comprend que des exercices extrêmement modérés, dirigés avec la plus grande prudence.

La cure-de-terrains est basée sur ce principe fondamental,
que le fonctionnement régulier et progressif d'un organe
quel qu'il soit, fortifie cet organe, à la condition expresse de
ne pas dépasser les limites de sa résistance et de ne pas aller
jusqu'au surmenage. Et tout est si bien réglé dans cette méthode, que le surmenage ne peut pas se produire : il suffit,
pour l'éviter, que le médecin soit attentif et le malade docile.

Effets de la marche ascensionnelle.

La marche pratiquée chaque jour, pendant un temps de plus en plus long, sur un terrain de plus en plus montueux, augmente progressivement l'activité de la circulation du sang et de la respiration. Cette suractivité du cœur et du poumon constitue, dans les premiers jours, une fatigue qui, peu à peu, cesse de se faire sentir par l'accommodation progressive des organes au travail. Peu à peu s'établit l'*accoutumance*, c'est-à-dire l'adaptation des organes au fonctionnement plus intense qu'on leur demande. Tout le succès de la méthode tient au soin avec lequel on proportionne l'augmentation journalière de l'exercice à l'accroissement progressif de la résistance du sujet.

Nous avons dit, au chapitre de l'*Entraînement*, comment l'accoutumance progressive à l'exercice peut augmenter graduellement la capacité fonctionnelle de tous les appareils organiques. C'est en vertu de ce principe qu'on applique à des malades, dont la capacité respiratoire est diminuée par diverses affections du cœur et du poumon, l'exercice qui sollicite au plus haut degré le fonctionnement énergique de ces deux organes, la marche en montant. C'est à ces sujets si disposés à l'essoufflement qu'on conseille un exercice qui essouffle. Les adversaires de ce système oublient qu'il y a deux procédés pour mettre les malades à l'abri des dangers de l'essoufflement. Le premier, celui qu'ils préconisent, consiste à éviter au sujet toutes les occasions d'activer le fonctionnement du poumon et du cœur; mais ce procédé conduit à en diminuer de plus en plus la capacité fonctionnelle. L'autre, qu'ils redoutent, consiste à augmenter la résistance du malade, en l'accoutumant peu à peu aux exercices qui essoufflent. Par ce procédé, on obtient l'augmentation progressive de la capacité fonctionnelle du cœur et du poumon, et une immunité relative contre l'essoufflement.

Toute la raison d'être de la cure d'entraînement, dont le système d'Œrtel n'est qu'une forme particulière, peut se résumer ainsi : au lieu de se résigner à ne faire aucun exercice par crainte des dangers de la fatigue, lutter au contraire contre la fatigue ; mais lutter suivant une méthode rationnelle qui en fait disparaître les dangers. C'est la formule de tous les systèmes hygiéniques, malheureusement trop peu en honneur dans notre pays et qui deviennent de plus en plus populaires en Allemagne, sous le nom de cures d'*endurcissement*, et qui ont pour base l'accoutumance progressive à la fatigue, au grand air, au froid, etc.

On emploie la cure-de-terrains dans tous les cas où il est utile d'obtenir les effets *généraux* de l'exercice. Ces effets consistent essentiellement dans une impulsion plus active donnée à toutes les fonctions organiques, à la respiration, à la circulation, à la calorification et aux sécrétions ; ils se font sentir à tous les organes et à toutes les fonctions.

Ces effets n'ont rien de spécial à la marche ascensionnelle, en ce sens qu'ils sont communs à tous les exercices dans lesquels on recherche plutôt la quantité de travail que la forme du mouvement. Par exemple, l'effet de la cure-de-terrains pourrait être obtenu par l'exercice du rameur et même par celui du scieur de bois : par tous les exercices, en un mot, qui demandent à l'ensemble du corps une forte dose de travail musculaire, sans localiser plus spécialement ce travail dans un groupe de muscles très restreint. Toutefois, il serait difficile d'imaginer un genre d'exercice qui se prêtât mieux que la marche en montagne à un dosage rigoureux, qui fût plus à la portée de tous par sa simplicité, et qui s'exécutât dans un milieu hygiénique plus favorable. On sait combien l'air des montagnes est plus pur, c'est-à-dire plus exempt d'organismes que l'air des plaines ; il est aussi beaucoup plus riche, c'est-à-dire beaucoup plus oxygéné et renferme une quantité plus grande de cet oxygène condensé qu'on appelle l'*ozone*. Et il est d'autant plus important que l'exercice s'exécute dans un air de qualité supérieure, que, par le fait même de l'exercice, la consommation en est considérablement augmentée : on sait qu'il en passe six à sept fois plus par le poumon, chez l'homme qui marche en montant que chez celui qui reste immobile.

Les effets de la cure-de-terrains comme ceux de tous les exercices « généraux », se traduisent d'abord par un échauffement du corps, proportionné à l'escarpement du terrain sur lequel s'effectue la montée. Cette augmentation de chaleur a pour corollaire la combustion plus active des tissus gras. D'où cette conséquence que la graisse accumulée dans les organes tend à diminuer à mesure que la cure-de-terrains se prolonge. Mais l'exercice en montant a encore pour effet d'augmenter notablement la transpiration cutanée et aussi l'exhalation pulmonaire : ce sont là deux causes de déperdition d'eau pour le corps humain.

Ces pertes peuvent être considérables. A la suite d'une journée de traitement, les pertes de poids dépassent fréquemment 1 kilogramme et vont quelquefois jusqu'à 2 kilogrammes. Il faut dire que ces chiffres sont considérablement dépassés dans la pratique de l'entraînement proprement dit, quand il est appliqué à des sujets vigoureux, dont on veut rapidement augmenter l'aptitude à la vitesse en allégeant leur poids. C'est ainsi que les entraineurs de la Tamise font perdre à leurs rameurs jusqu'à 6 et 7 kilogrammes en une seule journée, par leurs courses dites « de déperdition ». Mais la cure-de-terrains s'appliquant à des malades se garde naturellement de tels excès. Il n'en est pas moins vrai que ses effets sont extrêmement importants au point de vue de la déplétion des canaux sanguins. L'eau éliminée par la sueur et par le poumon est prise sur la partie aqueuse du sang, et, comme il est de règle, dans le système d'Œrtel, de joindre au traitement par l'exercice la diète des liquides, l'eau soustraite au sang ne se reforme que lentement, par déshydratation des tissus, et, au total, la masse du liquide contenu dans les veines se trouve diminuée, comme elle le serait à la suite d'une évacuation sanguine.

On obtient de cette déperdition résultant de la marche en montagne, le même bénéfice qu'on obtiendrait, dans certaines maladies, de la saignée, sans la débilitation inévitable qui la suit. Le premier effet de cette évacuation de liquide, c'est la déplétion du système veineux et l'allègement du travail du cœur. Les vaisseaux sanguins se trouvent moins tendus, grâce à la diminution journalière subie par la masse liquide qu'ils contiennent.

Dans la période troublée des affections du cœur ou des vaisseaux, la tension du sang est augmentée dans les veines ; celles-ci sont gonflées, turgescentes, laissent, par excès de pression, transsuder à travers leurs parois la partie la plus fluide du liquide sanguin, d'où les épanchements séreux et les œdèmes. La déperdition copieuse de sueur en diminuant la réplétion des veines permet aux liquides épanchés hors des vaisseaux d'y retrouver place et d'être repris par la circulation.

D'autres sécrétions sont encore notablement activées par le traitement gymnastique d'Œrtel, et en particulier la sécrétion urinaire. L'importance de ce résultat est connue, puisqu'on sait que toute une classe de médicaments n'a d'autre but que d'augmenter cette sécrétion.

La marche en montagne est un puissant moyen diurétique. Au premier abord, cette opinion semble paradoxale, car la quantité de liquide émis par les voies urinaires diminue dans les premiers jours du traitement : l'eau qui a coutume de passer dans les urines étant, en quelque sorte, drainée vers la peau, pour former la sueur dont la sécrétion s'exagère. Mais ce n'est là que le résultat du début. Au bout d'un certain temps, quand le cœur a été fortifié par l'exercice, quand le système vasculaire sanguin, soulagé par d'abondantes évacuations de sueur, n'est plus soumis à cette distension exagérée qui en paralysait les fibres motrices et que, par suite, la tension artérielle s'est relevée ; quand, d'autre part, on a pris soin de diminuer la quantité de liquide bue, on voit l'urine augmenter sous l'influence de l'exercice, même chez les sujets qui transpirent beaucoup : à tel point que son volume dépasse celui des boissons ingérées.

Ce résultat est dû à la tonification progressive du cœur et à l'augmentation de la tension artérielle, sous l'influence des exercices de marche progressivement augmentés. Il importait d'y insister, car c'est un des plus précieux effets de l'entraînement, pour les malades atteints d'affections du cœur, et c'est un de ceux auxquels on a le moins porté d'attention en France.

Le cœur, dont l'exercice sollicite l'activité, gagne une plus grande force, par l'effet même de son fonctionnement plus actif. Le premier effet du fonctionnement plus actif que lui demande la marche en montagne, c'est de le *dégraisser*, de faire disparaître de ses fibres les éléments adipeux qui gênaient le fonctionnement des éléments musculaires ; puis de le raffermir, d'augmenter son volume, non dans son ensemble, puisque la graisse qui le charge, chez les obèses, tend à se combustionner par l'effet du travail ; mais dans son tissu propre qui acquiert ainsi plus de vigueur, et devient capable de triompher des obstacles qui entravaient auparavant le cours de l'ondée sanguine.

Dans les affections du cœur quelles qu'elles soient, les troubles circulatoires peuvent se ramener à un processus unique : le défaut d'équilibre entre l'impulsion que le sang reçoit du cœur et les obstacles qui s'opposent à sa circulation. Dans certains cas ce n'est pas la résistance de la masse sanguine qui est augmentée, c'est la force d'impulsion du cœur qui est diminuée par suite de l'affaiblissement de ses fibres. Mais, dans les deux hypothèses, le résultat est le même au point de vue de l'hydraulique circulatoire. Dans les deux cas la poussée du cœur est trop faible, comparativement à la résistance opposée au cours du sang. Les médicaments, qui ont pour effet de tonifier le cœur et d'élever la tension artérielle, comme la digitale, ont aussi pour effet, grâce à l'augmentation d'activité circulatoire qui en résulte pour le rein, de faire sécréter plus d'urine. Et c'est aussi en rétablissant l'équilibre entre la tension artérielle qui devient plus grande et la tension veineuse qui diminue, que les marches ascensionnelles méthodiquement pratiquées produisent un effet diurétique et rétablissent la sécrétion urinaire dont la suppression est cause d'une série d'accidents graves.

Les effets qu'on est en droit d'attendre de la médication si simple, dont nous venons de faire l'exposé, peuvent se résumer ainsi :

1° Activité plus grande des combustions vitales, d'où diminution de la surcharge graisseuse de tout le corps et notamment des organes internes;

2° Augmentation des sécrétions de la peau et des reins et de l'exhalation aqueuse du poumon, d'où résorption des œdèmes et des hydropisies locales;

3° Augmentation de l'aptitude respiratoire par exercice graduel du poumon;

4° Augmentation de la force des ventricules du cœur, d'où rétablissement de l'équilibre des pressions entre le système artériel et veineux, et régularisation du cours du sang.

Ces bénéfices de la cure-de-terrains sont niés en France par la plupart des médecins qui, du reste, il faut bien le dire, ne la connaissent que très imparfaitement : mais la presque totalité des médecins allemands et autrichiens en attestent la réalité.

Nous avons eu l'occasion de nous entretenir longuement avec l'auteur de la méthode, le D^r Œrtel, professeur à l'Université de Munich, qui était lui-même un des plus beaux succès obtenus par la cure-de-terrains.

Œrtel était atteint de déviation de la colonne vertébrale avec surcharge graisseuse du cœur. C'était une double raison pour subir de graves accidents du côté des organes circulatoires et respiratoires. Et le distingué professeur était en effet tombé dans un degré avancé d'*asystolie*, c'est-à-dire dans cet état où le cœur, devenu insuffisant à sa tâche de pompe foulante, laisse le sang engorger les poumons et les œdèmes gonfler les jambes. Grâce à la marche méthodique en montagne, aidée, il est vrai, de la réduction considérable des liquides ingérés, le malade se remit au point de pouvoir faire des ascensions de huit et neuf heures de durée, et ne présentait, quand je l'ai vu, aucun symptôme de troubles de la circulation sanguine. — Une autre personnalité célèbre, le prince de Bismarck, fut guéri d'une affection graisseuse du cœur par la cure-de-terrains.

Œrtel a fait école et une foule de ses élèves se sont établis sur divers points de l'Allemagne, de l'Autriche, de la Suisse pour installer la cure-de-terrains. Dans la plupart des villes d'eaux de ces pays, pour peu qu'elles soient situées dans un pays accidenté, on peut voir une multitude de malades marcher méthodiquement sur des chemins préparés et gradués à cet effet. L'installation est des plus simples. Dans la plupart des cas on a utilisé les chemins déjà tracés. On s'est contenté de les classer suivant leur inclinaison et d'y mettre, de distance en distance, des bancs de repos.

Malgré la simplicité des moyens mis en œuvre pour cette gymnastique naturelle, la cure-de-terrains est soumise à une réglementation très minutieuse, dont la carte ci-jointe peut donner une idée. Cette carte reproduit un fragment de celle dont on fait usage à Reichenhall, localité où Œrtel appliquait lui-même son système. On y trouve l'indication des distances, du temps que doit mettre le malade à parcourir chacune des étapes qui lui sont fixées, du degré d'escarpement du sentier, etc. Il est ainsi facile au médecin de varier sa prescription, suivant l'état du malade et son degré d'entraînement.

Dans toutes les localités où se pratique méthodiquement le traitement d'Œrtel, les malades trouvent chez les libraires des plans du pays, où des couleurs conventionnelles donnent l'indication du degré de pente des chemins.

Souvent aussi on se contente de tracer sur les arbres qui bordent les chemins des bandes de diverses couleurs; chaque couleur ayant une signification conventionnelle, pour indiquer au promeneur le plus ou moins d'effort qu'il aura à fournir, s'il continue à suivre la route où il s'engage. Dans les contrées boisées où la cure-de-terrains est établie, l'œil du promeneur est attiré par de grands cercles jaunes, verts, rouges, tracés sur le tronc des sapins ou des hêtres : ce sont des repères permettant aux malades de se rendre compte, avant d'entreprendre une promenade, si le sentier dans lequel

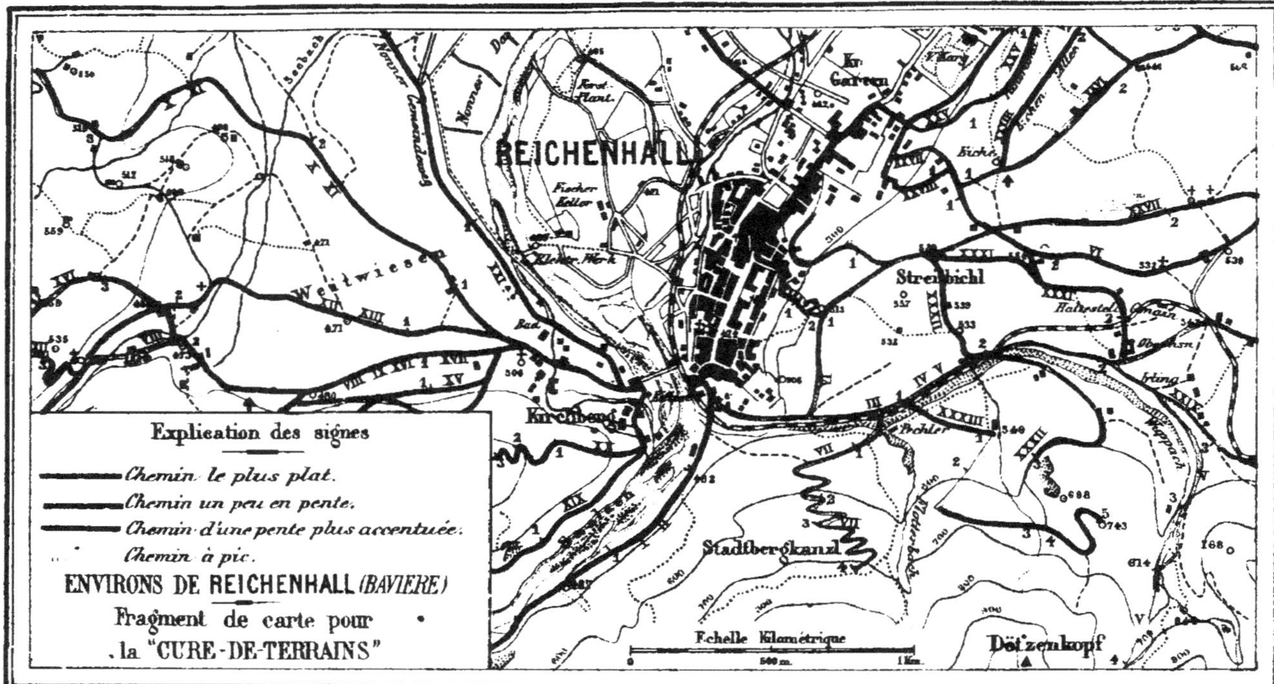

Felix Alcan, editeur

Lagrange — Affections du cœur.

Imp. Monrocq, Paris

ils vont s'engager, offre bien un degré d'inclinaison en rapport avec leur degré d'entraînement.

Les villes les plus connues pour leurs cures-de-terrains sont Bade, Reichenhall et Ischl, en Allemagne; Méran et Lemnering, en Autriche. Mais à côté de ces stations spéciales, beaucoup d'autres sont fréquentées et il est facile d'en créer partout où le sol est suffisamment accidenté et l'air suffisamment pur.

Toutes ces conditions se rencontrent aisément en France et il serait facile d'installer presque partout le traitement d'Œrtel. Diverses tentatives y ont été faites, mais, jusqu'à présent dans notre pays, la cure-de-terrains vise presque exclusivement l'obésité. On n'ose pas encore, chez nous, s'attaquer franchement aux troubles de l'appareil circulatoire, à l'aide d'un moyen qui passe pour aggraver ces maladies, et qui les aggraverait incontestablement s'il était employé sans méthode et sans direction.

Mais il en est de l'exercice musculaire comme de tous les autres moyens de thérapeutique : un dosage rigoureux est nécessaire dans son emploi — et la méthode d'Œrtel est justement un ingénieux moyen de « doser » l'exercice et d'en assurer la progression méthodique, pour arriver à l'état d'entraînement.

La marche ascensionnelle est, pour les cardiaques, le meilleur des exercices *libres*; parce que c'est, de toute cette catégorie d'exercices, le moins sujet à provoquer l'*effort thoraco-abdominal*, si redoutable dans toutes les affections du cœur. Pour faire avec les bras la même quantité de travail que les jambes exécutent en gravissant un chemin en pente, le malade serait obligé de se mettre en état continuel d'effort.

Il faut remarquer que l'ascension d'un escalier serait beaucoup plus sujette à provoquer l'effort que l'ascension d'un chemin, même très escarpé. Dans la montée d'un escalier, la translation du corps ne se fait pas suivant la direction d'un plan incliné; mais suivant une série de déplacements verticaux répétés, dont chacun représente un travail assez considérable. L'élévation du corps de toute la hauteur d'une marche, en un seul temps, partage le travail en fractions trop fortes pour certains malades. L'ascension d'un escalier, même réduite à un très petit nombre de degrés, doit être considérée comme un exercice beaucoup trop violent pour les débuts de l'entraînement : elle doit être en tous cas réservée pour une période plus avancée du traitement.

L'auto-observation d'Œrtel.

L'ouvrage du D^r Œrtel est basé presque tout entier sur son propre traitement, dont il expose pas à pas la marche progressive. Le résumé succinct de son auto-observation fera comprendre, mieux que tout autre moyen de description, ce qu'on peut obtenir de la cure à laquelle il s'est soumis et qui constituait, étant donné l'état des esprits au moment où il l'a entreprise pour la première fois sur lui-même, un essai des plus hardis.

Comme antécédents morbides, Œrtel signale une chute qui produisit une lésion de la colonne vertébrale; d'où une *cyphose* qui fut vraisemblablement le point de départ des accidents cardiaques. Il indique aussi une tendance héréditaire à l'obésité, qui eut sa part dans les troubles circulatoires auxquels il tenta, avec tant de succès, de remédier par son système d'entraînement.

L'enfance du malade fut souffreteuse; par suite des accidents de compression dus à sa déformation rachidienne, qui occasionnèrent, à la fois, des phénomènes douloureux du côté

des nerfs comprimés, et des symptômes de troubles circulatoires caractérisés par les palpitations et la dyspnée de travail.
Dans l'adolescence, tous ces accidents s'amendèrent et disparurent. Le malade ne les ressentit plus jusqu'à l'âge de trente
ans, où se montrèrent de nouveau les phénomènes cardiopulmonaires graves, que le traitement pharmaceutique habituel des cardiopathies ne réussit pas à soulager. C'est alors
qu'en désespoir de cause, Œrtel se résolut à demander à des
moyens de traitement nouveaux, une guérison qu'il désespérait d'obtenir par la thérapeutique classique.

Œrtel, pour expliquer le retour des troubles circulatoires
qui se déclarèrent chez lui après quinze ans de santé parfaite,
incrimine le régime alimentaire qu'il avait adopté, et surtout l'augmentation considérable de l'embonpoint : le tour de
taille qui était d'abord de 0 m. 96 s'étant développé jusqu'à
1 m. 26. Le cœur avait dû se charger de graisse dans les
mêmes proportions que l'abdomen. On peut supposer aussi
que les fatigues du début de la profession médicale avaient
joué leur rôle, pour remettre le malade dans l'état grave dont
il était sorti depuis plus de quinze ans. Cet état se caractérisait par la dyspnée, la cyanose de la face, l'œdème des
jambes, la rareté et l'état trouble des urines : en un mot par
un état très marqué d'*hyposystolie*, lui rendant absolument
impossible l'exercice de sa profession.

N'ayant pas confiance dans le traitement habituel et concevant son état comme dû, d'une part, à la réplétion excessive
du système circulatoire par les boissons et, d'autre part, à
l'affaiblissement du cœur surchargé de graisse, ainsi qu'au
défaut de compensation qui en résultait pour l'obstacle à la
circulation sanguine (car la déformation de la colonne vertébrale et la compression pulmonaire qu'elle causait persistaient
toujours), Œrtel résolut de se soumettre à deux formes de la

médication hygiénique qui devaient agir dans le même sens et concourir au même résultat : le régime sec et le travail musculaire. — Il se trouve que ce sont justement les deux procédés mis en pratique dans toutes les méthodes d'entraînement, aussi bien pour les animaux que pour l'homme.

Nous ne suivrons pas l'auteur dans l'application de son régime alimentaire, qui n'est pas du ressort de ce livre, et qui avait pour but de réduire la masse du sang en diminuant le volume des liquides ingérés, ainsi que de s'opposer à la formation des graisses par la suppression des féculents. Mais il est intéressant de le voir aux prises avec les difficultés de l'exercice musculaire, dans l'état de dyspnée où il se trouvait, et dont l'aggravation immédiate, au moindre déplacement du corps, lui rendait impossible l'exercice de la profession médicale.

Il partit au mois d'août 1875 pour le pays très accidenté de Tegernsee, et y passa tout le mois d'août. Voici en quels termes il raconte lui-même les péripéties de son traitement, pour lequel une forte dose d'énergie et de ténacité lui fut nécessaire, et aussi un certain courage, car, — ainsi qu'il le dit lui-même, — c'était une expérience dans laquelle il risquait sa vie.

Le premier et le second jour de son arrivée à Tegernsee, le malade fit, le matin et l'après-midi, tantôt de petites promenades en plaine, tantôt l'ascension de hauteurs, jusqu'à 100 mètres. *L'essoufflement et les palpitations le forçaient à s'arrêter tous les vingt pas en plaine, et tous les dix pas en montée.* Au moindre effort la sueur était abondante : la déperdition d'eau sous le soleil d'août fut considérable.

Le troisième jour, il entreprit l'ascension du Reidernteim, à 157 mètres d'altitude au-dessus de la vallée. Elle fut très pénible. *Le malade se reposait tous les huit pas quand le sentier était en montée; tous les vingt pas quand il était horizontal.* Dès le début la transpiration fut extrèmement abondante, les battements du cœur très forts et très énergiques, les mouvements respiratoires accélérés et profonds. Quand le besoin de respirer devenait considérable, principalement au moment des temps de repos, la respiration se faisait par des inspirations forcées, avec contraction spasmodique de tous les muscles inspirateurs. « *Il est tout à fait impossible d'exécuter volontairement des inspirations aussi fortes et aussi nombreuses, avec dilatation thoracique et activité cardiaque maxima, pendant un temps aussi long[1].* » La durée de la montée, qui normalement peut être une heure, fut de trois heures et demie, et le retour dura trois heures. La perte d'eau fut d'une abondance extraordinaire; mais le malade n'éprouva au retour ni palpitations, ni irrégularité du pouls.

Les jours suivants le malade fit de petites promenades exigeant moins de travail musculaire; et, dans la seconde semaine de son entraînement, il put gravir le Neuret, qui s'élève à 527 mètres au-dessus de la vallée. L'ascension qu'on peut faire normalement en deux heures en dura quatre; le besoin de respirer, au cours de cette ascension, força le malade à s'arrêter 150 fois. Les mouvements du cœur furent fréquents et énergiques, parfois tumultueux, mais jamais irréguliers ni intermittents. La sueur fut extrêmement abondante et les vêtements absolument trempés. Pendant la nuit qui suivit. il n'y eut ni palpitations ni irrégularité du pouls. Malgré la soif ardente, le malade résistait à la tentation d'augmenter la boisson et se contentait de gargarismes d'eau fraîche.

---

1. Œrtel, *Terreincur.* Munich, 1878.

Du quinzième au vingtième jour, le malade ne fit que de courtes promenades et ne gravit que des hauteurs peu élevées : une le matin, l'autre l'après-midi, avec une promenade en plaine le soir.

Le vingt-quatrième jour le malade entreprit une excursion plus longue et plus difficile que les précédentes ; et là il s'aperçut, pour la première fois, d'une diminution considérable des troubles de la circulation et de la respiration. En chemin plat, au lieu de s'arrêter tous les vingt ou vingt-cinq pas comme au début, il put faire jusqu'à cent pas sans que l'essoufflement et les palpitations l'obligeassent à se reposer. Pendant l'ascension, il pouvait faire trente pas au lieu de dix sans aucun temps d'arrêt. Dans les jours suivants ces améliorations s'accentuèrent de plus en plus.

Vers le trentième jour de son traitement, il put entreprendre des ascensions plus longues et plus difficiles, et les terminer à une allure qui tendait de plus en plus à se rapprocher de celle d'un homme bien portant. C'est d'abord une montée, durant normalement une heure, qu'il accomplit en une heure et demie. Puis il arrive à faire, en deux heures et demie, le chemin que le guide des montagnes parcourait en deux heures. La respiration est toujours rapide et bruyante pendant ces exercices, les contractions cardiaques sont violentes, mais régulières, la transpiration toujours aussi abondante. Arrivé au sommet, les fonctions rentrent rapidement dans l'ordre : la respiration est libre, le pouls fort lent et régulier ; il n'y a pas de fatigue.

Après six semaines de ce traitement, le Dr N. (Œrtel) rentra à Munich et put reprendre sa clientèle. Le tour de taille était diminué de 10 centimètres, et le poids total de 8 kilogrammes. Le pouls restait calme pendant la marche, et deux ou trois étages pouvaient être gravis sans essoufflement.

Le traitement par l'exercice fut continué, dans une certaine mesure, tant par les déplacements que nécessitait la clientèle que par des excursions hors de la ville, répétées le plus fréquemment possible.

Pendant huit années consécutives, le régime d'entraînement progressif a été continué d'une façon qu'on pourrait appeler « intensive » et qui consistait à augmenter de plus en plus la durée des ascensions et le degré d'inclinaison des sentiers parcourus. Le D' N. est arrivé ainsi à faire des mar-

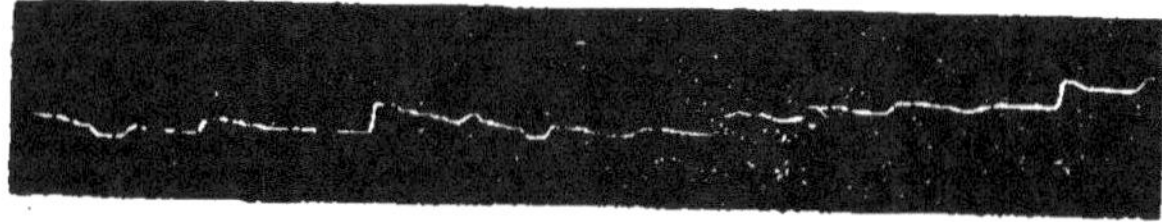

Fig. 32 bis. — Pouls du D' Œrtel avant d'avoir commencé le traitement.

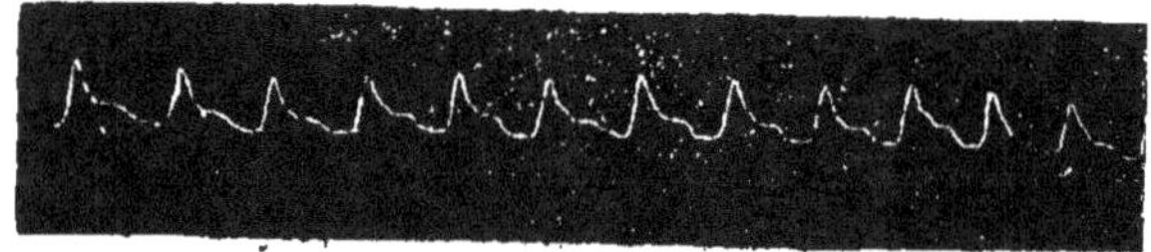

Fig. 33. — Pouls du même sujet après six semaines de traitement
par sa méthode

ches de quinze à vingt heures, et à gravir des sommets élevés de 1500 mètres au-dessus du point de départ de l'excursion. Dans la plaine, il tenait tête aux gardes suisses et bavarois et les dépassait même. Seules les pentes très escarpées l'obligeaient encore à s'arrêter de temps en temps, à cause de sa faible capacité pulmonaire (due, on se le rappelle, à la cyphose).

Quand j'ai vu Œrtel, les troubles circulatoires qui avaient mis longtemps ses jours en danger avaient complètement disparu. C'était dix-huit ans après le début de la maladie qui fut l'occasion du traitement inauguré par lui, et je pus constater que sa santé et son activité ne le cédaient en rien à celles des hommes les mieux portants et les plus vigoureux.

Interprétation des résultats thérapeutiques.

L'action du mouvement musculaire sur l'organisme est tellement complexe, qu'il est facile de se méprendre sur le rôle précis de chacun de ses effets thérapeutiques. Dans le traitement des troubles circulatoires par le mouvement, on a constaté que des exercices d'entraînement général, tels que la marche ascensionnelle pouvaient produire une amélioration. Et l'on a attribué trop exclusivement les résultats thérapeutiques constatés, à l'effet physiologique qui attire le plus l'attention chez l'homme qui marche en côte, c'est-à-dire à l'augmentation de fréquence et d'énergie des battements du cœur.

On a conclu que l'action thérapeutique principale, sinon unique, de la « cure-de-terrains » imaginée par Œrtel était l'entraînement du cœur, c'est-à-dire l'augmentation de force et de capacité fonctionnelle de cet organe. Et, de cette interprétation erronée, on a déduit l'utilité de la marche ascensionnelle méthodique, dans toutes les maladies caractérisées par un affaiblissement du myocarde.

Cette erreur a été la cause de l'hostilité témoignée par les médecins français à la cure d'exercice dans les affections de l'appareil circulatoire : hostilité absolument justifiée par la crainte d'aggraver les accidents au lieu de les atténuer. Il suffit, en effet, d'observer les effets physiologiques que provoque, sur l'homme sain, un exercice ou un travail musculaire d'une certaine violence, pour comprendre les dangers que présenterait un exercice capable de produire de pareilles perturbations dans l'appareil circulatoire, chez un sujet dont le cœur ou les vaisseaux seraient atteints d'une lésion qui en diminuerait la résistance.

Aussi n'est ce pas par son effet direct sur le cœur, mais par ses effets sur la nutrition, que l'entraînement améliore les troubles circulatoires.

L'entraînement chez les cardiaques, présente pour le cœur des dangers réels, à côté de bénéfices indéniables : le bénéfice est dans une sorte de dépuration du sang, dans la destruction et l'élimination des principes morbides auxquels étaient dues les modifications survenues dans la nutrition des fibres cardiaques et des parois artérielles, dans le fonctionnement des capillaires périphériques et pulmonaires ; le danger est dans l'inévitable excitation de l'appareil cardio-vasculaire, et dans le surmenage qui peut en résulter.

Toutefois, cette excitation peut, en certains cas, être supportée sans danger, si elle est assez modérée pour ne pas dépasser la résistance des organes ; et il en dérive alors un véritable bénéfice thérapeutique, qui est la tolérance plus grande du cœur et des vaisseaux pour le travail des muscles, grâce à la diminution de l'émotivité des centres moteurs cardio-vasculaires. C'est, en un mot, une véritable *éducation* de l'appareil circulatoire, qui apprend à supporter sans se troubler, grâce à l'accoutumance, des impressions et des secousses d'intensité progressivement augmentée.

En somme, l'effet de l'entraînement est très complexe et les modifications organiques et fonctionnelles qui en résultent sont très diverses. D'où la difficulté d'en bien saisir les indications et les contre-indications ; non seulement suivant les maladies, mais aussi suivant leur période. En général l'entraînement représente une méthode *préventive* plutôt que curative : il doit être appliqué en vue d'atténuer les effets du vice de nutrition et d'empêcher qu'il ne se localise sur l'appareil circulatoire.

Mais, quand la localisation s'est déjà produite, quand le cœur ou les artères ont subi une altération anatomique très profonde, il est trop tard pour recourir à ce mode d'application de l'exercice; et c'est sous une autre forme que doit intervenir la thérapeutique du mouvement. Ce ne sont plus les effets généraux de l'exercice qu'il faut rechercher, de crainte de provoquer, par l'inévitable excitation qui en résulte, des avaries dans l'appareil circulatoire, dont la résistance est diminuée.

Dans l'artério-sclérose et la myocardite, le système d'Œrtel exposerait le cœur et les artères à des secousses dangereuses et, du reste, ne pourrait être supporté par le malade, à cause de la facilité avec laquelle il s'essouffle. Il en est de même dans l'obésité, quand, par suite d'une hygiène mal conduite ou d'une complication spontanée, une lésion du cœur telle que la dilatation du ventricule droit a transformé en cardiopathie vraie, une affection qui n'avait, en principe, que les apparences d'une affection du cœur. Dans le début, au contraire, quand l'obèse n'est pas encore cardiaque, il n'est aucune médication comparable à la cure-de-terrains, pour éviter de le devenir.

En un mot, dès que le vice de la nutrition a produit directement ou indirectement une lésion anatomique dans l'appareil circulatoire, il faut abandonner, momentanément du moins, toute forme d'exercice capable d'exciter le cœur; et en adopter une qui agisse sur la circulation périphérique sans augmenter le travail de l'organe central. On aura alors recours au système suédois, avec ses exercices passifs et ses massages; avec ses mouvements actifs très doux, localisés aux extrémités des membres; avec ses mouvements de respiration méthodique: à ce système, en un mot, dont l'esprit est de faire appel aux forces *auxiliaires* de l'appareil circulatoire, et non de demander un effort aux organes intrinsèques de cet appareil. Ce n'est qu'après avoir *reposé* le cœur, par l'emploi de ces procédés dont nous allons, à présent, exposer les principes, qu'on pourra songer à l'*exercer* par la méthode d'Œrtel.

Retenons, pour le moment, la distinction qu'il faut faire, pour le choix d'une forme de traitement, entre les périodes où il y a seulement imminence de lésion, où les accidents se bornent à des troubles fonctionnels et celles où la lésion anatomique est confirmée et, par conséquent, la résistance des organes très diminuée.

L'*éréthisme cardiaque* et l'*hypertension artérielle* ne sont pas, des obstacles insurmontables pour l'application des exercices d'entraînement, dans les maladies de la nutrition : mais doivent rendre les débuts du traitement très prudents, jusqu'à ce que l'accoutumance ait produit un apaisement de l'appareil cardio-vasculaire et que les modifications chimiques du sang, progressivement obtenues, aient diminué la dose des produits organiques viciés, auxquels sont dus l'excitation du cœur et la constriction des artères.

On pourra donc, chez les sujets jeunes et sans lésion cardiaque, permettre les marches et la cure-de-terrains. Mais dès que les accidents seront très accentués et pourront faire craindre une lésion des orifices aortiques, une dégénérescence artérielle, ou la dilation des cavités cardiaques on devra recourir surtout aux exercices méthodiques : la gymnastique suédoise, manuelle ou mécanique, deviendra la méthode de choix. A cette période aussi, il faudra être très sobre de tout traitement hygiénique capable d'exciter le cœur ou les artères, comme la suée dans l'étuve et les bains thermo minéraux.

Un moment arrive, en un mot, où l'arthritique, après

n'avoir eu que les apparences d'une lésion du cœur, peut devenir un *vrai cardiaque* et doit être traité comme tel ; tandis qu'au début son appareil circulatoire ne présentait que des désordres fonctionnels, auxquels les effets généraux de l'entraînement pouvaient porter remède.

CHAPITRE IV

LA GYMNASTIQUE DES VAISSEAUX SANGUINS

La méthode suédoise et la décomposition des mouvements ; — les procédés
« de résistance » ; — l'atténuation progressive de l'exercice ; — le
choix des mouvements.

La méthode suédoise et la décomposition
des mouvements.

Il ne faut pas confondre, — comme on le fait trop souvent en
France — le traitement suédois, basé sur l'emploi des mouvements passifs, sur le fractionnement du travail musculaire
et l'atténuation de l'effort, avec le système d'Œrtel, qui utilise d'une tout autre façon l'exercice. La « cure-de-terrains »
est basée sur les effets de la marche ascensionnelle qui agit,
nous venons de le dire, en provoquant une *excitation générale* de l'appareil circulatoire et en *augmentant le travail*
du cœur. Elle vise à exercer le muscle cardiaque en lui
imposant des efforts progressifs, dans le but d'en augmenter
la force ; comme on augmente, par l'entraînement, la force
des autres muscles. La « cure-de-terrains » a ses indications,
mais elle a de nombreuses contre-indications. Ce système
représente l'emploi le plus hardi de la médication par
l'exercice, et l'on ne peut se refuser à reconnaître qu'appliqué
mal à propos, il risquerait de dépasser le but cherché et de
surmener le cœur au lieu d'en augmenter la force.

Rien de pareil ne peut être redouté avec la méthode suédoise, fit-on même une erreur de diagnostic et une fausse interprétation des indications; car, dans cette méthode, *le cœur n'est pas sollicité à augmenter son effort*, mais aidé au contraire et soulagé dans son travail, par l'action des mouvements fractionnés sur la circulation périphérique.

Ce système a pour objectif de faciliter la circulation périphérique, d'activer la circulation veineuse et la circulation pulmonaire, à l'aide de mouvements actifs et passifs qui n'agissent pas sur le cœur pour en augmenter l'effort, mais seulement sur les vaisseaux pour en favoriser la déplétion.

On doit toujours se demander, avant de prescrire la cure-de-terrains, si le cœur du sujet est capable de la supporter ; pareille préoccupation n'aurait pas sa raison avec cette méthode qui n'excite pas le cœur, mais le calme, qui n'augmente pas l'effort du myocarde, mais le diminue.

La seule question qui puisse se poser à propos de l'indication ou de la contre-indication du traitement suédois chez les cardiaques : c'est celle du choix à faire, parmi les moyens si variés dont dispose la gymnastique suédoise.

La gymnastique suédoise est le seul mode d'exercice applicable au traitement des troubles circulatoires, quand ceux-ci sont dus à une lésion anatomique du cœur ou des vaisseaux, ou à un état de fatigue extrême du cœur avec dilatation des cavités. C'est le seul système, en effet, qui permette de *doser* le mouvement et de le *localiser* de façon à éviter les « effets généraux » de l'exercice; — c'est-à-dire cette excitation qui se fait sentir, pendant le travail des muscles, à tous les appareils organiques, mais surtout à l'appareil circulatoire et au poumon.

Nous avons exposé ailleurs[1] avec détails, l'esprit et la tech-

1. Voir *La Médication par l'exercice*. Paris, F. Alcan, 1894

nique du système suédois. Il nous suffira d'en rappeler ici les principes.

La gymnastique suédoise diffère tellement de la gymnastique française, que la plus grande difficulté, pour faire accepter aux médecins français l'idée du traitement des affections du cœur par le mouvement, vient justement de la confusion que crée ce mot de « gymnastique » appliqué à deux systèmes dont l'esprit est absolument opposé.

La gymnastique française est un système d'exercice *athlétique*, qui vise à porter la force musculaire du sujet au degré le plus élevé possible ; et, dans ce but, elle emploie des mouvements beaucoup plus énergiques et plus violents que ceux de la vie usuelle.

La gymnastique suédoise, au contraire, dont l'objectif est nettement *médical*, permet d'atténuer l'effort et de diminuer le travail, à un degré, tel qu'elle met à la disposition du malade des mouvements infiniment plus doux que les actes ordinaires de la vie. Elle y parvient grâce à d'ingénieux procédés qui permettent de *décomposer* les mouvements et de faire agir isolément et successivement des groupes musculaires habituellement associés. C'est ainsi que l'exercice des jambes, au lieu d'être provoqué, comme dans le système d'Œrtel, par la marche ascensionnelle, — qui exige, à chaque pas, un travail considérable, le déplacement de la masse du corps en montant, — sera obtenu, dans le système suédois, par une série de mouvements successifs du pied, puis de la jambe, puis de la cuisse, le sujet restant assis ou couché. Et chacun des segments du membre qui seront ainsi mobilisés l'un après l'autre, pourra être actionné avec un effort aussi faible qu'on le voudra. En effet, l'énergie de l'exercice sera réglée par une résistance variable au gré du médecin ; cette résistance étant faite, soit par un aide qui oppose la force de sa main à l'effort du sujet, comme dans la gymnastique *manuelle*, soit par une machine mathématiquement réglée, comme dans la gymnastique *mécanique*.

Les procédés de résistance.

Les procédés suédois dits « de résistance », qu'ils soient mécaniques ou manuels, permettent, grâce à leur douceur, d'obtenir des mouvements actifs qui ne produisent sur l'appareil circulatoire que des effets *locaux*. Si leur action se localise sur la région même de l'organisme où ils se produisent, c'est — nous l'avons dit précédemment, — que les mouvements musculaires ne retentissent sur les points éloignés de l'organisme et, notamment, sur les centres de la circulation et de la respiration, que lorsqu'ils représentent une *forte somme de travail* en un temps court.

La marche, même en surface plane, représente toujours une forte somme de travail, parce qu'elle met en jeu *simultanément* un grand nombre de muscles et des masses musculaires très importantes. C'est pourquoi la marche excite inévitablement le cœur et le poumon ; alors qu'un mouvement suédois localisé, par exemple, aux extenseurs du pied, ne produira aucune excitation.

Ces mouvements ne produiront, non plus, aucune *synergie*, c'est-à-dire aucune association des muscles voisins ou éloignés au travail du groupe musculaire visé. En particulier, ils ne produiront pas (à moins qu'on ne la recherche à dessein) la synergie d'*effort*, si redoutable pour un appareil circulatoire endommagé ou fatigué. L'effort abdominal ne se produit, en effet, que dans les mouvements dont la forme nécessite la contraction des muscles abdominaux, ou dans ceux qui actionnent un groupe musculaire quelconque avec toute l'énergie dont ce groupe musculaire est capable. Il suffit donc, pour l'éviter, de choisir judicieusement la forme du mouvement et d'en régler avec soin le degré d'énergie.

On se garantit contre les synergies musculaires, dans la gymnastique médicale suédoise, non seulement par le choix d'une forme de mouvement qui n'exige pas l'intervention d'un grand nombre de muscles, mais encore par le choix d'une attitude qui s'oppose à l'association accidentelle des autres muscles au mouvement : par exemple, l'attitude couchée ou assise ; ou bien par un mode de fixation des parties du corps dont on veut assurer l'immobilité, soit par la main d'un aide, soit par des courroies.

Toutes ces précautions, faciles à prendre, assurent donc les deux conditions si essentielles au traitement des cardiopathies par le mouvement : la *localisation* du mouvement sur la région voulue et le *dosage* rigoureux de l'effort musculaire.

Mais on pousse plus loin encore l'atténuation des effets produits si l'on donne à l'exercice la forme du mouvement *passif* et du *massage*.

Atténuation progressive de l'exercice.

Le mouvement passif sera communiqué à la partie du corps désignée, soit par la main d'un aide, soit par une machine ; suivant que la forme de la gymnastique suédoise sera *manuelle* ou *mécanique*. Dans les deux cas il sera facile de régler à volonté la forme, la vitesse et l'étendue du mouvement ; d'y faire participer, soit un seul segment de membre, comme dans les mouvements de circumduction dits « roulements » du pied et de la main, soit le membre tout entier, comme dans les mouvements de circumduction de l'articulation scapulo-humérale ou coxo-fémorale.

Le mouvement passif pourra s'appliquer aux leviers osseux dont le déplacement règle celui des organes respiratoires : il deviendra alors un précieux moyen de secours pour la circulation cardio-pulmonaire. La *respiration passive* peut, comme tous les autres mouvements suédois, s'appliquer soit par la méthode manuelle, soit par des machines spéciales dont le type le plus remarquable a été créé par Zander. C'est une des plus grandes ressources du traitement des cardiopathies par l'exercice, car elle peut être utilisée, quand on la fait appliquer par la main d'un aide exercé, même aux malades alités et arrivés à la dernière période de l'asystolie.

Enfin le *massage* se prête, mieux que toute autre pratique de la cure de mouvement, aux indications les plus délicates du traitement des troubles circulatoires. C'est l'auxiliaire le plus sûr de la circulation veineuse : soit qu'on l'emploie aux membres pour dissiper les œdèmes et les engorgements sanguins des capillaires et des veines; soit qu'on l'applique à l'abdomen pour dissiper les stases du système porte, et pousser le sang veineux, qui s'y attarde, dans la direction du cœur.

Le massage, comme le mouvement passif, peut s'appliquer soit à la main, soit à l'aide de machines spéciales. Le plus souvent, chez les cardiaques, c'est au massage manuel qu'il faut donner la préférence, comme applicable aux cas les plus délicats et aussi parce qu'il convient seul aux malades alités. Toutefois le massage mécanique offre certaines ressources que ne donne pas le massage manuel ; par exemple la *vibration* ou *trépidation*, qui ne peut s'appliquer avec toute la continuité et toute l'énergie voulue qu'à l'aide d'appareils spéciaux, dont ceux de Zander représentent le type le plus parfait.

Tel est l'esprit et tels sont les procédés de la gymnastique suédoise. Au point de vue de son effet sur la circulation du sang, la caractéristique du traitement suédois est d'agir sur la circulation capillaire et veineuse et non sur le cœur. C'est, pourrait-on dire, une médication *vasculaire* et périphérique ; tandis que le système d'Œrtel représente une médication *cardiaque* directe. Toutefois on peut obtenir, si on le veut, avec la gymnastique suédoise un exercice direct du cœur ; puisque cet organe, au total, est *exercé* quand il est excité et que l'excitation du cœur se produit toutes les fois que la quantité de travail exécuté par les muscles, en un temps donné, est suffisante pour accélérer notablement les pulsations et élever la température du corps. Il est aussi facile — et plus facile encore — d'augmenter l'intensité des efforts musculaires que de les diminuer. Il suffit, pour cela, de provoquer des mouvements composés et de leur opposer une résistance suffisamment forte. Ce que les Suédois font à volonté.

Mais c'est l'atténuation de l'exercice que doit toujours rechercher la médication par le mouvement, quand elle s'applique à des lésions cardiaques confirmées, voire même à des troubles circulatoires purement fonctionnels, quand ils présentent un degré élevé d'intensité.

Le choix des mouvements.

La suite de cette étude nous fera voir qu'en restant dans son rôle de médication *vasculaire*, et en limitant ses effets à la circulation périphérique et veineuse, la gymnastique suédoise peut répondre à toutes les indications des maladies du cœur et des vaisseaux.

Elle permet d'agir sur le cœur en même temps que sur les vaisseaux ; ou bien, si c'est l'indication thérapeutique, d'agir seulement sur les vaisseaux, sans exercer la moindre action sur le cœur.

Suivant les procédés qu'elle met en œuvre, et suivant le degré d'énergie et la forme des mouvements qu'elle emploie, elle permet, à volonté, d'exciter l'appareil cardio-vasculaire ou de le calmer ; d'abaisser la tension artérielle ou de l'élever ; d'accélérer ou de ralentir les mouvements respiratoires.

Mais cette multiplicité d'effets contradictoires montre que, si la méthode suédoise peut être appelée la *méthode de choix* dans le traitement des cardiopathies, elle ne constitue pas une médication uniforme, toujours semblable à elle-même et produisant toujours le même résultat thérapeutique. Si on voulait comparer la thérapeutique par l'exercice au traitement pharmaceutique, on pourrait dire que la gymnastique suédoise n'est pas un *médicament*, mais une *médication*, dans laquelle se trouvent une série de moyens thérapeutiques variés et souvent antagonistes les uns des autres.

C'est pourquoi il ne suffit pas d'envoyer un cardiaque dans un institut de gymnastique suédoise, pour lui assurer une amélioration. Dans le catalogue des mouvements suédois couramment appliqués au traitement d'autres maladies, il en est au moins neuf sur dix qui seraient désastreux dans les maladies du cœur, à leur période troublée.

Il importe de ne pas imputer à la méthode les erreurs commises dans son application par ceux — hélas, si nombreux ! — qui prétendent soigner les affections de l'appareil circulatoire, sans connaître exactement les effets physiologiques des mouvements qu'ils emploient.

Nous nous efforcerons, au chapitre des *contre-indications* du mouvement dans les troubles circulatoires, de préciser quels sont les mouvements à éviter chez les cardiaques ; et nous verrons que ce n'est pas seulement l'excès de violence dans l'application des exercices qui peut compromettre le résultat de la cure, mais encore et surtout l'erreur commise dans le choix de leur *forme*.

Quelle catégorie de résultats thérapeutiques peut-on obtenir à l'aide de la gymnastique suédoise et de ses mouvements méthodiquement décomposés et soigneusement dosés?

Nous avons dit que les exercices généraux, ceux qui utilisent des mouvements *composés*, comme l'est la marche et comme le sont tous les actes ordinaires de la vie, peuvent agir sur la circulation centrale et sur la nutrition. La cure d'Œrtel qui est le type des exercices généraux agit sur le cœur pour le fortifier et agit surtout sur la nutrition générale pour modifier la composition des humeurs et du sang. On en obtient des effets dits de *compensation* et surtout des effets *d'entraînement* : nous avons montré la distinction qu'il faut faire entre ces deux résultats.

Par les mouvements locaux méthodiques on agit peu sur la nutrition et très peu sur le cœur, au moins en restant sur les doses de travail qui conviennent aux cardiaques. Mais on agit tout spécialement sur la circulation périphérique et sur la circulation de retour, sur la respiration et enfin sur les centres nerveux.

L'action des mouvements méthodiques est à la fois mécanique et physiologique et se fait sentir surtout aux terminaisons artérielles, aux vaisseaux capillaires et aux veines. Aussi le traitement suédois est-il, par excellence, la *gymnastique des vaisseaux sanguins*.

Nous allons en étudier l'effet sur la circulation troublée sous le titre de *Rééducation de l'appareil circulatoire*.

CHAPITRE V

LA RÉÉDUCATION DE L'APPAREIL CIRCULATOIRE

La rééducation du cœur; — l'émotivité de l'appareil circulatoire; — les troubles fonctionnels de la circulation; — le traitement gymnastique de l'arythmie; — les boiteries du cœur.

J'appelle *rééducation* de l'appareil circulatoire, un résultat thérapeutique de l'exercice, qui diffère de ceux généralement attribués à l'entraînement, en ce qu'il ne consiste ni dans une modification de la nutrition générale, ni dans une augmentation de l'énergie musculaire du cœur; mais bien dans la coordination plus parfaite des forces multiples qui concourent à la circulation du sang.

Je voudrais, avant d'aller plus loin, justifier d'abord cette expression de *rééducation* et montrer qu'elle n'est pas un abus de mots.

Il va de soi que le mot *éducation* ne saurait être ici qu'une image. On peut faire appel à la volonté pour « rééduquer » les mouvements des bras ou des jambes, chez les impotents de tout ordre; mais l'appareil circulatoire étant soustrait aux influences volontaires, on ne peut agir directement sur ses centres moteurs. Ici l'éducation sera, en quelque sorte, automatique : elle se fera inconsciemment et par voie indirecte, par voie *réflexe*.

La rééducation du cœur.

L'expérience montre que certains mouvements actifs, doux et rythmés, certains mouvements passifs, tels que les vibrations, les mouvements respiratoires lents et profonds, provoquent dans les centres nerveux cardio-vasculaires des actions vaso-motrices, qui tendent à rétablir l'harmonie entre la force de propulsion du cœur et la résistance des parois artérielles. D'où, un équilibre plus parfait de ces deux forces antagonistes, dont le défaut de coordination est la cause principale des anomalies du pouls.

Au reste, quel que soit le mécanisme du premier changement déterminé par les mouvements méthodiques dans le fonctionnement du cœur et des vaisseaux, ce qu'on comprendra bien, c'est que cette modification, aussi passagère soit-elle, puisse, en se reproduisant fréquemment, tendre à devenir plus ou moins durable : selon la loi d'accoutumance qui régit le fonctionnement de tous les organes.

Si, chaque jour, sous l'influence du traitement, le cœur a battu régulièrement, ne fût-ce que pendant un temps très court, on comprend que l'action quotidiennement répétée de la même cause régulatrice puisse tendre à rendre permanente cette modification d'abord passagère. On verra peu à peu s'établir, dans le fonctionnement de l'organe, des *habitudes* nouvelles qui tendront à devenir persistantes. Et c'est là ce qui constitue cette sorte d'éducation automatique, dont sont susceptibles, par un effet d'accoutumance, presque tous les organes soustraits à la volonté.

On sait que tous les organes, en dehors de l'action de la volonté, peuvent, sous l'influence d'impressions diverses, acquérir de nouvelles habitudes fonctionnelles, d'où résulte tantôt un vice, tantôt un perfectionnement de la fonction. C'est ainsi, par exemple, que s'établissent inconsciemment des « habitudes » de respiration plus profonde et mieux rythmée, sous l'influence de certains exercices qui ne visent pas directement les muscles respirateurs et n'atteignent le poumon que par voie réflexe : les exercices de course par exemple.

Les travaux de Marey ont prouvé qu'indépendamment de toute modification matérielle dans la forme et dans la capacité du thorax, le rythme de la respiration est modifié *même au repos* chez l'homme habitué à courir. Les mouvements respiratoires deviennent — sans que l'homme y prenne garde — plus réguliers, plus lents et plus profonds; et cette manière de respirer est, comme on sait, la meilleure pour introduire beaucoup d'air dans le poumon et pour lui donner le temps d'hématoser le sang veineux. La respiration s'améliore donc, non seulement par le développement de l'organe, mais aussi par l'éducation de la fonction. Et, je le répète à dessein, l'éducation fonctionnelle du poumon est habituellement involontaire et automatique, du moins chez le commun des coureurs.

De même, une éducation automatique et inconsciente de la fonction circulatoire peut être le résultat d'un traitement gymnastique méthodique.

Si j'insiste pour justifier l'expression de « rééducation » qui peut sembler, au premier abord, paradoxale, c'est qu'il ne s'agit pas là d'une pure image littéraire. Le mot implique une idée qui doit devenir féconde; il donne à certains résultats thérapeutiques une interprétation, qui doit conduire à un emploi plus rationnel des moyens curatifs.

La *rééducation* du cœur ne vise pas à produire une hypertrophie des parois cardiaques — hypertrophie qui est déjà plus que suffisante, dans la plupart des lésions cardio-vasculaires — mais bien à régulariser le rythme, l'amplitude et la forme des pulsations cardiaques. Nous savons bien que certaines méthodes d'exercice, telles que celles d'Œrtel, peuvent provoquer une hypertrophie « compensatrice » du cœur et fortifier le muscle cardiaque, comme la gymnastique fortifie les muscles de la vie de relation. Mais la « compensation » d'une lésion de l'appareil circulatoire par l'augmentation de l'énergie du cœur, n'est pas — tant s'en faut — le seul mécanisme de l'amélioration qu'on voit se produire dans les troubles de la circulation, sous l'influence des mouvements raisonnés.

En effet, d'une part, l'observation des faits prouve que l'exercice méthodique peut être très efficace, dans nombre de cas où la compensation par hypertrophie est déjà suffisante et ne pourrait être utilement augmentée ; et d'autre part, on peut voir, sous l'influence de certains mouvements, les troubles circulatoires s'amender si promptement qu'on ne saurait invoquer, comme mécanisme de cette amélioration, un effet d'*entraînement* du cœur ; puisque l'entraînement est le résultat d'une série de modifications progressives, lentement subies par le muscle.

Il est possible d'améliorer les fonctions circulatoires sans fortifier, à proprement parler, le moteur central de la circulation sanguine ; tout comme il est possible d'améliorer, par exemple, les fonctions locomotrices sans augmenter la force musculaire des jambes, et simplement en perfectionnant la coordination des mouvements.

Chacun sait que chez les *ataxiques*, chez les *choréiques*, le traitement gymnastique tend plutôt à discipliner les muscles qu'à les fortifier. Chez ces malades l'indication thérapeutique vise plutôt les centres moteurs que les muscles mêmes, et, quand on a réussi à faire marcher un ataxique, ce n'est pas qu'on lui a donné la faculté de dépenser à chaque pas une plus grande somme de force : c'est qu'on a appris à ses muscles à utiliser la force dont ils sont encore suffisamment pourvus. Il en est de même dans beaucoup d'autres maladies de l'appareil locomoteur ; et il serait superflu d'insister sur ce fait que nombre de sujets, qui ont perdu en partie l'usage de leurs membres, ont encore plus besoin de refaire l'éducation de leurs muscles que d'en augmenter le volume et la force.

La même indication peut se présenter chez les cardiaques et chez tous les sujets atteints de troubles circulatoires, avec ou sans lésions organiques.

Chez ces malades, le défaut de coordination des mouvements du cœur est presque toujours hors de proportion avec la lésion matérielle qui le produit. Il n'en est pas moins du plus haut intérêt d'y porter remède.

En effet, si le trouble de coordination est purement nerveux et d'origine réflexe, comme dans certaines arythmies liées à des états neurasthéniques, à des états dyspeptiques, etc., sa persistance est une cause de fatigue et d'épuisement, qui peut compromettre la force de résistance du cœur et des vaisseaux et aboutir même, à la longue, à une lésion organique. Si ce trouble accompagne une lésion confirmée, il importe encore plus de le faire cesser ; car il aggrave, dans des proportions considérables, les désordres circulatoires, en diminuant, par suite du travail perdu, le *rendement* d'un appareil moteur déjà insuffisant.

On doit donc chercher à régulariser les mouvements cardiaques, quelle que soit d'ailleurs la cause qui les a troublés.

Si on peut arriver à imposer aux organes de la circulation une sorte de discipline qui en régularise le fonctionnement, on arrivera, du même coup, à économiser une partie de la force qui était dépensée en pure perte; comme on économise la force dépensée dans un mouvement des bras ou des jambes, en rendant ces mouvements plus précis et en éliminant les contractions inopportunes.

Or, les exercices méthodiques nous permettent d'arriver, plus sûrement qu'aucun autre agent thérapeutique, à ce résultat que j'appelle la *rééducation des mouvements du cœur.*

La preuve de l'efficacité de ces exercices, dans les cas où la régularité des mouvements du cœur est troublée, sera fournie par la simple observation des tracés sphygmographiques que nous reproduisons ici, et qui ont été pris avant et après l'application du traitement.

Ces tracés ont tous été pris par moi-même à l'institut « Zander » de Paris et sont, à cet égard, des plus démonstratifs.

Quelles que soient les objections qu'on ait faites au sphyg mographe, au sujet de l'infidélité de tels ou tels types d'appa reils, ces objections n'ont plus de raison d'être, quand il s'agit seulement de comparer entre eux des tracés pris par un même opérateur, très habitué au maniement de son instrument et se servant toujours du même sphygmographe.

Ici, les tracés sont groupés de manière à ce qu'on voie d'un coup d'œil les changements produits dans le pouls d'un même sujet, comparé à lui-même, avant et après l'application du traitement.

J'en ai fait plusieurs séries, dont les deux premières montrent la différence très intéressante qu'il y a entre l'effet des exercices violents, pratiqués sans autre préoccupation que de dépenser de la force, et celui des exercices méthodiques, dont la forme et l'énergie ont été réglées en vue d'un effet thérapeutique déterminé.

Dans la série I, on voit les efforts musculaires intenses provoquer un véritable affolement du pouls chez un sujet dont les pulsations étaient calmes et lentes immédiatement avant l'exercice.

Série I.

TROUBLES CAUSÉS PAR UN EXERCICE TRÈS VIOLENT DANS LE TRACÉ D'UN POULS NORMAL (CHEZ UN SUJET BIEN PORTANT).

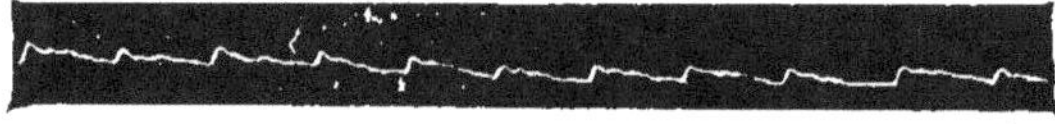

Fig. 34. — Sujet au repos.

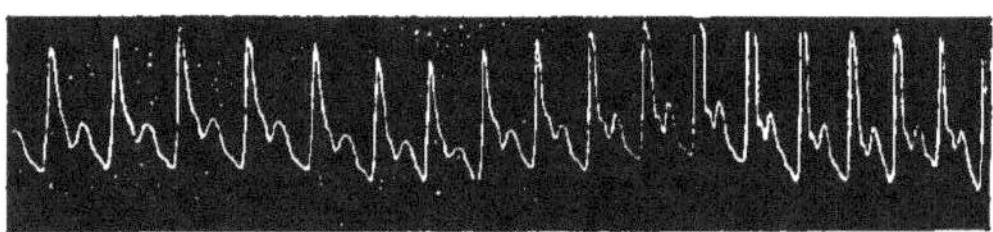

Fig. 35. — Même sujet après une série d'efforts musculaires intenses.

Série II.

APAISEMENT DES TROUBLES NERVEUX DU POULS PAR UNE SEULE SÉANCE D'EXERCICES MÉTHODIQUES (CHEZ UN NEU-RASTHÉNIQUE ATTEINT D'ÉRÉTHISME CARDIO-VASCULAIRE).

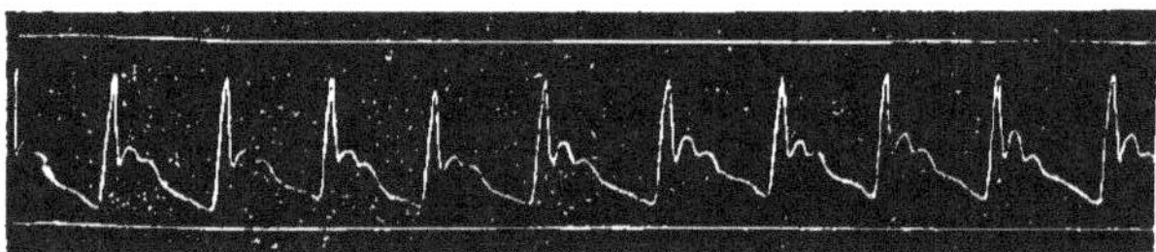

Fig. 36 — Immédiatement avant la séance de mouvements.

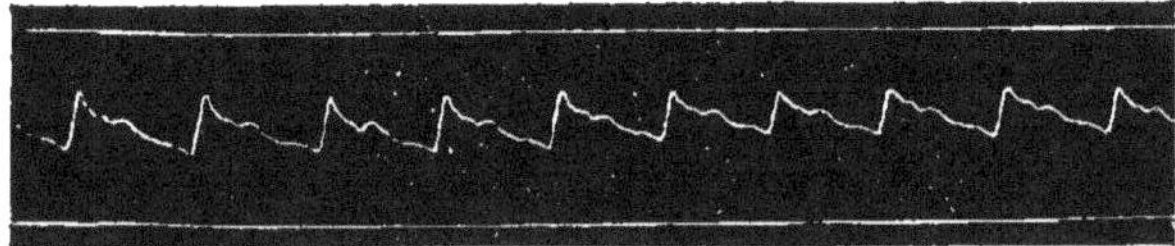

Fig. 37. — Immédiatement après la séance de mouvements méthodiques.

Dans la série II, on voit, au contraire, le pouls d'un neurasthénique, déformé par une excitation cardio-vasculaire habituelle, au point de ressembler à celui d'un homme atteint d'insuffisance aortique ou de fièvre typhoïde, se calmer et devenir tout à fait normal, à la suite d'une courte séance de mouvements bien choisis.

Les autres groupes de tracés présentent divers types de modifications, produites par l'exercice méthodique, sur des pouls anormaux. Ils montrent que des mouvements appropriés peuvent arriver :

Série III.

ÉGALISATION DES PULSATIONS, CHEZ UN SUJET A POULS *inégal*,
PAR L'EFFET DES MOUVEMENTS MÉTHODIQUES

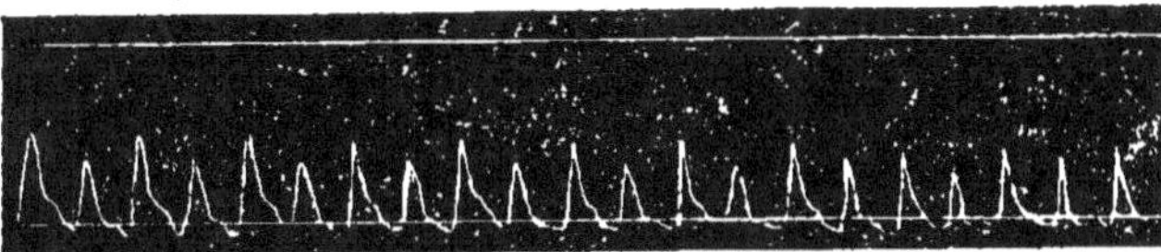

Fig. 38. — Pouls inégal (pulsations *alternantes*).

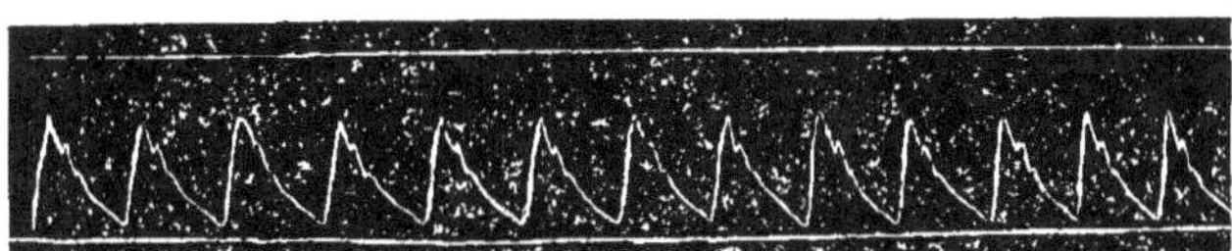

Fig. 39. — Pouls du même sujet après six jours de traitement
par les mouvements méthodiques.

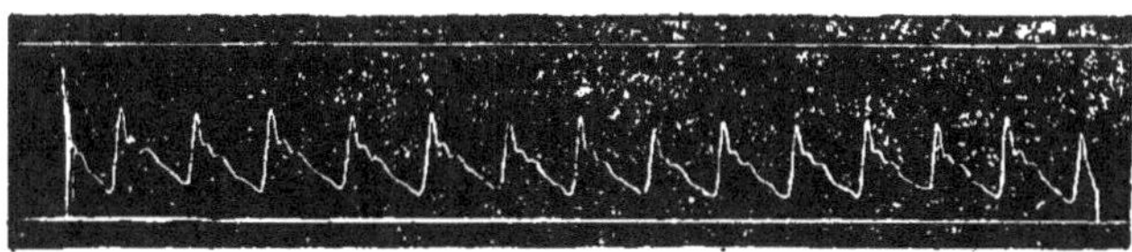

Fig. 40. — Même sujet après quatre mois de traitement ; persistance
du résultat obtenu.

1° A diminuer la fréquence et l'amplitude du pouls (voir les tracés de la série II ;

2° A rendre égales les pulsations dans un pouls *inégal* (voir les curieux tracés de la série III).

3° A régulariser la forme des pulsations (voir les tracés des séries n° II et n° IV).

Série IV.

MODIFICATION DE LA *forme* DES PULSATIONS SOUS L'INFLUENCE DES MOUVEMENTS MÉTHODIQUES

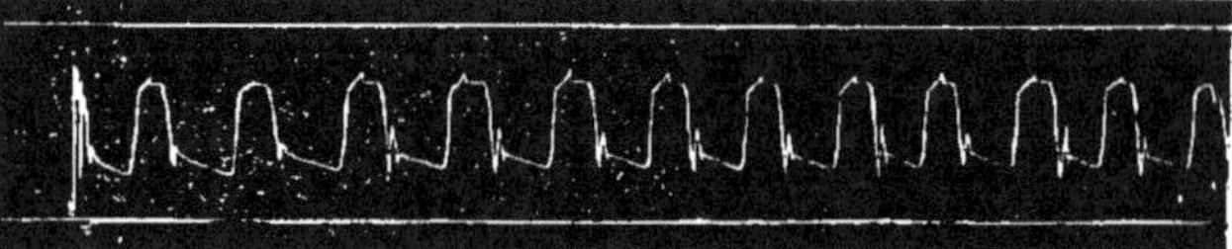

Fig. 41. — Immédiatement *avant* la séance de mouvements.

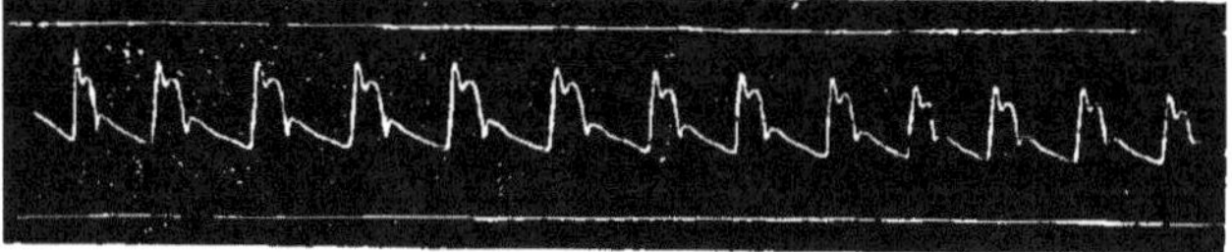

Fig. 42. — Pouls du même sujet, immédiatement *après* la séance de mouvements méthodiques.

5° A régulariser le rythme du pouls (voir les tracés des séries n°˙ V et VI, pages 225 et 226).

Au bout de combien de temps peut-on obtenir ces modifications du pouls et, par conséquent, ces perfectionnements dans la fonction motrice du cœur, et combien de temps peut-on espérer les voir durer?

Il est très intéressant de savoir que certaines de ces modifications peuvent être obtenues, pour ainsi dire, instantanément, à la suite d'une seule séance de gymnastique de 20 ou 25 minutes. C'est la preuve, comme nous le disions tout à l'heure, qu'il s'agit bien, en pareil cas, d'une action exercée sur les centres nerveux, et non d'une modification matérielle d'un organe. Il faut dire qu'une modification aussi rapide, et telle que le tracé de la série II en montre un exemple, n'est pas de longue durée et disparaît, dans les premiers temps, au bout de quelques heures. Mais, peu à peu, si on répète chaque jour et méthodiquement les mouvements, on observe qu'elle dure davantage et, après quelques semaines de traitement, on la voit devenir permanente.

Cette modification progressive est très frappante dans les trois tracés de la série VI (page 226), où l'on voit le pouls,

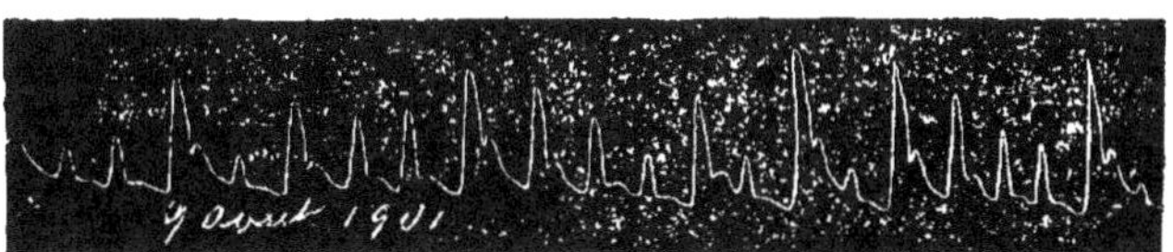

Fig. 43. — Arythmie qui n'a cédé à aucun traitement.

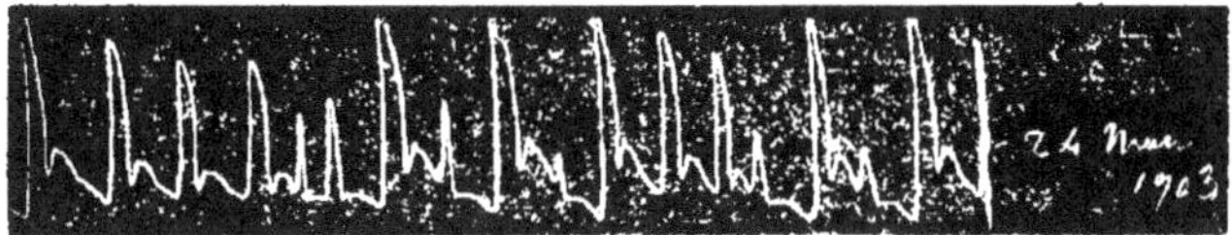

Fig. 44. — Même sujet observé deux ans après.

qui présentait le type d'arythmie cadencée appelé rythme *tricouplé*, devenir *quadricouplé* après un mois de traitement, puis tout à fait régulier après le deuxième mois.

Je dois dire que, dans un certain nombre des cas observés par moi, le traitement le plus persistant n'a pu produire aucune modification dans l'arythmie du pouls. C'est que, dans ces cas, l'arythmie du pouls n'était pas un trouble purement fonctionnel, mais le symptôme d'une lésion sur laquelle l'exercice et le mouvement n'avaient aucune prise ; soit une dégénérescence fibreuse du myocarde, soit simplement un exsudat inflammatoire qui irritait un filet nerveux cardio-moteur.

Pour la très grande majorité des sujets atteints de désordres circulatoires avec anomalies du pouls, les mouvements méthodiques ont amené, en un temps qui variait de dix jours à deux mois, une disparition des irrégularités du pouls, coïncidant, du reste, avec une diminution des symptômes cardio-pulmonaires et notamment de l'essoufflement.

La rééducation des mouvements du cœur ne constitue pas, à proprement parler, une méthode spéciale de traitement, mais un résultat thérapeutique, qui peut être obtenu par des procédés d'exercice divers et auquel des méthodes très différentes aboutissent souvent sans le chercher. Ce qui n'empêche pas que des règles spéciales ne soient indispensables à suivre, si on veut y arriver avec sûreté et sans danger.

On peut voir les anomalies du pouls disparaître par l'effet du traitement gymnastique manuel, aussi bien que par l'action des machines Zander ou par les marches graduées du système d'Œrtel. Souvent même, l'exercice, pris sans aucune méthode et au gré du malade, peut produire les heureux résultats que nous étudions ici. Mais tous ces moyens d'action, appliqués sans règle fixe ou mal adaptés au cas à traiter, ne réussiront que par hasard et risqueront d'aboutir à de véritables désastres. Il est absolument nécessaire, pour obtenir les résultats thérapeutiques dont nous parlons, d'appliquer aux cardiaques l'exercice et le mouvement suivant certaines règles dont l'expérience a sanctionné l'efficacité ; et qui peuvent du reste se déduire rationnellement des principes de la physiologie.

Dans l'indication thérapeutique que nous appelons la « rééducation du cœur », il ne s'agit plus d'obtenir une augmentation de l'énergie musculaire de l'organe, mais bien une meilleure adaptation de cette énergie aux besoins de la circulation. Il ne s'agit pas d'obtenir que le cœur se contracte plus fort, mais qu'il batte *plus juste*.

Pour arriver à ce résultat il est nécessaire de bien comprendre quelles sont les conditions physiologiques d'où dépend cette « justesse » de l'action du cœur. Il faut se rappeler que la force à laquelle est due la circulation du sang n'est pas une force unique ; mais une *résultante* de plusieurs forces distinctes, dont les unes sont synergiques et les autres antagonistes de la poussée que le cœur donne au sang. Et c'est la parfaite coordination de ces forces, c'est le contrôle précis des unes par les autres qui fera que le cœur battra « juste », c'est-à-dire produira le maximum de travail avec le minimum d'effort.

Il est frappant de voir quelle remarquable analogie s'observe, au point de vue de leur mode de groupement, entre les forces qui donnent le mouvement au sang et celles qui font mouvoir les diverses parties du corps et des membres. Ici comme là, on voit, à côté du facteur principal du mouvement, une série de facteurs secondaires, dont les uns sont ses auxiliaires et agissent dans le même sens, dont les autres sont ses antagonistes et agissent en sens contraire.

De même que le simple mouvement qui consiste à fléchir l'avant-bras sur le bras exige, pour être correct et bien coordonné, non seulement l'action de plusieurs muscles fléchisseurs, qui sont *synergiques*, mais aussi celle des groupes extenseurs, qui sont *antagonistes* et *régulateurs* des premiers ; de même la systole du cœur a besoin, pour être régulière, d'être équilibrée et comme contrôlée par la résistance des artères, dont les parois sont les antagonistes du ventricule. Et de même qu'un mouvement de flexion du bras, par exemple, exécuté sans la résistance et le contrôle des antagonistes, serait sec, saccadé et manquerait de précision : de même l'ondée sanguine devient brusque, violente et la pulsation artérielle présente diverses anomalies de forme et de rythme, si la tension vasculaire vient brusquement à s'abaisser et que le cœur ne se trouve plus équilibré par l'antagonisme des artères. C'est ce qu'on observe. à la suite de l'abaissement rapide de la tension artérielle, après une hémorragie ou dans le cours de la fièvre typhoïde.

Si nous continuons le parallèle. nous voyons que l'excès de la tension artérielle pourra, aussi bien que son défaut, être une cause de déséquilibrement de l'appareil circulatoire ; tout comme l'excès de résistance et la contracture des extenseurs serait une entrave et une cause d'incorrection, pour un mouvement de flexion.

Mais ce n'est pas tout. Le travail du cœur n'est pas seulement contre-balancé et contrôlé par des forces antagonistes : il est aussi aidé et complété par des forces auxiliaires, c'est-à-dire par des forces qui agissent dans le même sens que la poussée du ventricule. Et ces forces peuvent jouer un rôle considérable dans la thérapeutique par le mouvement, si le médecin sait s'en emparer et les diriger. De même que, dans le fonctionnement des membres, certains groupes musculaires peuvent en suppléer d'autres quand ils sont paralysés, ou leur prêter accidentellement leur concours quand ils viennent à faiblir dans l'exécution d'un mouvement; de même le cœur est secondé, dans sa tâche de moteur, par ces forces auxiliaires, dont la collaboration peut être d'un grand secours s'il vient à faiblir.

C'est ainsi que l'*aspiration thoracique*, produite par le mouvement d'inspiration, est une force indirectement auxiliaire de la systole du cœur, en ce sens qu'elle tend à rappeler vers l'oreillette le sang chassé vers la périphérie par le ventricule : elle attire donc le liquide sanguin dans le sens même où la systole le pousse. Le poumon se trouve collaborer ainsi à l'achèvement du circuit que doit parcourir le sang : et l'on comprend déjà le parti qu'on peut tirer de l'appareil respiratoire, quand on sait utiliser son concours pour diminuer l'effort du cœur.

Un autre facteur intervient encore pour aider indirectement aux effets de la poussée ventriculaire ; mais l'action en est plus irrégulière que celle de la respiration, parce que celle-ci agit constamment tandis que l'autre est laissée à la discrétion de l'individu et, par conséquent, sujette à des variations infinies. Ce facteur est justement celui dont nous avons à préciser le rôle, c'est le mouvement.

Toutes ces forces qui viennent tantôt favoriser et tantôt enrayer la poussée du cœur sont coordonnées et équilibrées entre elles par une série d'appareils nerveux. Nous savons qu'il existe des nerfs *régulateurs de la pression sanguine*, lesquels ont pour rôle soit de resserrer, soit de relâcher le calibre des vaisseaux, pour mettre la résistance des artères en harmonie avec la poussée du ventricule. Ces appareils nerveux fonctionnent par le mécanisme de l'*action réflexe*; c'est-à-dire qu'ils sont mis en éveil par une impression sensitive, habituellement inconsciente, à laquelle ils répondent automatiquement : soit par un effet de vaso-dilatation, soit par un effet de vaso-constriction.

Ce sont là de véritables appareils « de défense », destinés à garantir, dans une certaine mesure, l'organisme contre le danger des variations extrêmes de la pression sanguine. Le mieux connu de ces nerfs régulateurs est le *nerf dépresseur de Cyon*. Toutes les fois que la pression sanguine devient excessive à l'intérieur du ventricule gauche, l'organisme en est averti, grâce à la sensibilité spéciale dont la surface interne du cœur est douée, et le nerf de Cyon intervient pour relâcher les parois des vaisseaux. D'où abaissement de la pression dans tout l'appareil circulatoire.

D'autres appareils moins bien connus, mais dont l'existence est attestée par les faits cliniques, interviennent pour produire un effet inverse et pour resserrer le calibre des vaisseaux, quand la tension artérielle vient à diminuer tout d'un coup. C'est ainsi qu'à la suite des grandes hémorragies qui, en vidant les artères, ont laissé l'appareil circulatoire dans un état d'*hypotension* excessive, on peut voir des phénomènes de vaso-constriction se produire automatiquement et la pression sanguine remonter à un degré voisin de la normale, bien avant que la masse du sang n'ait pu se refaire.

Il importe de dire à présent, pour rentrer dans notre sujet, qu'à côté des influences internes et naturelles qui gouvernent d'ordinaire les forces multiples dont la circulation du sang est la « résultante », il existe une foule d'autres influences extérieures et accidentelles qui interviennent souvent pour mettre en jeu les réflexes auxquels ces forces obéissent. Parmi ces influences accidentelles, il en est une dont nous sommes maîtres et qui peut, si elle est bien gouvernée, devenir un véritable régulateur des variations de la pression sanguine. C'est encore le mouvement.

Le mouvement, méthodiquement appliqué, peut devenir un agent de rééducation du cœur; puisque faire la rééducation des mouvements du cœur, c'est, en somme, intervenir dans le travail de coordination des forces multiples qui s'associent pour faire circuler le sang : c'est mettre à profit les forces qui sont les auxiliaires ou les antagonistes du cœur, pour faire prédominer tantôt les unes, tantôt les autres et éviter ainsi au moteur central de la circulation les efforts mal coordonnés, qui entravent la régularité de ses mouvements et diminuent le rendement de son travail.

Nous montrerons qu'il y a manière d'utiliser les mouvements *actifs*, les mouvements *passifs* et les diverses variétés du *massage* : soit pour stimuler, soit pour modérer l'énergie de la poussée du cœur; soit pour augmenter, soit pour diminuer la résistance opposée au cœur par les parois des vaisseaux; soit, enfin, pour régler la fréquence, l'amplitude et la durée des mouvements respiratoires, qui sont de si puissants auxiliaires des mouvements du cœur.

L'emploi raisonné du mouvement permet donc de discipliner, en quelque sorte, les divers facteurs de la circulation du sang, pour rétablir l'harmonie entre les forces multiples dont l'ondée sanguine est la résultante.

L'émotivité de l'appareil circulatoire.

Les battements du cœur pourront être, selon le mode d'emploi du mouvement, ou bien stimulés jusqu'au dernier degré de la violence, ou bien calmés et ramenés au degré le plus modéré de fréquence et d'énergie. Nous avons publié, au début de cette étude, des graphiques montrant d'une manière frappante le contraste qui existe entre l'action produite sur le pouls par les exercices nécessitant des efforts intenses et par les exercices méthodiquement atténués. Voici encore un tracé sphygmographique qui montre bien l'excitation produite sur le cœur par un exercice très énergique.

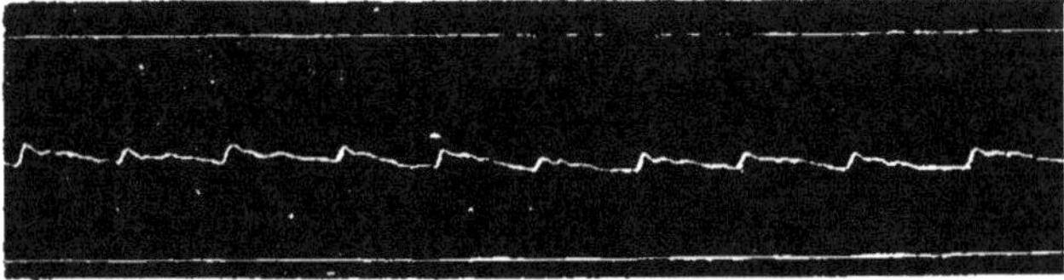

Fig. 45. — Tracé du pouls au repos.

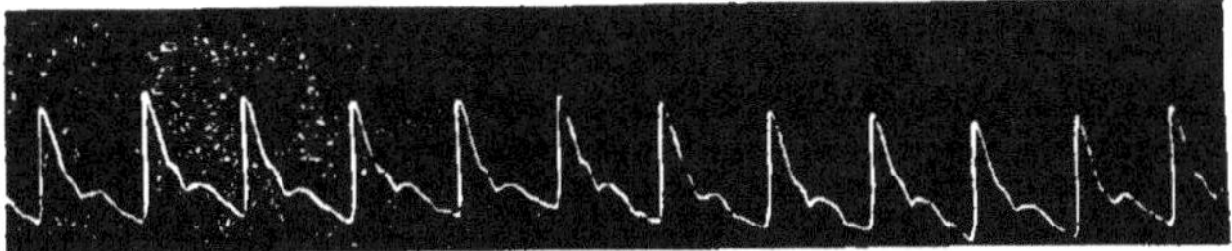

Fig. 46. — Pouls du même sujet après un exercice violent.

Il est souvent indiqué de provoquer une légère stimulation du myocarde, dans certains troubles de la circulation sanguine. Chez les hommes à vie très sédentaire, chez les sujets convalescents d'une longue maladie qui les a immobilisés, le myocarde, comme tous les autres muscles, a perdu de son énergie, et on dit avec raison que la circulation est « paresseuse ». Il y a, dans ce cas, intérêt à réveiller le muscle cardiaque. Mais il faut savoir qu'il est, à ce moment, très excitable : la difficulté ne sera pas de le faire sortir de sa torpeur, mais de ne pas le faire passer trop brusquement de l'inertie à la suractivité. Or, plus le cœur est affaibli, plus le mouvement musculaire tend à le surexciter; si bien que les actes ordinaires de la vie constituent parfois une gymnastique trop violente.

La médication par l'exercice aura pour but, en pareil cas, de mettre l'exercice à la portée de la faible résistance du cœur, en provoquant des mouvements d'une énergie moindre que ceux de la vie usuelle. Par exemple, s'il s'agit d'un convalescent, après plusieurs mois de séjour au lit, au lieu de le faire marcher, c'est-à-dire de demander à ses jambes un travail représenté par le déplacement répété d'un poids de 60 à 70 kilogrammes, on lui fera exécuter des mouvements méthodiques, analogues à ceux de la marche, mais dont chacun représentera un effort de 2 à 3 kilogrammes.

Il est extrêmement facile d'obtenir cette atténuation du travail des jambes, à l'aide des divers procédés de la gymnastique suédoise qui a pour principe le fractionnement du travail musculaire.

Dans l'exemple cité, on pourra, le malade étant au lit, lui commander des mouvements de flexion, extension, abduction, adduction, rotation, etc., des divers segments du membre inférieur, en opposant avec la main, à chacun de ces mouvements, une résistance calculée.

En procédant ainsi, on provoquera dans les muscles mis en travail une suractivité de la circulation; d'où résultera, pour le cœur, une excitation réflexe, dont la réalité est démontrée d'abord par la simple observation des faits cliniques, et ensuite par la curieuse expérience déjà citée de Chauveau et Marey[1] (voir page 43).

Un mouvement actif d'une certaine importance, tel, par exemple, que l'extension de la jambe sur la cuisse avec résistance d'un kilogramme, devra donc, s'il se répète un certain

---

1. Marey, *La circulation du sang.*

nombre de fois, porter sur le myocarde une excitation très appréciable ; mais infiniment moindre que celle qui résulterait de la translation du poids du corps d'un pied sur l'autre, comme dans la marche.

Le résultat d'un petit effort, localisé dans les groupes musculaires des jambes ou des cuisses, chez un sujet très débilité, ne sera pas, à proprement parler, l'entraînement du myocarde ; ou, du moins, ce résultat, très réel, ne sera pas l'effet thérapeutique le plus important à rechercher ici. L'effet le plus utile de l'excitation légère provoquée sur le cœur par le mouvement fractionné, sera un effet *d'éducation*.

Le cœur d'un sujet débilité par une longue maladie, a encore plus besoin de perdre son excitabilité que de gagner de la force.

L'indication sera surtout d'arriver à atténuer peu à peu l'intensité des réflexes cardiaques, en accoutumant progressivement le cœur à subir, sans se troubler, des impressions motrices de plus en plus fortes.

Il faut se rendre compte que la violence des désordres fonctionnels provoqués par le travail musculaire sur un cœur qui a perdu l'habitude d'en supporter les effets, ne donne pas la mesure exacte de la débilité du muscle cardiaque ; mais plutôt celle de son impressionnabilité. Le premier effet de l'entraînement est de « blaser », si l'on peut s'exprimer ainsi, la sensibilité de l'appareil circulatoire, et d'atténuer les réflexes qu'y provoque le travail des muscles.

C'est là un résultat d'ordre passif, une augmentation de la tolérance de l'organe, qui diffère, à proprement parler, de l'augmentation de sa capacité fonctionnelle considérée comme force active. Ainsi les troubles cardiaques provoqués par les premières marches, chez un convalescent qui quitte son lit, tendent à décroître très promptement à mesure qu'il s'accou-

tume à marcher, et bien avant que la force du cœur ait pu
être notablement augmentée.

Il faudrait être bien peu observateur pour ne pas être
frappé de l'importance que joue, dans l'évolution des affections cardiaques, le plus ou moins de facilité avec laquelle le
cœur se met en émoi quand les conditions de son travail ont
changé.

La tolérance, l' « imperturbabilité » du cœur, qui résultent de l'accoutumance, expliquent bien des surprises de
l'autopsie. Il arrive parfois qu'on découvre des lésions tellement étendues du myocarde, qu'on ne peut s'expliquer
comment des fibres musculaires, réduites à un tel degré de
dégénérescence et d'atrophie, ont pu permettre au sujet la vie
active et parfois laborieuse qu'il a menée jusqu'au bout. Et
c'est justement cette vie d'entraînement continuel, qui a pu
endurcir et blaser les nerfs sensitifs au point de supprimer
bien des réactions symptomatiques, d'où dérivent, chez des
sujets dont l'endurance est moindre, des troubles graves et
des complications qui hâtent la fin.

C'est, du reste, par le même mécanisme, c'est par l' « endurance » résultant de l'entraînement, que certains sujets
dont le système musculaire est resté grêle et au-dessous de la
force moyenne, peuvent résister à des travaux tellement
pénibles, que d'autres plus forts, mais moins « endurcis »,
ne pourraient les subir sans succomber au surmenage.

L'expérience prouve qu'en graduant méthodiquement les
exercices, on arrive avec certitude à faire disparaître l'hyperexcitabilité du myocarde et à atténuer dans de grandes proportions les réflexes qui affolent le cœur.

Le mouvement peut exercer d'emblée sur le cœur une
action diamétralement opposée à l'excitation que nous venons
d'étudier, c'est-à-dire une action *sédative*; mais alors il faut

l'employer sous une forme particulière : ce n'est plus au mouvement actif qu'il faut avoir recours, mais au mouvement communiqué, et plus spécialement à certaines formes du massage.

Tout le monde a constaté cet état particulier du cœur qu'on appelle *éréthisme* ou hyperexcitabilité. Cet état peut être dû à diverses causes, dont les unes sont purement nerveuses et d'origine réflexe et d'autres tiennent à des lésions ou des troubles de nutrition de l'appareil circulatoire.

L'excès d'énergie de la systole cardiaque se traduit le plus souvent par l'accélération du pouls, par la *tachycardie* ; l'excitation peut aller jusqu'aux palpitations et causer l'arythmie, par une sorte de *bredouillement* du cœur dont les mouvements deviennent incohérents, par excès de précipitation. La pulsation peut toutefois varier beaucoup dans son amplitude, suivant l'état de la tension artérielle. Si les artères sont en état de vaso-constriction, comme dans l'artério-sclérose à son début, le pouls sera dur mais à peine perceptible au doigt, à peine visible sur les tracés sphygmographiques. Si, au contraire, il y a diminution de la tension artérielle en même temps qu'augmentation de l'énergie des systoles, le pouls sera violent, saccadé, bondissant au toucher, et le tracé sphygmograahique présentera une grande exagération de la ligne ascensionnelle.

C'est ce pouls qu'on observe à la suite des exercices très violents, après la course par exemple ; on l'observe aussi, même à l'état de repos, chez certains neurasthéniques, et nous en avons publié un remarquable exemple au début de cette étude.

Dans le cas d'éréthisme cardiaque, le massage manuel et le massage mécanique offrent de précieuses ressources théra peutiques. Le massage manuel doit prendre la forme de frôlements et de tapotements très légers. La main, appliquée à plat, passe et repasse doucement, exerçant sur la paroi thoracique une sorte de caresse; puis l'opérateur, avec le bout des doigts maintenus très souples, frappe doucement la région précordiale à la manière du pianiste qui plaque un accord sur le clavier. Certains masseurs suédois procèdent en frappant alternativement la région précordiale de la paume de la main, puis du bout des doigts, suivant un rythme qui rappelle la succession des deux bruits du cœur.

La méthode mécanique dispose d'appareils plus puissants que la main pour le massage du cœur, ce sont les *vibrateurs*, dont les uns sont portatifs comme celui de Liebdekt et les autres fixes comme celui de Zander. Ces appareils, surtout le grand vibrateur de Zander, peuvent provoquer des effets beaucoup plus puissants que la main : c'est par eux surtout qu'on peut obtenir l'apaisement de l'éréthisme cardio-vasculaire et l'atténuation des réflexes excessifs de l'appareil circulatoire.

Après quelques minutes de massage vibratoire, surtout si l'on a employé de grands vibrateurs, on voit se produire presque infailliblement, une véritable détente dans l'excitation cardiaque. Le patient a conscience d'une impression d'apaisement, et l'observateur peut noter avec le sphygmographe une véritable transformation du pouls (voir figures 56 et 57).

Il est difficile d'expliquer l'effet vraiment souverain du massage vibratoire sur l'excitation du cœur. Tout ce qu'on peut dire c'est que ce mouvement rapide et parfaitement rythmé provoque dans les centres moteurs de l'appareil circulatoire un *réflexe de sédation*, comme il en provoque, du reste, chez d'autres malades, dans les centres moteurs de l'in-

testin ou de l'estomac : car la vibration est un puissant sédatif
de tous les organes splanchniques. Il est important, toutefois,
de n'en pas prolonger la durée outre mesure, sous peine de
provoquer des phénomènes inverses de ceux qu'on recherche.
Au delà de deux ou trois minutes ce serait une excitation et
non une sédation du cœur qu'on obtiendrait. — Preuve qu'a-
vec les mouvements aussi bien qu'avec les médicaments, les
effets varient suivant les doses.

Les troubles fonctionnels du cœur.

Il est indiqué de faire la rééducation des mouvements du
cœur, toutes les fois qu'il existe des troubles de coordination
dans les forces qui président à la circulation du sang. Or, on
sait que les troubles de la circulation sanguine sont loin d'être
toujours proportionnés aux lésions anatomiques du cœur et
des vaisseaux.

Telle lésion, nettement caractérisée par des anomalies des
bruits cardiaques, peut n'apporter aucun trouble dans le
fonctionnement du cœur et, d'autre part, des troubles cardiaques violents et pénibles peuvent s'observer, en dehors de
toute altération du cœur ou des vaisseaux.

D'une manière générale, quand les battements du cœur
sont normaux au point de vue de l'énergie, de la fréquence,
de l'amplitude et du rythme, il est parfaitement inutile de
soumettre le sujet à l'action des mouvements méthodiques,
même quand l'auscultation révèle une lésion. C'est qu'alors
la lésion est suffisamment « compensée » : et il serait superflu
de faire intervenir un traitement qui agit, non sur la lésion
même, mais seulement sur le trouble qu'elle provoque dans
la circulation du sang.

Toutefois, pour prononcer que la lésion est suffisamment compensée, il ne suffit pas d'observer la malade au repos, quand le fonctionnement du cœur est réduit au minimum : il faut l'étudier dans les moments où l'organe est forcé d'activer son jeu, c'est-à-dire pendant le travail des muscles. Si le cœur ne supporte pas sans se troubler les actes usuels de la vie, la marche un peu rapide, l'ascension d'un escalier, etc., la thérapeutique par le mouvement doit intervenir, au moins au point de vue préventif, pour accoutumer le cœur à supporter sans se troubler une certaine dose de travail musculaire. Il faut se rappeler alors que tous les organes, sans exception, sont soumis à la loi de l'accoutumance, en vertu de laquelle leur capacité fonctionnelle diminue ou augmente en proportion du fonctionnement qui leur est demandé. Bien entendu l'accroissement de la capacité fonctionnelle a des limites : limites très variables pour chaque sujet, et particulièrement étroites, cela va de soi, pour un organe atteint d'une lésion. Mais ce qu'il importe de comprendre, c'est que le malade, aussi bien que le sujet vigoureux, reste notablement en deçà de la limite de fonctionnement que permettent légitimement ses organes, quand il ne les exerce pas.

En d'autres termes, l'entraînement progressif, qui semble faire gagner aux malades aussi bien qu'aux bien portants des aptitudes nouvelles, ne fait que révéler des aptitudes demeurées latentes faute de culture. S'il est dangereux de vouloir pousser la culture des facultés physiques au delà des limites que permettent les organes, il est par contre indispensable, pour obtenir le maximum de fonctionnement compatible avec la lésion ou la maladie, de cultiver la fonction et de la développer par l'exercice.

Tout cela est de notoriété banale et tombe sous le sens. Ce qui est moins généralement compris, c'est le mode d'action de cette « culture » des aptitudes fonctionnelles, quand il s'agit de l'entraînement du cœur. Pour cet organe, comme du reste pour la plupart des autres, l'augmentation de la capacité fonctionnelle par l'exercice, dérive plutôt de l'*éducation* des aptitudes physiologiques que de l'accroissement des forces. Et parmi les résultats de cette éducation il faut faire entrer en première ligne l'accroissement d'une faculté qui est plutôt passive qu'active, l'*endurance*.

Plus les organes circulatoires sont malades et moins ils sont « endurants », moins ils supportent les impressions que provoquent dans leurs centres nerveux les déplacements brusques du sang, les réflexes viscéraux, les émotions psychiques, etc. L'impressionnabilité facile de l'appareil circulatoire est souvent la principale cause des perturbations, provoquées dans le jeu du cœur, par toute augmentation de son fonctionnement. L'indication thérapeutique est de *blaser*, en quelque sorte, cette sensibilité excessive — et l'on y parvient, justement, en la mettant en jeu ; mais avec précaution et en suivant les lois de la progression dans le travail.

Chez les cardiaques à lésion compensée, l'hygiène devra comporter un exercice musculaire suffisamment actif, pour habituer le cœur à supporter sans s'émouvoir les actes usuels de la vie et même quelques mouvements un peu plus énergiques ; de façon que, le cas échéant, une fatigue imprévue ne vienne pas provoquer, dans l'appareil circulatoire, des réflexes excessifs, qui pourraient être le point de départ d'une rupture de la compensation et devenir l'origine d'une aggravation de la maladie. Si donc l'on découvre un souffle caractéristique d'une lésion cardiaque, chez un sujet qui ne présente aucun trouble circulatoire, aucune tendance à l'essoufflement, il sera rationnel de l'engager à continuer sa vie habituelle et même à en augmenter plutôt qu'à en diminuer l'activité ; tout en le mettant en garde contre certains mouvements trop violents et surtout contre les actes qui nécessitent l'*effort*.

Le temps n'est pas encore bien éloigné de nous, où la découverte d'un souffle, chez un sujet d'ailleurs alerte et vigoureux, était aussitôt l'occasion d'une proscription absolue de tout exercice : interdictions de toutes sortes de sport, défense de marcher vite, d'habiter un étage élevé, de monter à cheval et même d'aller en voiture! Et le résultat de cette éducation à rebours des organes circulatoires était la perte de l'endurance, acquise par l'appareil sensoriel cardio-vasculaire et un retour de l'émotilité cardiaque, jusqu'alors atténuée par l'habitude d'une certaine activité musculaire.

C'est par l'éducation continuelle de leur appareil circulatoire que les gens du peuple, atteints d'affections cardiaques, arrivent à supporter, sans essoufflement ni palpitations, des mouvements musculaires qui mettraient en asystolie des hommes du monde atteints de la même lésion. Il est vrai que ce sont justement les ouvriers adonnés aux plus rudes travaux qui vivent le moins longtemps avec une lésion cardiaque; mais ce qui tue ces hommes, ce n'est pas, à proprement parler, le travail musculaire, c'est l'*effort*, j'entends l'effort thoraco-abdominal, cet acte si désastreux pour l'appareil circulatoire et qui intervient si souvent dans l'exercice des professions manuelles. Or, rien n'est plus facile que d'éliminer l'*effort* des exercices qu'on prescrira dans un but thérapeutique.

La marche, et même la marche en côte, la bicyclette et quelques autres exercices de sport pratiqués avec des précautions voulues constitueront d'excellents moyens d'éducation cardiaque. On peut affirmer que le système d'Œrtel, qui n'est autre chose que la marche en côte méthodiquement réglée, agit bien plus comme moyen d'éducation des réflexes cardiaques que comme fortifiant du myocarde.

Voilà donc l'utilité de l'éducation, pour ainsi dire *préventive*, que donne au cœur l'exercice musculaire méthodique, chez un cardiaque exempt de troubles circulatoires par suite d'une compensation suffisante de sa lésion. Mais si la compensation ne s'est pas établie ou qu'elle soit rompue, ou bien si le malade, indemne de lésions organiques, présente des troubles fonctionnels de la circulation sanguine, c'est de la *rééducation* du cœur qu'il s'agira alors de faire.

Comment devra-t-on procéder et quelles distinctions convient-il d'établir dans le choix des moyens du traitement, suivant la nature de la lésion ou la cause des troubles fonctionnels ?

Ici, l'on peut dire que ce n'est pas le diagnostic exact de la maladie qui doit guider le traitement, mais plutôt la forme et l'intensité des troubles circulatoires. Et ceux-ci sont bien souvent indépendants de la forme anatomique des lésions. Souvent même, on le sait, les troubles cardio-vasculaires ne dérivent pas d'une lésion du cœur ou des artères, mais d'une affection d'un organe voisin comme l'estomac ou le foie ; ou bien d'un trouble général de la nutrition, de l'innervation, etc.

Le traitement des troubles cardiaques par le mouvement n'est en somme qu'une médication de symptômes. Et du reste, en cas de lésion anatomique confirmée, cette médication n'aurait aucune prise sur la lésion même du cœur ou des vaisseaux.

Au surplus, l'on peut dire que, même dans les affections organiques du cœur, le symptôme a plus d'importance que la lésion. En effet, le symptôme, c'est-à-dire le trouble de la circulation sanguine, marque le commencement des périodes graves de la maladie ; tandis que la lésion, si le processus morbide qui l'a créée cesse d'agir, peut très bien n'être pas

incompatible avec une santé parfaite, quand des causes intercurrentes ne viennent pas apporter un obstacle passager ou
durable au cours du sang.

C'est ainsi que la plupart des lésions auriculo-ventriculaires, par exemple, une fois acquises, persistent toute la
vie; et pourtant les sujets qui en sont porteurs, quoique
exposés à voir éclater des symptômes graves sous l'influence
de divers incidents de la vie ou de divers écarts d'hygiène,
peuvent très bien garder jusqu'à la vieillesse tous les attri-
buts de la santé.

C'est donc, en somme, les troubles circulatoires qu'il importe de prévenir ou de combattre ; et ces troubles ne peuvent
s'établir sans que les conditions dans lesquelles se fait le travail du cœur ne soient plus ou moins profondément modifiées.

Traitement gymnastique de l'arythmie.

Quand il s'agit de combattre l'*arythmie* des mouvements
du cœur et que ce symptôme est d'origine nerveuse ou
réflexe, l'indication première est de provoquer un effet de
sédation. Il faut rendre le cœur moins sensible, moins émotif.

On peut y arriver à l'aide de certains médicaments; mais
on y parvient plus sûrement à l'aide de certains mouvements
passifs ; surtout à l'aide de certaines formes de massage, telles
que la *vibration*.

Le massage vibratoire appliqué directement sur la région
cardiaque, produit d'ordinaire en une ou deux minutes un effet
de sédation. S'il y a *tachycardie,* on voit presque toujours le
nombre des battements cardiaques diminuer dans une notable
proportion. Le patient lui-même, en cas d'*éréthisme cardiaque,* a conscience d'une sorte d'apaisement de l'état ner-

veux du cœur. Les *palpitations*, s'il en est atteint, deviennent
moins violentes et moins pénibles.

Souvent le cœur, quand il n'est troublé que par l'émotilité
extrême de ses nerfs, reprend son rythme normal, pour un
temps plus ou moins long, sous l'influence d'une seule séance
de massage vibratoire. Tous les médecins suédois ont publié
des tracés sphygmographiques qui en font foi et on peut voir,
au commencement de ce chapitre, une collection de graphiques très démonstratifs, recueillis par moi-même.

La disparition instantanée de l'arythmie, sous l'influence de
la grande pelote vibratoire de Zander, est un fait assez
commun. Habituellement, il est vrai, l'irrégularité des pulsations se reproduit après quelques heures. Mais l'observation suivie des malades prouve qu'une série de séances de
vibration a pu définitivement faire disparaître l'arythmie,
quand elle n'était pas liée à une lésion matérielle.

Les causes de l'*arythmie cardiaque* et la signification exacte
de ce symptôme sont loin d'être bien nettement connues. Il
est des arythmies contre lesquelles tout traitement semble
impuissant et que le malade garde jusqu'à la fin de sa vie. Celles
là sont souvent dues à une excitation continue des filets ou ganglions nerveux du cœur par le voisinage d'une lésion d'endocardite ; ou bien d'un processus scléreux qui aurait épaissi le
tissu conjonctif, sur certains points du myocarde, et irrité les
centres moteurs. On sait, en effet, que dans l'appareil circulatoire des centres moteurs sont disséminés sur une multitude
de points du cœur et des vaisseaux[1].

Il en est d'autres qui accompagnent des troubles mécaniques de la circulation intracardiaque et semblent y être liées
directement. Par exemple dans l'état d'*asystoloie* ou d'*hypo-*

1. Gley, *Les circulations locales*.

systolie, quand le cœur se vide imparfaitement ou quand chaque systole ventriculaire ne parvient pas à se faire sentir jusqu'à l'artère radiale. Dans ce dernier cas, les intermittences du pouls ne concordent pas avec des arrêts du cœur. Celui-ci continue à produire régulièrement ses systoles, mais chacun de ses efforts n'est pas suivi de l'évacuation complète du ventricule. On dit alors qu'il y a *fausse intermittence*. Il ne s'agit plus alors, à proprement parler, d'une arythmie, d'un défaut de régularité dans la succession des systoles, mais d'une insuffisance du travail du cœur, par rapport à la résistance que rencontre son effort.

Si l'on veut comparer le fonctionnement du myocarde à celui des autres muscles de l'économie, on peut dire que l'arythmie qui constitue une sorte de « boiterie » du cœur est quelquefois de nature *spasmodique* et, dans d'autres cas, de nature *organique*. Dans les deux cas le mode d'action du traitement n'est pas le même, bien que les moyens employés par les méthodes gymnastiques ne diffèrent pas beaucoup.

L'arythmie, même quand elle ne dépend ni d'une lésion du cœur ni d'une insuffisance de l'énergie du myocarde, peut se rattacher par voie réflexe à une lésion ou à un trouble fonctionnel d'un autre organe, comme l'estomac, le foie, ou bien elle peut être un symptôme purement nerveux.

Les mouvements méthodiques peuvent influencer beaucoup les fonctions digestives et, quand on voit cesser l'arythmie cardiaque chez un dyspeptique, à la suite du traitement suédois, on est en droit de se demander si ce n'est pas la dypepsie qu'on a guérie tout d'abord, avant d'exercer une action spéciale sur le cœur. Mais on observe des cas où le doute n'est pas possible. Maintes fois j'ai vu des arythmies cardiaques d'origine gastrique se modifier et disparaître en quelques jours de traitement gymnastique, alors que persistaient les troubles digestifs concomitants. Là, la médication avait donc agi directement sur le symptôme cardiaque : il est permis de croire que le mouvement, méthodiquement appliqué, avait pu diminuer l'impressionnabilité du cœur et rendre cet organe moins apte à subir les réflexes qui en troublaient le rythme, et cela avant de supprimer la cause première de ces réflexes.

Ne voit-on pas du reste, le plus grand nombre des dyspeptiques subir leurs troubles digestifs sans présenter de l'arythmie cardiaque? Il faut, pour que le cœur se trouble sous l'influence d'une perturbation des fonctions digestives, qu'il y soit prédisposé par une émotilité spéciale, sur laquelle il est logique d'admettre qu'une médication spéciale peut agir. — C'est cette action régulatrice des centres nerveux sensitivo-moteurs qui mérite le nom de *rééducation*.

Dans le cas d'arythmie purement *nerveuse*, c'est-à-dire dépendant d'un trouble fonctionnel du système nerveux comme on l'observe chez les neurasthéniques, les hystériques et chez certains sujets d'une grande émotilité, l'action du mouvement est comparable à celle qu'on recherche dans la *chorée*, l'*ataxie locomotrice* et dans les autres formes d'impotence où la force des muscles est conservée, leur coordination étant seule pervertie.

Dans le cas d'arythmie *organique*, la force du cœur n'est pas à proprement parler, diminuée mais elle est devenue insuffisante parce que divers obstacles mécaniques entravent son jeu et augmentent la somme du travail qu'il doit fournir.

Dans le premier cas la médication doit viser les centres nerveux et, dans le second les obstacles qui troublent le cours du sang.

En cas d'arythmie nerveuse, il faut procéder exactement comme dans le traitement gymnastique de la chorée. Il faut chercher d'abord à combattre l'excès d'impressionnabilité,

Série V.

DISPARITION DE L'ARYTHMIE DU POULS SOUS L'INFLUENCE
DES MOUVEMENTS MÉTHODIQUES

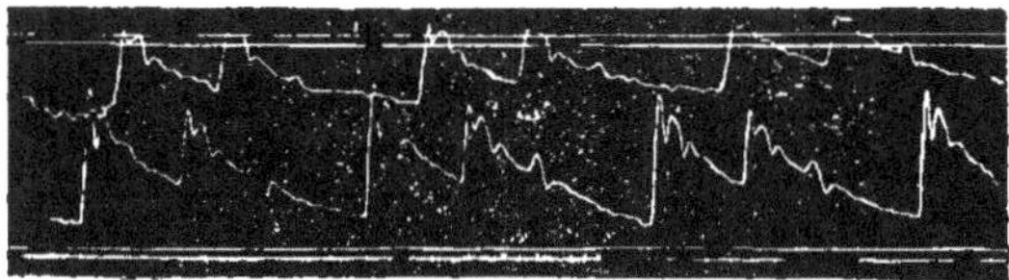

Fig. 47. — Arythmie du type dit « bigéminé » avant le traitement.

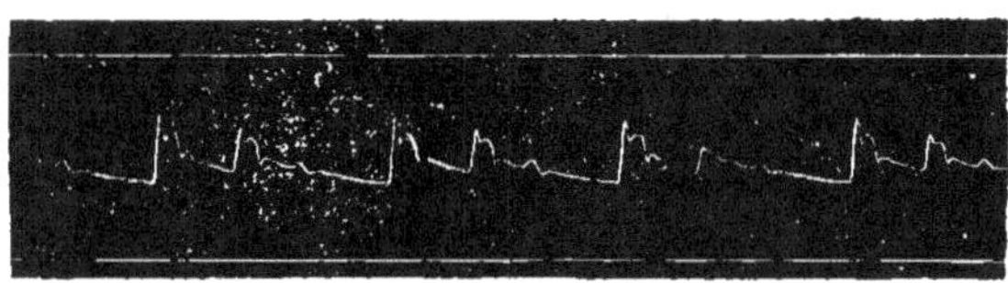

Fig. 48. — Même sujet après la 1re séance de traitement par les mouvements
méthodiques.

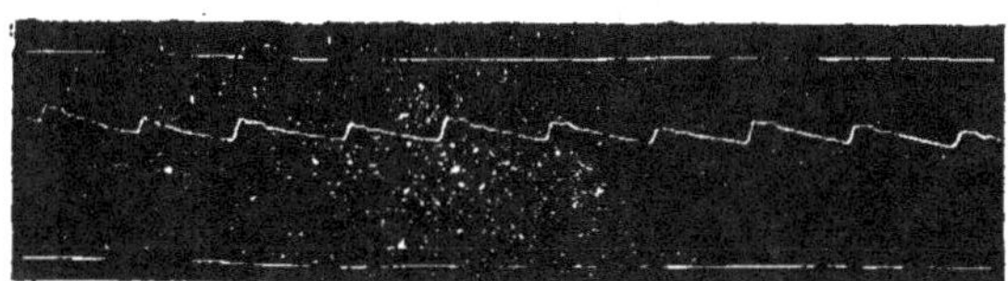

Fig. 49. — Même sujet après un mois de traitement par les mouvements
méthodiques.

d'où dérive la facilité des contractions réflexes et nous savons que les massages doux, surtout de forme vibratoire, ont sur les centres nerveux du cœur une action antispasmodique. On s'efforcera ensuite de rétablir la régularité des mouvements et, là encore, il faudra s'inspirer des méthodes qui réussissent à discipliner les mouvements des membres, dans les maladies caractérisées par leur défaut de coordination. Chez l'enfant atteint de danse de Saint-Guy le meilleur traitement est le mouvement *rythmé*. L'observation des faits m'a prouvé qu'il en est de même chez les sujets atteints d'arythmie fonctionnelle du cœur.

Série VI.

DISPARITION *progressive* D'UNE ARYTHMIE DU TYPE *tricouplé*
SOUS L'INFLUENCE DES MOUVEMENTS MÉTHODIQUES

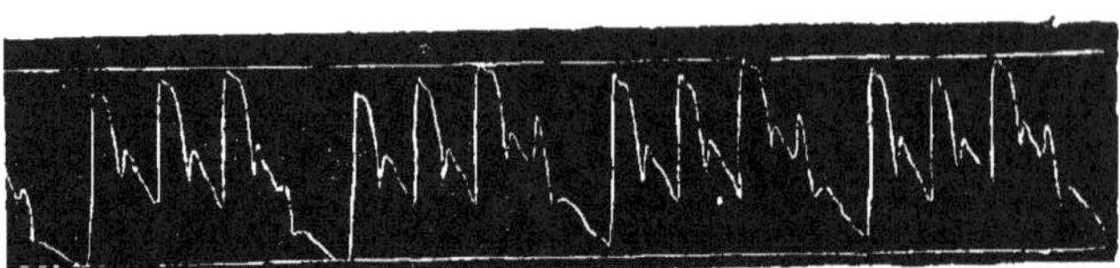

Fig. 50. — Arythmie du type dit « pouls tricouplé » avant le traitement.

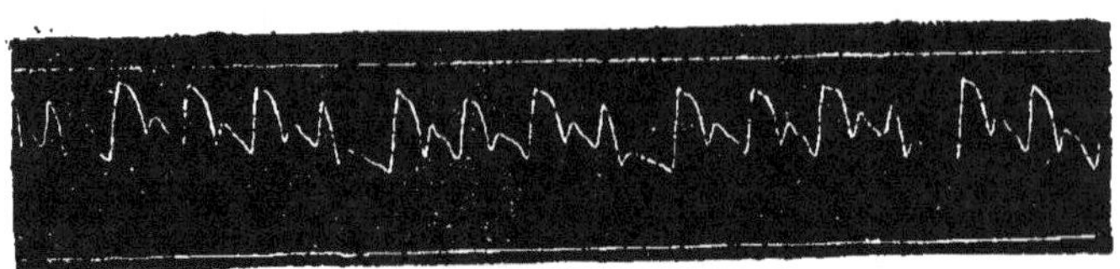

Fig. 51. — Même sujet après un mois de traitement (le rythme du pouls est devenu « quadricouplé »).

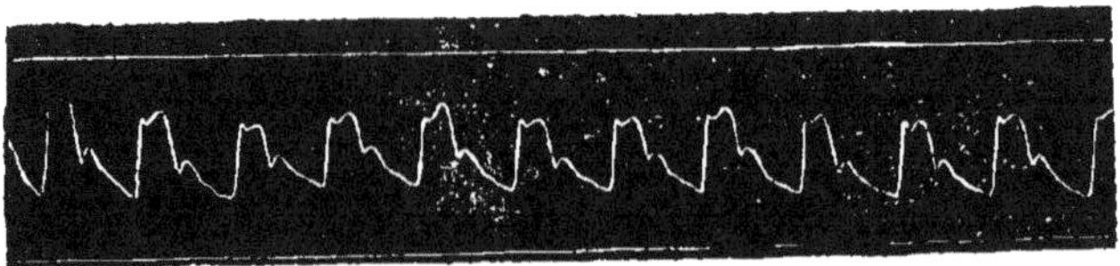

Fig. 52. — Même sujet après quatre mois de traitement par les mouvements méthodiques (l'arythmie a complètement disparu).

C'est un fait général et que tout le monde a observé. Tous les muscles de la vie de relation sont influencés par le rythme. On sait combien on facilite les mouvements en les réglant par la cadence : les tambours qui marquent le pas des fantassins, l'orchestre qui accompagne les mouvements des danseurs, produisent sur les centres nerveux une sorte de suggestion qui crée une allure automatique, identique pour tous ceux qui participent à l'exercice et dont ceux qui écoutent sans agir ont parfois peine à se défendre. Or, il en est pour les organes de la vie organique comme pour les organes de la vie de relation; bien que l'effet du rythme y soit beaucoup moins accentué et tout à fait inconscient. Ici comme là, le mouvement suggère le mouvement et *le rythme appelle le rythme*.

Des médecins peu amateurs de médicaments, mais grands connaisseurs des voies par lesquelles on atteint les organes en mettant les sens en jeu, ont pu réussir à améliorer des dyspeptiques en les faisant digérer en musique. — Ce mot humoristique : « l'estomac aime le rythme ! » n'était pas d'un mauvais plaisant, mais d'un profond observateur.

Pour le cœur, ce ne sont pas les sensations auditives qui peuvent influencer les centres moteurs. C'est plutôt le *sens musculaire*. Toujours est-il qu'on arrive, dans nombre de cas, à régulariser les battements du cœur en faisant exécuter au malade des mouvements parfaitement rythmés; — en procédant en un mot comme on le fait chez les choréiques ou les ataxiques. — Mais il est nécessaire que ces mouvements soient *doux* et *faciles* : doux, pour ne pas exciter le cœur et faciles, pour ne pas provoquer des efforts de coordination musculaire dont nous avons dit l'inconvénient.

Il est impossible de dissocier l'éducation des poumons de celle du cœur. Aussi faut-il faire entrer, parmi les bénéfices que donne aux cardiaques à lésion compensée l'exercice mus-

culaire méthodique, le développement de l'aptitude respiratoire et la facilité que donne à la petite circulation l'habitude
de faire des inspirations lentes et profondes. Et cette habitude s'acquiert par la pratique des exercices généraux.

Parmi les mouvements les plus capables d'exercer sur le
cœur la « suggestion du rythme », il n'en est pas de plus
efficaces que les mouvements *respiratoires*. Une corrélation
très étroite unit, on le sait, le mécanisme de la respiration à
celui de la circulation : chaque inspiration profonde exerce
sur le sang du ventricule droit un appel qui se propage à
l'oreillette et aux grosses veines. Le cours du sang à travers
les cavités cardiaques subit donc, à chaque temps de la respiration, des variations de pression qui ne peuvent manquer
de se faire sentir aux surfaces sensibles de ces cavités et, par
l'intermédiaire de leurs nerfs, aux centres moteurs qui gouvernent le muscle cardiaque. On peut dire que le cœur suit la
mesure que lui bat le poumon.

Ce qui est certain, c'est qu'en pratique, on observe qu'en
ralentissant le rythme pulmonaire, on peut ralentir aussi le
rythme cardiaque. Et non seulement on le ralentit, mais
encore on le régularise.

Telle sera donc la formule bien simple du traitement gymnastique de l'arythmie : faire exécuter au sujet des mouvements très amples, très doux, très lents et très réguliers ; en
ayant soin de faire coïncider le premier temps du mouvement
avec l'inspiration et le second temps avec l'expiration.

Il sera bon, si le mouvement est actif, de faire coïncider
la période de relâchement avec l'expiration. Par exemple, si
on élève les bras avec résistance d'un contrepoids, l'inspiration
se fera pendant que le bras s'élève, et l'expiration quand il retombe. Cette pratique aura pour effet d'éviter tout risque d'augmentation de la tension artérielle pendant le travail muscu

laire. Il faut se rappeler que la pression baisse quand le muscle travaille au moment de l'inspiration, qu'elle s'élève quand le muscle travaille au moment de l'expiration : en un mot, que le travail musculaire exécuté pendant la période d'expiration, tend à provoquer des effets analogues à ceux de l'*effort*[1].

De tous les mouvements capables d'influencer le rythme du cœur, il n'en est pas de plus efficaces que les mouvements suédois actifs ou passifs, dans lesquels les bras s'élèvent, s'écartent, puis retombent, entraînant avec eux la clavicule et les côtes supérieures. Ces mouvements, quand ils s'accompagnent de l'abaissement du diaphragme, représentent toutes les conditions de l'inspiration forcée. Nous en avons, à maintes reprises, montré l'efficacité au point de vue mécanique pour faciliter la circulation cardio-pulmonaire. Mais, de plus, ils provoquent au maximum, en augmentant la vitesse du courant intra-cardiaque, les impressions sensitives capables d'influencer les centres nerveux du cœur et de déterminer ce que nous appelons des « réflexes de rythme ».

Ce doit être une règle, dans le traitement gymnastique des troubles circulatoires, d'accompagner chaque mouvement du membre qui accomplit un exercice actif, d'un effort volontaire d'inspiration aussi profond et aussi lent que le sujet peut le faire. C'est le poumon qui doit, en quelque sorte, « battre la mesure » du mouvement. Et l'on observe que chez les cardiaques, où les mouvements respiratoires ont souvent une fréquence anormale, cette discipline a les plus heureux résultats. La respiration acquiert peu à peu un rythme plus lent, et l'influence du poumon ne tarde pas à se faire sentir sur le cœur, qui s'accoutume, lui aussi, à battre avec plus de lenteur et de régularité.

---

1. Mathias Duval, *loc. cit.*

Le mouvement de *respiration passive* est le plus efficace de tous ceux qu'on peut appliquer aux cardiaques. A défaut de machines, il peut être appliqué par un aide, dont les mains remplacent l'appareil. Dans le système Zander, la machine est réglée pour un rythme très lent : 10 respirations par minute. Or, l'on voit des malades qui ne pouvaient supporter ce degré de lenteur au début, s'y accommoder peu à peu par l'accoutumance. Ils font ainsi l'éducation de leurs poumons et, consécutivement, celle de leur cœur.

C'est ainsi que la volonté peut se servir du poumon, sur lequel elle exerce son empire, pour en faire l'éducateur du cœur, qu'elle ne gouverne pas directement.

Les « boiteries » du cœur.

Quand les irrégularités du rythme du pouls procèdent d'une lésion qui a troublé l'hydraulique du cœur, la rééducation de l'organe, au moyen de l'exercice méthodique, se fait suivant deux modes très différents.

D'abord par un mécanisme semblable à celui que nous venons d'indiquer pour l'arythmie purement fonctionnelle ; car il est presque impossible que les obstacles mécaniques auxquels est dû le dérèglement des pulsations, n'aient pas provoqué, par surcroît, des troubles nerveux qui compliquent à leur tour les difficultés de la circulation. Il est inévitable que le cœur ne s'*énerve* et ne se *détraque*, en même temps qu'il faiblit et devient mécaniquement insuffisant à sa tâche.

Le cœur « boite », a-t-on dit, pour exprimer le dérèglement des mouvements du cœur sous l'influence d'une lésion organique. L'image est juste, si elle veut rappeler que, dans toute boiterie, il y a un trouble fonctionnel surajouté, une difficulté de coordination, provenant des impressions sensitives créées par la difficulté même de la fonction et par les conditions anormales dans lesquelles cette fonction s'exécute.

Dans les paralysies musculaires des membres inférieurs, par exemple, on voit certains malades marcher avec un degré de difficulté qui varie suivant leurs impressions psychiques. — J'ai connu un homme très impressionnable qui, à la suite d'une hémiplégie, pouvait gravir un étage quand il se croyait seul et ne pouvait monter une seule marche quand il se sentait regardé.

De même l'impressionnabilité et l'émotilité de l'appareil circulatoire viennent, presque toujours, compliquer les troubles de la circulation; même quand ces troubles ont leur cause dans une lésion matérielle.

Il y a donc toujours, même en cas de lésions organiques, une part considérable de l'irrégularité des mouvements cardiaques qui relève du système nerveux et des effets réflexes. Et il y a, par conséquent, toujours indication d'agir sur les centres nerveux eux-mêmes, par les moyens qui réussissent dans les troubles cardiaques purement fonctionnels.

Mais ce ne serait pas suffisant. Il y a encore autre chose à faire, au point de vue de la rééducation des mouvements du cœur. Il est indiqué et il est possible de *faciliter* au cœur l'exécution des mouvements qui sont mécaniquement entravés, et c'est là encore un procédé de rééducation.

Il faut comprendre dans l' « éducation du mouvement » tous les procédés qui ont pour but de rendre la fonction plus facile à un organe malade ou affaibli, et de lui permettre ainsi de s'exercer correctement à regagner son degré normal de capacité fonctionnelle. Après une fracture de jambe, une arthrite du genou, une névrite ou toute autre maladie qui a compromis les mouvements des membres inférieurs, on emploie les béquilles comme moyen élémentaire de rééducation de la marche. Quand il s'agit des mouvements du cœur, il faut procéder suivant le même principe : j'entends qu'il faut chercher à alléger l'effort du myocarde, à l'aide de procédés qui puissent diminuer son travail, comme un soutien donné au corps diminue le travail des jambes.

C'est en facilitant le travail du cœur et en diminuant son effort, qu'agissent les moyens thérapeutiques les plus efficaces employés contre les troubles graves de l'appareil circulatoire, contre ceux qui caractérisent l'asystolie.

Que font les saignées, les purgatifs drastiques, les diurétiques, sinon de produire une déplétion du système veineux, qui facilite le travail du cœur? Le repos, moyen héroïque chez les cardiaques surmenés par les fatigues professionnelles, a pour effet de diminuer l'effort du cœur et de permettre à tout l'appareil circulatoire, débarrassé du travail supplémentaire que lui causait le fonctionnement des muscles, de se reprendre, de se *ressaisir* — de se remettre peu à peu à son allure normale.

C'est, au total, une sorte de rééducation automatique qui se produit, par la suppression du travail supplémentaire que l'activité des muscles impose au cœur. Le cœur continue bien à battre quand tout le corps cesse d'agir; mais il bat avec moins d'effort et, par suite, avec moins d'affolement, et cette tranquillité lui permet de reprendre progressivement ses habitudes fonctionnelles normales.

Mais il faut savoir que certains mouvements méthodiques peuvent causer, dans le travail du cœur, un allégement plus grand encore que le repos absolu des muscles; en ce sens que ces mouvements peuvent faire disparaître certaines difficultés mécaniques de la circulation sanguine. Nous avons expliqué comment les mouvements passifs, le massage, ainsi que les mouvements actifs très doux et très localisés, et surtout les mouvements respiratoires, peuvent suppléer à l'insuffisance du myocarde pour rendre au sang veineux sa vitesse normale et faire cesser ainsi les stases périphériques, les œdèmes, les congestions passives du poumon : autant d'obstacles que le cœur s'épuisait en vain à faire franchir au sang.

C'est ainsi que ces mouvements, dont l'effet est purement mécanique, créent des conditions de circulation qui permettent au cœur et aux vaisseaux de reprendre l'*habitude* d'un fonctionnement normal. Et les centres nerveux de l'appareil circulatoire interviennent alors, pour maintenir à l'état durable ce retour, même momentané, d'un fonctionnement régulier.

Le fait a été signalé par tous les cliniciens ; une fois le résultat thérapeutique obtenu, l'appareil cardio-vasculaire réagit automatiquement, dans un sens qui en assure la persistance, pourvu qu'aucune influence pathologique n'intervienne de nouveau pour le détruire.

C'est pour cette raison qu'un médicament cardiaque, tel que la digitale, dont l'administration est de courte durée, peut produire un rétablissement durable de la circulation. Dès que la tension artérielle est remontée, l'augmentation même de la pression sanguine provoque, dans les centres nerveux, un réflexe vaso-moteur qui augmente la tonicité et réveille la contractilité des parois artérielles. D'où relèvement définitif de la tension et transformation d'un effet passager en résultat thérapeutique *durable*.

Tel sera aussi l'effet thérapeutique du mouvement, si le médecin sait l'utiliser, non pour fortifier le cœur, mais pour l'aider dans son travail et rétablir la coordination de ses mouvements, en supprimant les obstacles qui entravaient et *détraquaient* le mécanisme de son fonctionnement. Il ne s'agira pas, comme le comprend Œrtel, d'augmenter la force du moteur cardiaque, mais de supprimer, si on nous permet cette image, le « grain de sable » qui en enrayait le jeu.

Et la machine une fois remise en marche, l'*habitude* de marcher régulièrement s'y maintiendra, avec la cure de mouvements comme après l'administration de la digitale, tant qu'un nouvel obstacle ne sera pas venu la troubler.

CHAPITRE VI

LA RÉÉDUCATION DE L'APPAREIL CIRCULATOIRE (*Suite*)

Régularisation de la circulation vasculaire ; — abaissement de la tension
  artérielle par le mouvement ; — relèvement de la tension artérielle
  par le mouvement.

La rééducation de l'appareil circulatoire, quand le fonctionnement en est troublé, peut être obtenue par la cure
d'exercice, à l'aide de procédés comparables à ceux qu'on
emploie pour la rééducation de l'appareil locomoteur.

Mais le mode d'action du mouvement, dans la thérapeutique des troubles circulatoires est infiniment plus complexe
que celui de la rééducation motrice. On ne peut l'exposer
sans analyser les forces multiples dont la résultante se traduit par le courant sanguin, et sans montrer dans quelle
mesure chacune de ces forces peut être influencée par le
mouvement.

Régularisation de la circulation des vaisseaux.

Nous avons parlé, au chapitre précédent, de la rééducation
du cœur. Il nous reste à exposer l'action régulatrice que
peuvent exercer les mouvements sur les autres facteurs de la
circulation qui sont : les *parois vasculaires*, artérielles et
veineuses ; la *masse sanguine*, dont les déplacements ou la

stagnation, en divers points de l'appareil circulatoire, ont tant d'influence sur les réactions motrices du cœur et des vaisseaux ; enfin le *poumon*, dont l'action sur la circulation est à la fois mécanique et physiologique.

L'élasticité et la contractilité des artères peuvent être mises en jeu de diverses manières par les mouvements actifs et passifs.

L'*élasticité* des parois artérielles, cette force mécanique qui tient à la structure même de leurs parois et échappe à l'action du système nerveux, varie surtout par le fait de la réplétion ou de la déplétion des vaisseaux. Plus l'artère est tendue, plus ses parois élastiques pressent fortement le liquide qui les distend, ainsi que feraient les parois d'un tube de caoutchouc. Or, les mouvements peuvent mettre indirectement en jeu cette force élastique par suite du déplacement qu'ils opèrent sur la masse du sang. C'est ainsi que les mouvements passifs et certaines formes du massage tendent à faire passer la masse sanguine des veines dans les artères. Ils modifient de cette façon l'équilibre des pressions dans les deux systèmes, en diminuant la tension des parois veineuses et en augmentant celle des parois artérielles.

La *contractilité* des artères est mise en jeu par des causes qui ne sont pas d'ordre mécanique, mais d'ordre physiologique. Nous avons dit que les mouvements actifs abaissent la tension artérielle. Le muscle, pendant le travail de la contraction est le siège d'une congestion active, de même que le cerveau pendant le travail de la pensée, ou l'estomac pendant le travail de la digestion. Cette suractivité de la circulation locale se produit grâce à une dilatation des petites artères : il y a donc vaso-dilatation, dans le muscle en travail et, par suite, pénétration plus facile du sang des capillaires artériels dans les capillaires veineux.

Nous allons dire tout à l'heure les conséquences thérapeutiques de cette diminution de la tension artérielle pendant le travail. Mais il faut rappeler d'abord que certaines conditions de l'exercice actif peuvent, momentanément, provoquer un résultat inverse et aboutir à une *augmentation* de la tension artérielle. Ces conditions sont l'excitation du cœur et la compression des gros vaisseaux.

L'excitation du cœur peut provoquer, dans certains cas, des systoles d'une énergie excessive et suffisante pour contrebalancer l'effet de la vaso-dilatation musculaire. On comprend que, malgré la diminution de la résistance périphérique, si la poussée centrale devient plus énergique, la tension du vaisseau puisse se maintenir au degré normal et même à un degré plus élevé que la normale. Et c'est pourquoi il importe, dans le cas où la tension artérielle est déjà trop élevée, d'éviter toute forme d'exercice capable de surexciter le cœur.

Aussi doit-on absolument proscrire, dans le traitement des maladies à hypertension artérielle, la course, la marche ascensionnelle et tous les exercices du corps qui exigent une certaine vitesse dans les mouvements ou qui mettent en œuvre un grand nombre de groupes musculaires à la fois. Car la vitesse du mouvement et la généralisation du travail sont deux conditions qui provoquent fatalement l'excitation du cœur et des vaisseaux.

L'élasticité et la contractilité des veines sont deux facteurs qui interviennent puissamment dans le concert des forces directrices de la circulation.

Il serait superflu d'insister pour démontrer l'importance de la *force élastique* des tissus veineux au point de vue de la circulation de retour. On sait que la poussée du cœur, qui se fait sentir si énergiquement jusqu'aux dernières ramifications artérielles, est considérablement amortie par la résistance qu'éprouve le sang pour traverser le réseau si rétréci des vaisseaux capillaires.

L'élasticité des parois veineuses agit, sur la masse du sang qui revient de la périphérie au centre, comme force auxiliaire, pour en augmenter la vitesse acquise. Mais cette force varie beaucoup suivant le degré de distension des parois des vaisseaux. Si le vaisseau est insuffisamment rempli, la tension veineuse se trouvant diminuée, l'élasticité des parois réagira d'autant moins. Mais si, par contre, la réplétion est excessive, il arrivera que les fibres, distendues au delà de leur limite de réaction, ne pourront plus se rétracter, et le vaisseau demeurera inerte. C'est ce qu'on observe dans les *stases sanguines* ou congestions passives.

Le travail utile, dû à l'élasticité des veines, est donc subordonné au volume du sang que contiennent ces vaisseaux, et ce que nous avons à en dire trouvera sa place tout à l'heure dans l'étude des déplacements de la masse sanguine.

La *contractilité* des veines peut être mise en jeu par beaucoup de conditions extérieures. On sait qu'un froid intense peut produire des stases sanguines dans les vaisseaux de la périphérie du corps, par une sorte de paralysie des parois veineuses. D'autres agents peuvent, au contraire, exciter leur contraction et provoquer le resserrement de leur calibre. Parmi ces agents de la constriction veineuse il faut noter certaines formes du mouvement passif, et, en première ligne, le mouvement *vibratoire*.

Dans le traitement mécanique des maladies, la vibration, communiquée au moyen de divers appareils, intervient souvent pour provoquer des effets très divers. L'expérience prouve qu'en faisant varier le mode d'application de l'appareil vibrateur on peut obtenir soit un apaisement de l'excitation du cœur, — comme nous en avons cité des exemples au commencement de cette étude, — soit une excitation des vaisseaux périphériques, qui se traduit par la mise en jeu de la contractilité des parois veineuses.

Il est très difficile d'obtenir avec la main des effets de vibration suffisamment intenses et prolongés; mais la mécanothérapie nous offre de précieuses ressources, pour produire le mouvement vibratoire avec tous les degrés voulus d'énergie.

Le grand *vibrateur* de Zander consiste dans une banquette animée d'un mouvement de faible amplitude, mais d'une très grande fréquence : il donne 500 vibrations par minute. Les régions soumises à l'action de la vibration de cet appareil subissent deux effets distincts, dont l'un, purement mécanique, est un déplacement du sang qui tend déjà à activer la circulation, et dont l'autre, de nature physiologique, se traduit par une sorte de coup-de-fouet, qui excite les parois veineuses à se resserrer et à chasser le sang qui les engorge.

Cet effet de vaso-constriction veineuse s'accompagne d'une série d'autres phénomènes, dont une analyse attentive permet de le distinguer, mais qui, du reste, concourent tous au même résultat utile, c'est-à-dire à l'activité plus grande de la circulation du sang, dans la région soumise à l'action de l'appareil vibrateur.

Voici, en effet, ce qu'on observe quand on applique, par exemple, les deux pieds, sur la banquette horizontale du grand vibrateur de Zander.

On éprouve d'abord une courte sensation de froid, en même temps qu'on a l'impression d'une diminution du volume des extrémités : le pied semble tout à coup être plus au large dans la chaussure. Ces deux sensations se rapportent à une même cause et sont d'accord pour indiquer un resserrement du calibre des petits vaisseaux et, par suite, l'évacuation de l'excès de sang veineux qui les distendait. Cette vaso-constriction porte, du reste, aussi bien sur les artérioles que sur les veinules. On en a la preuve si on fait l'expérience sur les mains nues : on voit la peau pâlir en même temps que la main semble diminuer de volume. Preuve que l'apport du sang y est moins considérable.

A ce premier effet de vaso-constriction, succède un phénomène inverse : au bout d'une ou deux minutes, on ressent une impression de chaleur, et le pied reprend son volume normal, à moins qu'il ne fût, au moment de l'expérience, le siège d'une stase veineuse ; auquel cas la diminution de volume demeure toujours très appréciable.

Cette deuxième série de phénomènes, inverses des premiers, est manifestement due à un effet de vaso-dilatation artérielle, véritable *réaction* analogue à celle que produirait dans la peau l'hydrothérapie froide.

Il importe de remarquer que l'effet de vaso-dilatation artérielle, qui suit la contraction artério-veineuse, ne contrarie nullement les résultats utiles de la poussée produite par le resserrement des veines, sur le sang qui s'y attardait. Bien loin de là, si les capillaires artériels s'ouvrent plus largement, il en résulte un accroissement de la vitesse du sang qu'ils envoient au réseau veineux et, par suite, une augmentation de l'impulsion centripète, de la *vis a tergo* qui fait cheminer le sang veineux vers le cœur.

La contractilité des veines est encore mise en jeu par d'autres formes du mouvement *passif* : dans les mouvements, par exemple, où le membre subit des déplacements alternatifs d'extension et flexion, d'abaissement et élévation, d'abduction et adduction. Nous avons déjà dit comment ces mouve-

ments provoquent dans les veines des alternatives de tiraille-
ment et de relâchement, qui excitent et stimulent leurs fibres
lisses. Mais, là encore, l'effet est complexe; car, à côté de
cette excitation des éléments contractiles du vaisseau, il y a
un effet mécanique d'aspiration puis de refoulement du
liquide sanguin, par suite du raccourcissement et de l'allongement successifs des conduits où il circule. Grâce à la disposition des valvules des veines, qui font soupapes, c'est toujours
dans la direction du cœur que s'oriente l'impulsion communiquée au sang veineux.

On voit, par la complexité des actes physiologiques que
nous exposons et par l'étroite solidarité qui les unit, combien
il est difficile d'isoler, autrement que par une opération de
l'esprit, l'action des divers facteurs de la circulation. —
Celui qu'il nous reste à étudier, le déplacement du liquide
sanguin, est, plus encore que tous les autres, solidaire d'une
foule de facteurs mécaniques et physiologiques, et ce n'est
que pour la commodité de la démonstration que nous l'expo-
serons dans un paragraphe à part.

Le *déplacement du liquide sanguin* est un des plus
importants facteurs des variations de la pression vasculaire.
C'est aussi celui sur lequel les mouvements du corps et des
membres peuvent exercer l'influence la plus directe et la plus
facile à démontrer.

Nous avons déjà dit que le mouvement *actif* avait pour
effet de provoquer la dilatation des artérioles du muscle et,
par conséquent, d'augmenter la quantité de sang qui le traverse. Quand les muscles entrent en travail, il y a déplacement plus rapide du sang des artères vers les veines, et nous
savons que la conséquence de ce déplacement est l'augmentation momentanée de la masse du sang veineux, avec diminu-

tion de la masse du sang artériel ; car l'augmentation de la vitesse du sang dans les veines n'est pas nécessairement égale à l'accélération de la circulation artérielle.

Nous avons déjà insisté sur la conséquence de l'accroissement du débit des artères quand le débit des veines n'est pas augmenté en proportion, et montré qu'il y a alors rupture de l'équilibre des pressions dans les deux systèmes artériel et veineux. La tension veineuse augmente à mesure que la tension artérielle diminue : d'où imminence d'*asystolie*. Et c'est en effet ce qui s'observe, au cours de tout exercice musculaire qui acquiert un degré extrême de violence.

Il y a pourtant, dans l'exercice musculaire actif, une condition qui est un puissant auxiliaire de la circulation veineuse, c'est le changement de forme des muscles. Le muscle subit, pendant le travail, des alternatives de raccourcissement et d'allongement : à chaque contraction, il durcit en se ramassant sur lui-même. Il fait ainsi subir aux veines voisines des pressions intermittentes, qui communiquent à leur contenu une poussée capable d'en activer le cours et de les vider, comme le feraient une série de pressions de la main.

Mais il faut bien remarquer que cette sorte de massage n'est favorable à la circulation veineuse et ne peut produire ses effets déplétifs, que dans les mouvements où le muscle subit des contractions intermittentes ; c'est-à-dire quand l'exercice consiste dans une série de mouvements successifs d'une certaine fréquence et non dans des efforts qui immobiliseraient pour un temps assez long les leviers osseux actionnés par les muscles. En ce dernier cas, en effet, le muscle, au lieu d'être un auxiliaire de la circulation veineuse, deviendrait une entrave au cours du sang : toute contraction *permanente* du muscle produit sur la veine un effet de compression et d'étranglement et favorise ainsi la stase sanguine.

Il faut donc absolument proscrire du traitement gymnastique des cardiopathies tout acte musculaire qui entraîne une contraction prolongée et permanente d'un même groupe de muscles; soit que cette permanence de la contraction ait pour cause la forme même de l'exercice, par exemple s'il s'agissait de soutenir un poids pendant un certain temps à « bras tendu »; soit, ce qui arrive très fréquemment, que la contraction permanente se produise involontairement et contre la prévision du médecin, quand le sujet est malhabile à exécuter le mouvement qu'on lui demande.

Ce dernier cas représente un des plus sérieux écueils de l'emploi de l'exercice musculaire chez les cardiaques. Il faut toujours se rappeler que tout sujet « se contracte », et parfois avec une force excessive, dans le début de presque tous les exercices auxquels il n'est pas accoutumé. Cette « contracture » est la cause essentielle de l'excès de fatigue ressentie si souvent par les novices, après des exercices qui ne causent pas le plus petit effort aux sujets entraînés.

Il faudra donc se défier, chez les cardiaques, de tout mouvement *nouveau*, de tout acte musculaire que le sujet n'a pas l'habitude d'exécuter dans la vie usuelle. C'est pourquoi les mouvements les plus élémentaires, ceux qui demandent le moins de coordination, sont les plus inoffensifs en pareil cas. Mieux vaudrait permettre à un cardiaque un exercice comportant une assez grande dépense de force musculaire, mais avec lequel il serait très familiarisé, que de lui en prescrire un autre plus doux mais dont il aurait à faire l'apprentissage; car, avant d'être parfaitement « rompu » à un exercice qui demande une coordination un peu précise des mouvements, le sujet traverse toujours une période dans laquelle il ne peut éviter de « se contracter », de se raidir. Dès lors, chaque mouvement, au lieu de faciliter la circulation, apporte alors au cours du sang veineux une entrave qui favorise la stase sanguine en amont du groupe musculaire contracté et tend à y élever la tension artérielle.

Dans bien des cas de troubles ,cardiaques, on peut permettre l'équitation à un cavalier habile, la bicyclette à un cycliste très exercé, à condition, bien entendu, qu'ils useront avec prudence de leur exercice favori; tandis que ce serait une grave imprudence que d'autoriser les mêmes sujets à *apprendre* l'équitation ou la bicyclette s'ils n'en avaient jamais fait.

Le *poumon* est un puissant facteur de la circulation veineuse, dont le rôle thérapeutique est trop souvent méconnu ou, tout au moins, dont l'utilisation est trop souvent négligée. La respiration intervient constamment comme auxiliaire de la fonction circulatoire par l'*aspiration thoracique*, dont nous avons déjà étudié le rôle dans l'équilibre des pressions cardio-vasculaires et l'utilisation dans le traitement suédois des troubles cardiaques.

L'*aspiration thoracique* est le résultat de la tendance au vide que produit, dans toute la cavité du thorax, le soulèvement du sternum et des côtés pendant le mouvement d'inspiration. Il est aisé de comprendre que cette action de pompe aspirante, qui attire l'air extérieur au poumon doit se faire sentir aussi bien aux liquides de l'économie qu'à l'atmosphère ambiante et, du reste, l'observation directe a montré la puissante influence que l'aspiration thoracique exerce sur toutes les veines de la région du thorax et des régions voisines.

Le mouvement d'inspiration produit sur le sang veineux une véritable succion, qui se fait sentir jusqu'aux veines jugulaires et bien au delà. A plus forte raison doit-elle influencer le cours du sang dans les veines caves, dans l'oreillette droite et surtout dans les dernières ramifications de l'artère pulmonaire. L'influence de l'inspiration est donc capitale pour rétablir l'équilibre de pression entre le système artériel et le système veineux quand celui-ci est distendu à l'extrême par le liquide sanguin.

Le premier effet d'une inspiration très profonde est d'accélérer le passage du sang à travers les capillaires du poumon, en augmentant la vitesse du sang dans l'artère pulmonaire et de contribuer, par suite, à faire parvenir au ventricule gauche, insuffisamment rempli, l'excès de liquide qui engorgeait le poumon. De proche en proche, cette force d'*attraction* vient au secours du ventricule droit, qui lutte pour se vider dans les artères pulmonaires, et favorise enfin l'effort de tout le système veineux, qui ne parvient qu'à grand'peine à se vider dans l'oreillette.

L'aspiration thoracique est donc une force auxiliaire de la *vis a tergo*, de la poussée « par derrière », que développe le ventricule gauche et qui s'amortit de plus en plus, à mesure que le sang s'éloigne de son point de départ.

Aussi les grands efforts d'inspiration s'observent-ils chez tous les sujets dont la circulation pulmonaire est troublée : le cardiaque en imminence d'asystolie, tout comme le coureur arrivé au dernier degré de l'essoufflement, fait involontairement et inconsciemment appel à ce suprême moyen de défense du cœur en détresse, *l'aspiration thoracique*.

Telle est l'importance du mouvement d'inspiration forcée, dans la thérapeutique hygiénique des troubles cardiaques. Aussi ce mouvement intervient-il à chaque instant dans le traitement suédois des maladies du cœur et des vaisseaux.

Tous les auteurs qui ont écrit sur ce traitement, tous les praticiens qui l'ont appliqué, en reviennent constamment à ce précepte : augmenter l'amplitude des mouvements d'inspiration.

Divers procédés ont été mis en œuvre. Il y a, dans la gymnastique suédoise, des mouvements de respiration volontaire et *active* qui s'exécutent au commandement et s'accompagnent de l'élévation puis de l'écartement méthodiques des bras; il y a aussi des mouvements de respiration *passive* dans lesquels l'effort d'inspiration volontaire, exécuté par le sujet, est amplifié par le concours d'un aide qui, placé derrière lui, porte en haut et en dehors le moignon des épaules. Une curieuse machine de Zander, sur laquelle s'assied le patient, le prend sous les bras et lui élève au maximum la paroi thoracique, pendant qu'un gros tampon de crin, appuyé sur la région dorsale, complète l'extension en repoussant le thorax en avant.

Outre ces procédés méthodiques et directs, beaucoup d'exercices libres, la course, la marche en côte, etc., aboutissent indirectement à provoquer l'inspiration forcée.

Œrtel, dans son système de marche ascensionnelle, compte comme puissant moyen thérapeutique les inspirations forcées et répétées que l'ascension des pentes provoque chez ses malades. « Aucun homme, dit-il, ne pourrait volontairement exécuter des inspirations aussi profondes et aussi longtemps soutenues que celles qu'on est forcé de faire en gravissant un sentier très escarpé. » — Le mal est que, dans le système d'Œrtel, comme dans tous les exercices qui provoquent le besoin excessif de respirer, le bénéfice thérapeutique se paye parfois au prix d'un danger grave. Dans tous ces exercices on provoque inévitablement une excitation plus ou moins grande du cœur. De plus, on provoque, par le travail de masses musculaires importantes, un déplacement souvent trop prompt de la masse sanguine, du système artériel vers le système veineux. D'où la stase pulmonaire et la réplétion excessive du ventricule droit qui tend à subir une dilatation forcée.

Dans le traitement des cardiopathies par le mouvement, on ne doit pas attendre, pour faire intervenir l'action de l'aspiration thoracique, que les stases pulmonaire et cardiaque se soient établies. Les mouvements respiratoires méthodiquement provoqués doivent, au contraire, *prévenir* ces stases.

Une méthode d'entraînement pour la course, proposée et pratiquée par le commandant de Raoul, permet de courir sans s'essouffler ; à condition de partir à une allure très lente, qu'on accélère peu à peu.

Cette méthode, qui, du reste, ne saurait être appliquée dans la période troublée des affections cardiaques, est basée d'une part sur des procédés rationnels qui permettent d'économiser le travail en courant, et, d'autre part, sur l'emploi méthodique de l'inspiration profonde, *dès le début* de la course. A ce moment où, l'allure étant très ralentie, on ne ressent encore nul besoin d'activer la fonction respiratoire, le coureur, en suivant les préceptes du commandant de Raoul, se trouve faire, deux ou trois fois par minute, de l'aspiration pulmonaire *préventive*.

L'effet de ces grandes inspirations répétées est, d'abord, de déplisser toutes les cellules pulmonaires et de forcer le coureur à respirer avec tout son poumon ; puis de rendre les capillaires pulmonaires plus perméables au sang. Tout l'organe se trouve ainsi préparé à recevoir et à laisser passer une plus grande quantité de sang ; de sorte que, lorsque la vitesse de l'allure vient à augmenter, cette plus grande perméabilité des petits vaisseaux, permet à la grande masse de liquide déplacée, de traverser aisément le poumon et d'arriver sans arrêt au ventricule gauche, après s'être suffisamment hématosée.

Abaissement de la tension artérielle
par le mouvement.

L'efficacité des mouvements actifs pour activer la circulation périphérique, est basée sur ce fait que la contraction musculaire attire au muscle une quantité de sang sept fois plus grande qu'il n'y en passe à l'état de repos ; d'où déplétion plus rapide des artères et *abaissement* consécutif de la tension artérielle.

On a maintes fois écrit que les mouvements actifs « relèvent » la pression artérielle ; sans doute parce que les tracés sphygmographiques donnent après l'exercice violent des lignes plus hautes qu'avant. Mais l'élévation du tracé est justement la preuve de l'abaissement de la tension ; puisque l'artère très tendue n'ouvre pas son calibre aussi largement, sous la poussée de l'ondée sanguine, que celle dont les parois sont relâchées.

L'ampleur du tracé sphygmographique indique toujours une tension basse des artères, et son resserrement une tension élevée, *à moins que la force d'impulsion du cœur n'ait varié* ; ce qui est rare à l'état sain, l'action des fibres vaso-motrices étant le principal facteur des variations de la tension sanguine. Rien n'est venu, jusqu'à présent, que je sache, infirmer cette expérience de Chauveau et Marey : un manomètre, adapté à la carotide d'un cheval qu'on fait courir, accuse, aussitôt après la course, un abaissement très notable de la pression sanguine.

Le mouvement musculaire actif demeure donc un auxiliaire de la systole ventriculaire, en facilitant le passage du sang à travers les artères de la périphérie dont il ouvre le calibre. Quand les artères sont trop tendues, soit par excès de réplétion, soit par excès de resserrement, comme cela se produit au début de l'*artério-sclérose*, il est indiqué d'y avoir recours.

Le mouvement actif, en cas d'*hypertension* des artères, allège le cœur d'une partie de son travail comme le ferait une saignée artérielle. Puisque la quantité de sang que *débite* le muscle en travail est sept fois plus grande qu'à l'état de repos, c'est, pour un temps donné, une quantité de sang sept fois plus grande qui sort des artères, pour passer dans les veines. L'artère tend à se vider, la veine à se remplir.

C'est donc dans les maladies où la tension artérielle est augmentée que le mouvement actif doit être employé ; mais il faut répéter que, si la tension artérielle s'abaisse à la suite des mouvements actifs doux et méthodiques, il est une foule d'incidents physiologiques, au cours d'un exercice mal réglé ou mal surveillé, qui peuvent l'*augmenter* dans des proportions dangereuses et faire que le mouvement, au lieu d'un auxiliaire, devienne un antagoniste pour le cœur. — Tel est l'*effort thoraco-abdominal* et tels sont les effets de *compression des gros troncs vasculaires* provoqués par certains mouvements du tronc : tels sont encore les effets d'*excitation cardiaque*, résultats inévitables de mouvements trop rapides, trop violents ou trop prolongés.

Voilà donc la mesure dans laquelle les mouvements actifs peuvent demeurer les auxiliaires de la systole ventriculaire, dans les états d'hypertension artérielle. Et l'on voit l'importance d'une réglementation méthodique de ces mouvements, si l'on ne veut pas qu'ils provoquent, dans l'appareil circulatoire, des effets diamétralement inverses de ceux qu'il est indiqué d'en attendre.

Supposons un sujet disposé à l'artériosclérose et atteint d'hypertension artérielle. Avant toute lésion appréciable, les battements du cœur peuvent présenter diverses anomalies. Malgré la grande énergie dépensée à chaque systole, le cœur ne peut développer ses battements par suite de l'excès de résistance des artères : il est enrayé dans son effort comme une machine où le frein trop serré paralyse l'action du moteur. L'ondée sanguine arrive péniblement aux organes. Inutile, en pareil cas, d'augmenter l'effort du cœur qui est bien au-dessus de la normale puisque le sphygmomanomètre accuse 20 ou 25, au lieu de 16 ou 17, comme degré de la tension sanguine. Il faut agir sur les vaisseaux périphériques en cherchant à vider les artères trop remplies, en élargissant les artérioles crispées, dont la constriction gêne l'issue du sang.

On le voit, l'indication est ici d'agir sur les vaisseaux et non sur le cœur lui-même; mais de façon à diminuer le contenu des artères au lieu de l'augmenter, puisqu'il y a excès et non défaut de réplétion.

Ainsi, dans tous les états d'hypertension artérielle, le mouvement actif peut alléger le cœur d'une partie de son travail, quand il est suffisamment modéré et localisé pour ne pas provoquer l'excitation de l'appareil circulatoire. Dans les méthodes d'exercice qui visent à augmenter la circulation périphérique, il est donc de règle de s'en tenir toujours à des mouvements suffisamment modérés pour ne pas exciter le cœur. — C'est le principe de la gymnastique suédoise.

Si la circulation est troublée par une maladie s'accompagnant d'hypertension artérielle, telle que l'insuffisance aortique, la néphrite interstitielle, les indications sont identiques à celles de l'hypertension purement fonctionnelle.

On aura recours aux mouvements qui provoquent la vasodilatation des petites artères périphériques : aux massages *par friction* et aux mouvements *actifs* très doux, localisés dans les poignets et les avant-bras, dans les pieds, les jambes, les cuisses. On aura soin toutefois de demander beaucoup moins de travail aux bras qu'aux jambes; les mouvements des membres supérieurs étant beaucoup plus sujets que ceux des membres inférieurs à provoquer la synergie d'*effort*.

A ces mouvements actifs on pourra joindre quelques mouvements *passifs* et quelques mouvements *respiratoires*; mais ces deux formes de traitement sont beaucoup moins indiquées en cas d'hypertension artérielle qu'en cas d'*hypertension veineuse*.

Le mouvement passif, en effet, agit surtout sur les veines, dont il accélère la circulation et favorise la déplétion; mais chez les « hypertendus » artériels qui sont surtout des artérioscléreux, les stases veineuses sont rares; sauf dans la période ultime de la maladie.

Quant aux mouvements d'inspiration forcée, si précieux dans les cas de réplétion extrême du système veineux et de stases pulmonaires, il faut savoir qu'ils peuvent provoquer des accidents de syncope ou de vertige; cela, en faisant le vide dans les artères cérébrales, chez les sujets prédisposés à l'anémie du cerveau, comme sont certains artérioscléreux, atteints à divers degrés d'*insuffisance aortique*.

Au reste, chez les artérioscléreux atteints de dyspnée, la gêne respiratoire n'est pas due, du moins dans le début de la maladie, à des stases sanguines du poumon; mais plutôt à des phénomènes d'auto-intoxication, par défaut d'élimination des toxines, imperméabilité rénale, etc. Les exercices d'inspiration forcée ont donc moins d'indication chez les « aortiques », où il y a hypertension que chez les « mitraux », où il y a *hypotension*.

Relèvement de la tension artérielle par le mouvement.

Dans les états caractérisés par l'*insuffisance de la tension artérielle*, il y a tendance à la réplétion excessive du système veineux, aux stases pulmonaires, aux suffusions séreuses des viscères, à l'œdème des extrémités, etc., enfin à tout le cortège des symptômes de l'*asystolie*. La cause mécanique des accidents est, manifestement, l'insuffisance du cœur à communiquer au sang l'impulsion voulue, pour qu'il traverse le réseau capillaire, le système veineux et le poumon, avec la vitesse normale.

Cette forme de troubles circulatoires apparaît souvent dès le début, dans les affections *auriculo-ventriculaires*; plus tardivement dans les affections des orifices aortiques et dans les maladies des artères. Quelle qu'en soit l'origine, la médication par le mouvement doit viser, dans ces maladies, non la lésion, mais le symptôme. Le médecin cherchera à alléger le travail du cœur, pour permettre à cet organe de parfaire sa tâche avec un effort moindre.

Ici, le moyen de diminuer l'effort du cœur sera d'agir non sur le système artériel, comme tout à l'heure, mais sur le système capillaire et veineux, sur la circulation du cœur droit et sur celle du poumon.

C'est là, dans ces cas où il y a menace plus ou moins accentuée d'asystolie, que les mouvements *passifs*, le massage *profond* de l'abdomen et des membres, et surtout les grands mouvements d'*inspiration*, auront leur application pour ainsi dire spécifique; car ce sont les auxiliaires par excellence de la circulation veineuse.

Nous avons déjà eu l'occasion d'exposer le mécanisme de leur action. Rappelons de quel secours seront les mouve-

ments passifs et le massage par pétrissage, pour drainer ou
refouler le sang veineux dans la direction du cœur; et combien le cœur droit sera débarrassé plus rapidement de l'excès
de sang qui le dilate, si on utilise l'*aspiration thoracique*
méthodiquement renforcée. La circulation pulmonaire sera
facilitée elle-même par la dilatation maxima de toutes les
vésicules du poumon, en état d'inspiration forcée. Enfin, le
trop plein du système veineux sera, grâce à l'emploi de tous
ces moyens, déversé dans le cœur gauche et dans les artères
insuffisamment remplies; d'où relèvement de la tension artérielle.

C'est le résultat qu'il faut chercher pour rendre le travail
du cœur plus efficace : il faut rétablir l'équilibre des pressions artérielles et veineuses, et on voit qu'il est possible d'y
parvenir sans avoir besoin d'agir directement sur le cœur.
Le cœur, débarrassé de l'obstacle insurmontable que créait
pour lui le sang accumulé dans les veines, trouvera devant
lui un système artériel mieux tendu — par conséquent plus
apte à transmettre la poussée, la *vis a tergo* qui fait cheminer le liquide dans tout son circuit; — il reprendra alors,
de lui-même, la régularité de son allure, par le seul fait de la
régularisation de la tension sanguine.

Une fois la tension sanguine relevée, il est d'expérience
qu'on peut espérer la voir se maintenir pendant un certain
temps dans son équilibre, par une action en quelque sorte
automatique du système nerveux. Les centres nerveux cardio-
vasculaires sont excités par cette augmentation de pression;
ils y répondent par un réflexe vaso-moteur, qui agit sur les
parois vasculaires, pour en stimuler la contractilité et en
réveiller l'énergie.

C'est ainsi que l'effet thérapeutique, quoique passager,
tend à provoquer un résultat durable.

Il n'y a jamais à rechercher, en aucun cas, à relever la tension artérielle à l'aide des mouvements *actifs* très énergiques; l'exercice actif ne pouvant provoquer directement ce résultat que par des procédés qui risquent de fatiguer les artères et de forcer le cœur. Quand il est indiqué d'élever la tension artérielle, ce ne sont ni les exercices violents, ni les mouvements abdominaux, ni même l'*effort*, qui pourraient amener ce résultat d'une manière durable. En effet, la tension artérielle, si elle s'élève momentanément pendant tous ces actes musculaires énergiques, retombe aussitôt qu'ils ont cessé et se maintient plus basse, pendant un temps qui peut être fort long.

La tension artérielle, en effet, baisse aussitôt après les exercices actifs qui ont pu l'élever momentanément, et cela pour deux raisons. La première, c'est que l'excès de travail du cœur, quand il s'agit d'un exercice qui l'excite, ou la compression qu'il a subie, quand il s'agit d'une série d'efforts, laissent l'organe dans un état de fatigue, de collapsus; d'où prompte diminution de l'énergie des systoles. La deuxième raison, toute mécanique celle-là, c'est que l'effet de l'exercice musculaire actif, surtout quand il s'accompagne d'effort, est de vider le système artériel au profit du système veineux. A la suite d'un exercice violent, quel qu'il soit, il y a pléthore des veines, celles-ci ne pouvant pas débiter le sang aussi vite qu'elles le reçoivent. Certaines régions de l'appareil veineux représentent de véritables réservoirs où le sang s'accumule après un exercice violent, les veines abdominales surtout.

L'observation des faits vulgaires suffit pour faire foi de cette stagnation du sang veineux, à la suite d'un exercice violent. On sait qu'une région du corps où s'est produit un travail musculaire très énergique reste augmentée de volume pendant un temps assez long après la cessation de ce travail. Les membres qui ont travaillé sont comme tuméfiés après l'exercice. Cette stase veineuse va jusqu'à produire un engourdissement des muscles et une sorte de parésie momentanée qu'on peut faire disparaître par divers procédés susceptibles d'activer la circulation veineuse, et en particulier par le massage, qui apporte toujours un grand soulagement aux muscles fatigués.

Ce n'est pas la nature de la lésion cardiaque ou artérielle qui doit guider la cure de mouvement, mais plutôt la forme des troubles circulatoires. Et l'on sait que des lésions très diverses peuvent conduire aux mêmes formes de troubles circulatoires, suivant la période de la maladie. L'*insuffisance aortique* — pour prendre un exemple — ne provoque, pour ainsi dire, aucun trouble dans le domaine de la petite circulation et du cœur droit, tant que l'hypertrophie du ventricule gauche peut suffire à compenser la lésion; tandis que si le ventricule arrive à la fatigue et se laisse dilater, les accidents de stase pulmonaire et veineuse font aussitôt leur apparition. L'asystolie s'établit alors en présentant une marche et des indications identiques à celles de l'asystolie provoquée par toute autre cardiopathie.

C'est, en somme, l'*asystolie* qu'il faut s'appliquer à combattre et surtout à prévenir, en se préoccupant moins de la nature de la maladie que de l'état de la circulation. A ce point de vue l'état de la tension vasculaire sera le guide le plus sûr; non dans ses variations accidentelles et fugitives telles qu'on les observe aux diverses heures de la journée, sous l'influence de divers incidents : la fatigue, les émotions, les repas, etc., mais dans ses variations durables et commandées par la nature ou les périodes de la maladie. Ainsi le traitement de l'artériosclérose au début, dans la phase d'hypertension artérielle permanente, ne présentera pas les mêmes indications que celui de la même maladie arrivée à la période troublée, qui précède l'asystolie, et où la tension artérielle est diminuée, par suite de la dégénérescence ou de l'épuisement du cœur.

Le plus souvent, dans le cas où il y a menace d'asystolie, ce n'est pas la poussée du cœur qu'il faut augmenter, mais, au contraire, la force antagoniste du cœur, c'est-à-dire la résistance des artères.

Que se passe-t-il dans le cas où le massage, et surtout le massage de l'abdomen, a pu produire une grande amélioration chez les cardiaques en état d'asystolie, et par quel mécanisme les troubles circulatoires sont-ils alors régularisés?

Ce n'est pas par une augmentation de l'énergie du cœur, mais par une augmentation de la résistance des artères à la poussée du cœur ; en d'autres termes, par une augmentation de la tension artérielle.

En effet, le massage a pour résultat de vider les veines gorgées de sang, surtout les veines de tout le système porte, qui sont d'énormes réservoirs sanguins. — Ce sang afflue alors au cœur, puis aux artères. Le système artériel, qui manquait de sang et où le cœur battait pour ainsi dire à vide, se remplit de nouveau et les parois artérielles relâchées se distendent. La tension artérielle augmente, le cœur retrouve devant lui la résistance nécessaire pour régler son jeu : ses mouvements se coordonnent et deviennent plus justes.

Avant le massage les tracés sphygmographiques déformés témoignaient d'un véritable affolement du cœur : pulsations précipitées avec lignes d'ascension brusque et de hauteur excessive, dicrotisme exagéré situé à la fin de la ligne de descente, souvent même oscillations multiples de cette ligne, figurant le pouls *polycrote*. Après le massage, surtout après le massage abdominal, les tracés sont profondément modifiés, le pouls est moins rapide, moins exagéré en hauteur, à ascension moins brusque, l'encoche du dicrotisme siège plus haut sur les lignes de descente. En un mot, le pouls tend à devenir normal, preuve que le cœur tend lui-même à battre normalement.

C'est, là encore, l'augmentation de la tension artérielle qui rétablit la discipline dans les mouvements du cœur.

Malgré la contradiction formelle qui existe entre les indications thérapeutiques de l'hypotension et de l'hypertension artérielles, on peut cependant avoir recours aux mêmes moyens, le massage et les mouvements actifs fractionnés, pour y répondre dans les deux cas.

Quand il s'agit de relever la tension artérielle, le massage doit prendre la forme de pressions profondes : il faut malaxer largement les tissus, les déprimer pour atteindre les gros troncs veineux, les fouler dans le sens du courant sanguin centripète, en un mot exercer une action *mécanique* capable de vider les veines dans la direction du cœur; on provoque ainsi secondairement la réplétion des artères et l'augmentation de leur tension. Il faut faire porter surtout le massage sur l'abdomen, où tend à s'accumuler le sang veineux, dès que la fatigue du cœur fait baisser la tension artérielle.

Quand, au contraire, il est indiqué d'abaisser la tension artérielle, le massage doit prendre la forme la plus capable de produire non des effets mécaniques, mais des effets *physiologiques*. Et c'est en produisant des impressions cutanées vives et superficielles qu'on y arrivera. Ici les frictions énergiques, les flagellations, les pincements de la peau devront avoir la préférence. Ce sont les formes du massage les plus capables de provoquer des réflexes de vaso-dilatation. Au reste, après leur emploi, on peut voir la peau rougir et on la sent s'échauffer par l'effet de la dilatation de ses artérioles. Si ces manœuvres ont porté sur de très larges surfaces, par exemple sur toute la peau des quatre membres, il n'est pas rare de voir des modifications importantes se faire dans le fonctionnement du cœur, en même temps que le malade accuse une sensation de bien-être local et général.

Les mouvements actifs méthodiques peuvent, comme le massage, avoir sur la tension artérielle deux effets inverses. Chose paradoxale au premier abord, mais pourtant facile à expliquer quand on raisonne, le mouvement actif fractionné élève la tension artérielle quand elle est inférieure à la tension veineuse; il l'abaisse au contraire quand elle lui est supérieure; et cela, dans les deux cas, en produisant la vaso-dilatation des capillaires. Nous allons le montrer.

On comprend aisément que l'élargissement du calibre des petites artères puisse abaisser la tension artérielle, quand celle-ci est augmentée par la vaso-constriction; car la diminution du calibre des terminaisons artérielles contractées diminuait le débit des artères et y provoquait un excès de plénitude que la vaso-dilatation fait cesser en augmentant leur débit.

Mais quelle est la conséquence de l'augmentation du débit des petites artères? Nous allons voir que cela dépend du degré de tension des veines.

Si les veines sont modérément tendues, l'effet d'une augmentation du débit des artères sera d'y augmenter un peu la vitesse du sang, qui y circule déjà aisément, et de ramener un peu plus rapidement l'ondée sanguine au cœur. L'augmentation de la *vis a tergo* passera inaperçue.

Mais si on suppose les veines très tendues par un excès de sang, les capillaires engorgés et en état de stase, — comme il arrive dans l'état d'asystolie, — l'augmentation de vitesse du sang venant des artères va communiquer à la masse du liquide qui « dort » dans les capillaires, une poussée qui le mettra en mouvement.

L'augmentation de la *vis a tergo* ne peut pas produire sur le sang veineux un effet aussi appréciable quand sa vitesse est normale, que lorsqu'il est ralenti. De même qu'une forte poussée, qui « démarre » et remet en marche une voiture arrêtée, ne produit aucun effet *apparent* sur un véhicule qui est déjà en marche.

Quand, donc, il y a élargissement des capillaires, comme cela arrive pendant le travail du muscle, la masse ralentie du sang veineux tend à se déplacer plus vivement, sous l'influence des poussées de chaque systole du cœur, qui lui sont plus fortement transmises.

La réalité de ces poussées accélératrices ressort de la célèbre expérience déjà citée (voir page 16). On sait que Cl. Bernard, à la suite de la vaso-dilatation des capillaires, par section du grand sympathique, a observé la transmission au contenu des veines des pulsations artérielles. Il a donné le nom de « pouls veineux direct » à cette ondée *centripète*, qui témoigne de l'augmentation de la *vis a tergo*.

L'augmentation de la *vis a tergo*, quand les veines sont trop tendues, a pour conséquence immédiate de les vider plus vite en y accélérant le cours du sang et, par conséquent, d'y diminuer la tension. Mais si les veines se vident plus vite, il en résultera que le cœur d'abord, puis le système artériel tout entier auront tendance à se remplir.

De là augmentation indirecte de la tension sanguine dans les cavités gauches du cœur et les artères, par l'effet.des mouvements actifs.

TROISIÈME PARTIE
LA PRATIQUE DU TRAITEMENT

CHAPITRE I
LES INDICATIONS DE L'EXERCICE DANS LES TROUBLES DE LA CIRCULATION

Le traitement préventif des troubles circulatoires ; — le traitement
curatif des troubles circulatoires.

Nous sommes maintenant en possession des notions fon-
damentales, nécessaires à l'institution du traitement des troubles circulatoires par l'exercice. D'une part, nous savons
comment ces troubles s'établissent, s'amendent ou s'aggravent ; nous connaissons, d'autre part, les ressources qu'offre
l'exercice pour aider à la circulation du sang ; nous connaissons, enfin, les conditions dans lesquelles l'exercice, au lieu
d'être utile, peut avoir des conséquences dangereuses. —
Nous savons, en un mot, les services que peut attendre le
malade de notre médication, et aussi les dangers qu'il peut
y rencontrer.

Il va donc nous être facile d'aborder le côté pratique de
notre étude, et d'étudier : d'abord les diverses indications
auxquelles la médication peut satisfaire chez les cardiaques ;

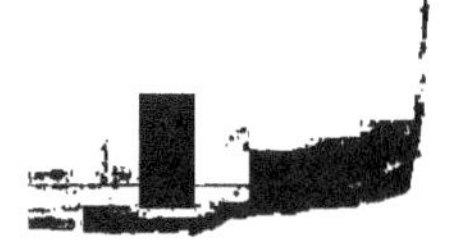

ensuite les contre-indications qui peuvent se présenter dans son emploi.

L'exercice, dans le traitement des troubles de la circulation du sang, peut satisfaire à deux' indications distinctes : 1° il peut être appliqué en vue de prévenir les accidents qu'on reaoute ; 2° il peut être employé en vue de combattre ces accidents quand ils se sont déclarés.

Nous aurons donc à l'étudier comme agent *préventif* et comme agent *curatif* des troubles de la circulation.

Le traitement préventif des troubles circulatoires.

L'exercice peut être employé comme moyen préventif, avant que les fonctions de circulation ne soient troublées par une maladie qui menace de les atteindre ; par exemple, chez un homme atteint d'arthritisme, d'obésité, ou bien d'une lésion cardiaque, telle qu'un rétrécissement ou une insuffisance d'un orifice du cœur, chez un sujet qui ne présente aucun trouble circulatoire, la lésion étant bien compensée.

Le traitement ne présente rien de spécial quand il a pour objectif de modifier la nutrition en activant les combustions vitales, dans le but de provoquer la résorption des tissus graisseux chez l'obèse, de parfaire l'oxydation des tissus vivants chez l'arthritique et chez tous les sujets à nutrition « ralentie » prédisposés à l'*artério-sclérose*.

Mais on peut employer le traitement préventif, même en cas de lésions cardio-vasculaires confirmées. Il s'agit alors de maintenir la circulation du sang dans cet état de régularité relative qui n'est pas incompatible avec une santé presque parfaite, pour prévenir les accidents de la période « troublée » et ceux plus redoutables de l'*asystolie*, dont l'éventualité constitue un danger permanent.

Le plus souvent, la guérison des troubles circulatoires n'est que temporaire, et l'équilibre qu'on rétablit entre la force impulsive du cœur et les obstacles créés par une lésion n'est qu'un équilibre instable, à chaque instant compromis par mille incidents pathologiques.

Sans parler des récidives de l'affection d'où les lésions procèdent, ou de la marche progressive de la maladie à laquelle se rattachent les troubles de circulation, les maladies survenues dans divers organes plus ou moins éloignés, mais solidaires de l'appareil circulatoire, peuvent être cause du retour et de l'aggravation des accidents.

Les obstacles accidentellement créés à la circulation par les affections intercurrentes du poumon et du foie, les épanchements liquides, les tumeurs, la grossesse, etc., peuvent venir détruire l'équilibre des forces qui président à la circulation, en faisant prédominer les résistances qui enrayent le cours du sang.

Le cœur redevient alors insuffisant à accomplir sa tâche, et les troubles de circulation reparaissent, plus ou moins graves.

On a appelé « période de compensation » celle pendant laquelle le cœur fonctionne normalement, malgré les lésions de l'appareil circulatoire, et où les obstacles au cours du sang sont aisément surmontés. A ce moment, la circulation est aussi parfaite que dans un appareil normal et sain.

On donne le nom de période « troublée » à celle où le cœur commence à se trouver au-dessous de sa tâche et où la circulation tend à se faire d'une manière imparfaite, sans qu'il en résulte encore de troubles trop graves du cours du sang.

Enfin le cœur est dit en *asystolie*, quand son myocarde défaillant se trouve manifestement impuissant à parfaire sa tâche. A ce moment, de graves accidents vont se produire. C'est la période de la dyspnée intense, de stases pulmonaires et périphériques, des œdèmes et des suffusions séreuses.

Quelles que soient les lésions anatomiques de l'appareil circulatoire, l'*asystolie* est toujours l'aboutissant à redouter, et tous les traitements *préventifs* des troubles de l'appareil circulatoire ont pour but de conjurer l'état d'asystolie ou d'en retarder l'échéance; car cet état implique un danger imminent, et sa durée n'est pas compatible avec la vie.

Il peut arriver, dans les affections du cœur ou des vaisseaux, que les troubles s'aggravent ou récidivent, sans que de nouveaux obstacles circulatoires se soient produits.

Il importe, pour faire comprendre certaines indications de la médication par l'exercice chez les cardiaques, d'insister sur le mécanisme suivant lequel se produit alors le retour des accidents.

Un cœur qui, pendant un temps donné, suffisait à sa tâche malgré l'obstacle opposé par une lésion permanente, peut redevenir insuffisant pour deux causes inverses : le surmenage et le défaut d'exercice. — Il est logique de retrouver, à propos du muscle cardiaque, la même loi qui régit le fonctionnement de tous les autres muscles. On sait que tout muscle s'*épuise* quand il fonctionne avec excès, et se *débilite* quand il ne fonctionne pas assez.

Le *surmenage du cœur* peut résulter directement de l'excès de fonctionnement des muscles. Nous avons vu que si le travail très modéré des muscles peut diminuer l'effort du cœur, en diminuant la tension artérielle et en augmentant la *vis a tergo* qui fait cheminer le sang veineux, le travail du cœur doit fatalement augmenter, aussitôt que l'exercice acquiert un certain degré de violence et produit la fréquence excessive des battements. Ce n'est pas tout ; nous avons dit aussi que l'exercice, sans être violent, peut provoquer, en raison de sa forme, soit l'effort *thoraco-abdominal,* soit des mouvements qui amènent la compression des gros troncs vasculaires. On comprend que tous ces incidents physiologiques du travail musculaire, dont la répétition fréquente est une fatigue, même pour un appareil circulatoire normal, puissent avoir des conséquences tout autrement graves et rapides, quand il s'agit d'organes endommagés par une lésion, bien que cette lésion soit *compensée.* La « compensation », en effet, suppose déjà une dépense continuelle de force supplémentaire, et on ne peut demander à un appareil organique d'augmenter indéfiniment le supplément d'énergie qu'il dépense, sans aboutir au surmenage.

Ainsi, le surmenage du cœur pourra se produire et ramener tous les accidents primitifs d'une lésion jusque-là bien compensée, sans qu'aucune maladie intercurrente vienne faire obstacle au cours du sang ; et par le simple effet d'un exercice musculaire, que pourrait supporter sans dommage un sujet indemne de toute lésion. C'est ainsi que, chez des cardiaques porteurs d'une affection organique, depuis nombre d'années silencieuse et en quelque sorte oubliée, on a pu voir, à la suite d'un exercice violent tel qu'une marche forcée et surtout une course rapide, éclater brusquement des accidents formidables : le cœur retombant tout à coup en asystolie par surmenage, et redevenant impuissant à « compenser » par une poussée suffisante, les résistances qu'il avait surmontées sans peine pendant des années.

L'insuffisance d'exercice du muscle cardiaque en entraîne la faiblesse et l'atonie, comme il arrive pour tous les autres muscles. De là un danger aussi réel que celui du surmenage, mais auquel on porte beaucoup moins d'attention, parce qu'il ne se traduit pas par des manifestations aussi bruyantes et n'aboutit pas à des conséquences aussi immédiates.

Il est donc indispensable de soumettre à des exercices préventifs d'entrainement, adaptés à leur capacité fonctionnelle, les sujets pour lesquels on redoute de voir la circulation se troubler par affaiblissement du myocarde.

Le traitement curatif des troubles circulatoires.

Si l'on nous demandait, à présent, de préciser quelles sont les maladies du cœur ou des vaisseaux qu'on doit traiter par l'exercice et le mouvement, nous répondrions que la question ne doit pas être ainsi posée. Ce n'est pas le diagnostic exact de la lésion qui entraine, ici, l'indication du traitement, c'est plutôt la forme et l'intensité des *troubles circulatoires*. Et ceux-ci sont bien souvent indépendants de la forme anatomique des lésions.

Dans les affections du cœur et des vaisseaux, l'emploi du traitement par l'exercice n'est, à proprement parler, qu'une médication des symptômes. Il est presque toujours impossible d'agir sur la lésion même qui est l'origine du trouble circulatoire. Mais il faut remarquer qu'*ici le symptôme a plus d'importance que la lésion*.

On sait, en effet, qu'il n'est pas nécessaire de faire disparaitre ni même de modifier la lésion anatomique du cœur, pour soustraire le malade à un danger imminent et pour diminuer l'intensité des troubles circulatoires. La plupart des lésions auriculo-ventriculaires, par exemple, une fois acquises, persistent jusqu'à la fin de la vie : et pourtant les malades qui en sont porteurs ne présentent pas, d'une manière permanente, les symptômes fonctionnels d'un trouble circulatoire qui puisse mettre la vie en danger. Beaucoup de ces malades, même, n'en présentent pas du tout, et l'on ne peut les reconnaître atteints d'une affection cardiaque qu'en auscultant le cœur. Les symptômes de troubles circulatoires ne se produisent, le plus souvent, que par intervalles, sous l'influence d'une cause intercurrente, qui apporte une entrave passagère ou durable au cours du sang.

Les troubles de l'appareil circulatoire, quels qu'en soient l'origine et la cause, peuvent, en résumé, se caractériser par deux ordres d'anomalies :

Anomalies d'ordre *mécanique*, qui consistent dans le défaut d'équilibre entre l'effort qui peut développer le cœur et les résistances qui sont opposées au cours du sang;

Anomalies d'ordre *physiologique* ou *fonctionnel* qui se traduisent surtout par des troubles de l'innervation de l'appareil circulatoire; que ces troubles aient ou non leur point de départ dans le processus d'une lésion cardio-vasculaire.

Ces deux ordres de troubles circulatoires peuvent avoir entre eux des rapports de cause à effet. Aussi se trouve-t-il souvent qu'en modifiant les troubles mécaniques, on diminue les troubles nerveux, et réciproquement. Il est donc souvent indiqué d'agir sur les troubles mécaniques pour faire cesser les troubles fonctionnels; et souvent, aussi, d'agir sur les troubles fonctionnels pour faire cesser les troubles mécaniques. Ces deux ordres d'indications gouvernent toute la thérapeutique du mouvement appliqué aux cardiopathies.

Il est admis, aujourd'hui par le plus grand nombre des auteurs, que, parmi les malades atteints de symptômes cardiaques, la grande majorité présente des troubles fonctionnels plutôt que des lésions organiques. Deux cas peuvent se présenter dans le traitement d'une de ces *fausses cardiopathies.*

Les troubles peuvent être symptomatiques d'une affection étrangère à l'appareil circulatoire, mais localisée dans un autre appareil : l'appareil digestif, par exemple, ce qui est le cas le plus fréquent.

Ils peuvent aussi être indépendants de toute autre affection et relever directement d'un trouble de l'innervation. Mais là, généralement, le système nerveux central est troublé lui-même par un vice de nutrition plus ou moins connu. Nous savons que l'*auto-intoxication* est une cause fréquente de ces troubles, en apparence purement *nerveux*, de l'appareil circulatoire.

La médication par le mouvement ne prétend pas supprimer la thérapeutique courante dont elle ne peut être que l'auxiliaire. En cas de maladie de l'estomac, du foie, des reins, ou bien en cas de troubles généraux de la nutrition par diathèse arthritique, ou autre, — enfin quand il existe une cause susceptible d'influencer, par voie réflexe ou toxique, les centres nerveux du cœur, — on traitera ces maladies par les moyens ordinaires, et surtout par le régime, en même temps que par l'entraînement.

Mais il est aisé de comprendre, que si la perversion des fonctions de l'appareil digestif, du rein ou de la nutrition moléculaire peut influencer les organes de la circulation, réciproquement ceux-ci, quand ils accomplissent mal leur tâche, peuvent entretenir et aggraver les troubles mêmes dont ils ne sont que le contre-coup ; puisqu'on voit les fonctions de tous les organes se pervertir souvent, sous l'influence d'une irrigation sanguine défectueuse, d'une « mauvaise circulation ». De là, l'urgence d'agir, toutes les fois qu'on le peut, sur les troubles fonctionnels.

Il arrive souvent, du reste, que le mouvement musculaire agit à la fois sur les symptômes cardiaques et sur les troubles de nutrition qui en étaient l'origine. On sait combien les troubles gastro-intestinaux, par exemple, sont heureusement modifiés par l'exercice musculaire. La diathèse arthritique et, d'une manière générale, toutes les dyscrasies susceptibles de provoquer la formation des toxines, peuvent être heureusement modifiés par *l'entraînement*, qui favorise l'élimination des poisons organiques et leur destruction, en donnant plus d'activité aux oxydations et combustions moléculaires.

Il peut donc arriver que tout le bénéfice obtenu pour la fonction circulatoire, dans les cardiopathies symptomatiques d'un trouble de nutrition, soit un résultat *indirect* et non un effet produit par l'exercice sur le cœur même. Dans le système d'Œrtel, la majeure partie des succès très réels, obtenus par la marche ascensionnelle en montagne, sont dus à une heureuse modification de la nutrition générale, sous l'influence de l'activité respiratoire, de la sudation, de l'air vif des altitudes, etc., plutôt qu'à un prétendu effet de « compensation » d'une lésion cardiaque, par augmentation du volume et de la force du cœur.

Dans les cardiopathies fonctionnelles et purement symptomatiques, il n'y a parfois qu'une simple excitation du cœur, un *éréthisme*, que le massage direct de la région précordiale, surtout le massage vibratoire, peut faire cesser ou tout au moins diminuer.

L'obstacle au cours du sang dans les vaisseaux de la périphérie ne vient pas toujours d'une stase sanguine du réseau capillaire. Il peut être dû à un trouble vaso-moteur caractérisé par une sorte de resserrement spasmodique des petites artères, d'où résulte une augmentation permanente de la tension artérielle, ainsi que cela s'observe au début de l'artério-sclérose. En pareil cas, les mouvements musculaires méthodiques peuvent être d'une grande utilité pour élargir le calibre des petits vaisseaux et diminuer la tension artérielle.

Souvent c'est à la périphérie de l'appareil circulatoire que siège la cause du trouble de circulation. C'est même là le cas le plus fréquent. On observe, par exemple, chez les arthritiques nerveux une tendance très marquée à la *vaso-construction*. Les artérioles cutanées ont tendance à se resserrer : d'où l'impression de froid aux pieds et aux mains. La *frilosité*, si généralement observée chez les neuro-arthritiques, est une cause très compréhensible de troubles cardiaques et de congestion viscérale. Le sang, chassé des artères cutanées, sous l'influence des moindres variations de la température, tend à envahir les organes internes. En outre, le resserrement des artères périphériques oppose un obstacle au passage du sang et nécessite de la part du cœur, un effort supplémentaire. Le cœur augmente donc sa poussée, pendant que les artères périphériques font obstacle au passage du sang. De cet antagonisme résultent une augmentation de la tension artérielle et une dépense supplémentaire de l'énergie cardiaque. D'où fatigue de l'organe.

Là, il est évident que ce n'est pas sur le cœur qu'on doit agir; on devra viser les artères périphériques : on cherchera à en détendre les parois crispées et à provoquer une vaso-dilatation qui puisse faciliter la tâche du cœur, en lui permettant de chasser plus facilement le sang du réseau artériel dans le réseau veineux. Nous avons déjà eu l'occasion de dire que ce résultat s'obtient à l'aide de deux sortes de mouvements : 1° massages superficiels, propres à stimuler les nerfs cutanés et à provoquer la rougeur des téguments; 2° mouvements actifs très modérés des membres.

Comme forme de massage, c'est la *friction* qui est alors indiquée : on doit la faire porter sur une très large surface.

Zander a imaginé plusieurs appareils à cet effet : l'un frictionne les bras du poignet à l'épaule, un autre les membres inférieurs depuis les malléoles jusqu'à la racine des cuisses. Ces deux appareils consistent dans des jeux de courroies dont la surface est munie de saillies régulières et qu'un moteur anime d'un mouvement de va-et-vient. L'action en est comparable à celle d'une brosse rude, de grande dimension et maniée avec une énergie qu'on peut graduer à volonté. Un autre appareil à frictions est représenté par un gros cylindre, dont la surface est couverte de saillies longitudinales régulièrement espacées. Pendant que le cylindre tourne avec vitesse, le patient y applique la plante des pieds ou la paume des mains et les y maintient une ou deux minutes.

Comme mouvements actifs, on doit choisir les plus propres à produire une vaso-dilatation, à la périphérie de l'arbre circulatoire, sans exciter l'organe central, qui n'a pas besoin, tant s'en faut, d'être stimulé, en dépit de ce que pourrait faire croire la petitesse du pouls. Nous nous sommes déjà expliqué sur ce point : un pouls petit, peu apparent sur les tracés sphygmographiques, n'indique pas la faiblesse de l'impulsion cardiaque, au moins dans le cas qui nous occupe, mais l'excès de tension artérielle.

Les mouvements actifs, surtout ceux exécutés par les muscles des extrémités des membres, amèneront, comme nous le savons, une vaso-dilatation dans le réseau artériel qui correspond à ces muscles. De là augmentation du débit des artères périphériques et suppression du « barrage » qu'opposaient à la poussée du cœur les artères trop resserrées. On verra alors le pouls reprendre son ampleur normale, sans que le cœur ait eu besoin d'augmenter son effort.

Il n'est pas nécessaire, pour obtenir cet élargissement du

réseau artériel périphérique et rendre au cœur la liberté de son action, de provoquer des mouvements actifs très énergiques. Il faut, au contraire, doser le travail musculaire, de manière qu'il soit réparti sur un grand nombre de muscles et que chacun de ceux-ci n'en ait qu'une faible part. On veillera aussi à ce que les mouvements très faibles qu'on fait exécuter au patient soient *successifs* et non *simultanés*.

Ces précautions sont indispensables, si on veut éviter d'exciter le cœur; car l'excitation du cœur se produit *à coup sûr*, dès qu'un grand nombre de muscles ou de masses musculaires importantes travaillent *à la fois*. Le fractionnement du travail et l'espacement des efforts sont les conditions essentielles auxquelles doit être soumis le traitement gymnastique, toutes les fois qu'on veut en faire porter l'effet sur la périphérie de l'appareil circulatoire, en laissant au repos l'organe central.

La flexion, l'extension et la circumduction des *poignets* et des *pieds* avec très faible résistance; la flexion et l'extension des *jambes*; la flexion, l'extension, l'abduction et l'adduction des *cuisses*; l'écartement et l'élévation des *bras* sans résistance : tels sont les mouvements actifs qui conviennent au début des troubles circulatoires, quand ceux-ci relèvent d'un excès de tension artérielle.

Il faudra éviter tous les mouvements du tronc, surtout les mouvements de flexion ou de latéralité, qui peuvent produire la compression des gros troncs vasculaires de l'abdomen, et, par conséquent, augmenter la tension artérielle. On devra veiller aussi à donner au patient une attitude telle que toute contraction secondaire soit évitée. Pour cette raison il vaut mieux qu'il soit assis ou demi-couché que debout, en exécutant les mouvements.

Les *exercices libres* pourraient, dans certains cas, remplacer les mouvements méthodiques pour provoquer une détente dans le système artériel trop tendu; mais il faut, chez les sujets dont le cœur est très impressionnable, veiller sur les conditions dans lesquelles ces exercices se feront. Il faut rejeter tous ceux qui demandent une grande vitesse des mouvements, comme l'escrime, les jeux de paume ou de tennis, etc., et tous ceux qui exposent le sujet à l'*effort*, comme la gymnastique aux agrès, les haltères.

Il faut rejeter aussi tous ceux qui exposent le sujet à se raidir et à mettre les muscles en état de *contraction permanente*. Nous avons dit précédemment comment la raideur et la contracture, pendant un exercice musculaire, provoquent des phénomènes de compression veineuse et d'hypertension générale de l'appareil circulatoire. Les exercices, quels qu'ils soient, pour lesquels un certain apprentissage est nécessaire, devront aussi être interdits, s'ils ne sont pas familiers au sujet; car toute exécution malhabile d'un mouvement tend à provoquer la raideur et la contraction permanente des muscles.

Enfin, parmi les exercices qu'on serait tenté de considérer comme « méthodiques », parce qu'ils provoquent des mouvements analogues à ceux de la gymnastique suédoise, il en est qu'on n'emploiera qu'avec une grande circonspection : ce sont certains exercices de chambre, dont le mécanisme n'est pas réglé par une résistance uniforme. Par exemple, les exercices qui se font par traction sur des élastiques.

Tous les appareils à ressorts, à caoutchoucs, ont l'inconvénient de forcer le sujet à développer un effort qui croît du commencement à la fin du mouvement; les ressorts et les caoutchoucs résistant d'autant plus qu'on les allonge davantage. Le muscle est forcé de fournir une contraction dont l'énergie croît progressivement : elle peut être très modérée quand le mouvement de traction commence, et se trouver excessive, quand il se termine sur l'allongement complet du caoutchouc. Cette condition tend à provoquer la contracture et le raidissement des muscles auxiliaires du groupe directement actionné. Un autre danger de ces appareils, pour les cardiaques, c'est qu'on s'y exerce debout : le corps, quand les bras ou les jambes agissent, doit, pour rester immobile, se raidir en entier ; si bien que les muscles abdominaux demeurent en état de contraction permanente, pendant toute la durée des exercices. D'où compression des gros troncs vasculaires de l'abdomen.

Une autre forme de gymnastique de chambre doit encore être proscrite : c'est celle qui consiste à exécuter des mouvements avec les mains libres et sans aucun appareil, mais en raidissant les membres, en les projetant dans la direction de la flexion, de l'extension, de l'abduction, de l'adduction, etc. Ainsi font les gymnastes français dans la leçon dite « du plancher ». Cette gymnastique est excellente pour l'école militaire de Joinville, pour les écoles primaires, voire pour tous les hommes valides obligés de faire, faute de mieux, de l'exercice en chambre. Elle est détestable pour tous les sujets à circulation défectueuse, dont le cœur a besoin de ménagements.

Cette forme de gymnastique provoque, à chaque mouvement, de véritables contractures, dans les muscles antagonistes du groupe directement actionné. La contracture des fléchisseurs intervient pour enrayer l'action des extenseurs, dans le mouvement de flexion, et *vice versa* : cela dans le but de provoquer une plus grande dépense de force. De plus, chaque mouvement est comme scandé par une brusque saccade — ces exercices devant s'exécuter, en principe, au commandement et par un ensemble d'hommes, — et ces secousses répétées sont une cause d'excitation pour le cœur.

La gymnastique de chambre, pour tout sujet à cœur impressionnable, ne peut être autre que la gymnastique *suédoise*, où les mouvements sont lents, doux, exempts de la contracture des antagonistes, et réguliers mais non saccadés.

CHAPITRE II

LES CONTRE-INDICATIONS DE L'EXERCICE DANS LES TROUBLES DE LA CIRCULATION

Rareté des contre-indications absolues; — contre-indications relatives à la dose de travail; — les moyens de contrôle; — contre-indications relatives à la forme du mouvement.

Rareté des contre-indications absolues.

A côté des indications que nous venons de formuler et qui ressortent de l'effet qu'il serait désirable de produire, surgissent à chaque instant, dans la pratique, des contre-indications basées sur les difficultés et les dangers de l'exercice, dans les maladies du cœur et des vaisseaux. Dans aucun autre groupe de maladies, les effets nuisibles d'une médication n'en suivent d'aussi près les effets utiles. Aussi est-il aussi urgent de préciser quelles sont les contre-indications de l'exercice que d'en faire ressortir les indications, dans le traitement des troubles cardiaques.

Cependant, les ressources de la médication par l'exercice sont tellement grandes et tellement variées, qu'il y a fort peu de cas où la contre-indication soit formelle et absolue.

La contre-indication consiste surtout dans l'exclusion de certaines formes de l'exercice, comme l'exercice *général* actif, et surtout de certains éléments qui en dénaturent les résultats, comme l'*effort*; mais il est bien rare qu'elle s'applique aux exercices très modérés et très localisés, comme ceux de la gymnastique suédoise, et surtout aux exercices passifs dits de circulation et de respiration, ou au massage.

D'une manière générale la contre-indication est absolue, dans toute affection *aiguë* de l'appareil circulatoire et dans tous les troubles de la circulation qui dépendent d'un état *fébrile*. Il est aussi quelques affections chroniques du cœur ou des vaisseaux, au cours desquelles les mouvements même les plus modérés doivent être interdits.

Dans la plupart des cas, la contre-indication de l'exercice est momentanée, et se déduit moins de la nature même de la maladie et de la lésion anatomique, que de la période de son évolution, et surtout des incidents passagers qui l'aggravent : comme les paroxysmes et les *crises*, qui portent parfois à une intensité effrayante le degré de la dyspnée ou la tendance aux syncopes.

Il est à peine besoin de dire que tout exercice actif doit être supprimé, dans les attaques paroxystiques de l'*angine de poitrine* : là, bien souvent. le moindre effort musculaire mettrait le malade en danger de mort. Il faut même, dans ces cas, éviter les mouvements locaux, surtout les mouvements du bras gauche, qui ont la spécialité d'aggraver les crises et de provoquer le retour des paroxysmes. Mais, en dehors des crises, la contre-indication n'est pas absolue : elle se limite, comme pour les autres malades sujets à la dyspnée, à l'élimination de l'effort, à la proscription des mouvements abdominaux, et au dosage très méthodique du travail musculaire.

On peut dire, de tous les accidents paroxystiques qui peuvent compliquer momentanément les affections cardiaques, ce que nous disons des crises d'angine de poitrine. La contre-indication absolue d'exercice qui résulte de ces accidents est temporaire, et surgit passagèrement, comme elle pourrait survenir du fait d'une affection aiguë intercurrente. Elle cesse avec les incidents qui l'avaient provoquée, et on ne saurait avoir l'idée de condamner à l'immobilité absolue, dans l'intervalle de ses crises, un homme atteint de sclérose des artères coronaires, quoiqu'on lui interdise formellement de faire un pas au moment de ses accès d'angine de poitrine. On n'aurait surtout aucune raison de lui interdire des exercices méthodiquement réglés, desquels serait exclu tout élément capable d'exciter le cœur, et où le travail serait méthodiquement dosé.

On peut se demander *a priori* si l'emploi de l'exercice, dans la période d'*asystolie*, n'est pas un moyen thérapeutique paradoxal. Chacun a pu voir, en effet, que les accidents graves dus à l'insuffisance du muscle cardiaque sont fréquemment améliorés sans autre remède que le repos. Mais il faut se rappeler que l'asystolie peut être favorisée par deux conditions diamétralement opposées, qui sont le surmenage et l'insuffisance d'exercice. A chaque instant, au courant de ce livre, nous avons eu l'occasion d'insister sur ce point.

C'est pour avoir fait confusion entre les différentes causes qui peuvent conduire au même aboutissant pathologique, qu'on a méconnu les indications de l'exercice musculaire dans les cardiopathies.

Il est incontestable que le repos produit chez certains cardiaques en asystolie de merveilleux résultats. Dans les hôpitaux, on voit des malades arriver avec la face cyanosée, les jambes œdémateuses, la respiration haletante, le cœur tellement troublé, que l'auscultation en est impossible. Et quelques jours de repos au lit suffisent parfois, pour faire disparaître les plus graves de ces symptômes, avant même que le malade ait subi aucun traitement. Si bien que Huchard a pu dire : *Le repos est déjà la digitale du cœur*[1].

Mais que prouve un pareil résultat contre la médication par l'exercice ?

Les malades cardiaques des hôpitaux sont à peu près tous arrivés, au moment de leur entrée, au dernier degré de l'épuisement par le travail et surtout par l'*effort*, auquel la plupart des professions manuelles exposent l'ouvrier. Ces « surmenés » dont les troubles circulatoires guérissent par le repos, ressemblent, au point de vue thérapeutique, à ces malheureux épuisés de misère et de faim, dont toutes les maladies sont améliorées par une alimentation copieuse et succulente. On voit engraisser en quelques semaines des phtisiques de la classe pauvre, quand on peut les mettre au même régime alimentaire qui n'empêche pas les riches de maigrir, s'ils sont atteints de la même maladie.

Chez le portefaix, le terrassier, l'homme de peine, l'exercice est plus que suffisant ; mais le cœur est fréquemment surmené et « forcé » soit par l'exagération du travail, soit surtout par cet élément accidentel du travail musculaire dont nous avons montré les funestes effets, l'effort thoraco-abdominal. Chez ces hommes endurcis à la fatigue, les réflexes de l'appareil circulatoire sont atténués par l'accoutumance, et l'essoufflement est, pour cette raison, moins prompt que chez les hommes de la classe aisée, à lésion égale du cœur. Un avertissement utile se trouve ainsi, sinon supprimé, au moins rendu moins impérieux. Il est, pour cette raison, plus facile à l'homme du peuple qu'à l'autre d'aller au delà de la

1. Huchard, *Maladies du cœur et de l'aorte.*

capacité fonctionnelle de ses organes, et de surmener son cœur.

Si on ajoute à cette raison l'aiguillon du besoin et de la misère, on ne peut s'étonner des imprudences continuelles commises par l'ouvrier et de leurs conséquences. Il n'est pas surprenant, non plus, si les accidents sont causés par la fatigue, qu'ils guérissent par le repos.

L'asystolie des hommes de la classe aisée ne se produit pas d'ordinaire pour les mêmes causes. Chez les hommes à vie sédentaire, les excès alimentaires, les troubles gastro-intestinaux, les congestions hépatiques — et surtout les stases du réseau capillaire du poumon, par affaiblissement des mouvements respiratoires et diminution de l'aspiration thoracique, — sont les causes qui amènent le plus souvent la défaillance du myocarde, et créent de nouveaux incidents pathologiques. Chez eux, les affections valvulaires sont presque toujours insuffisamment compensées, à cause du défaut d'entraînement du myocarde.

Les indications seront donc différentes, suivant les conditions où vit le sujet, bien que les accidents puissent se présenter avec une allure identique. Les exercices actifs devront être défendus au travailleur surmené; ils seront au contraire utiles à prescrire — au moins avec les précautions et dans la mesure rationnelle que nous indiquerons tout à l'heure, — à l'homme de vie sédentaire.

Au surplus, même en cas de fatigue réelle du myocarde, la médication par l'exercice n'est pas absolument contre-indiquée; puisque le praticien peut encore utiliser les précieuses ressources du massage et des mouvements passifs. Nous savons en outre que des mouvements actifs, très localisés et suffisamment modérés, peuvent faciliter la circulation périphérique, sans augmenter en rien le travail du cœur.

Quand le myocarde est affaibli à l'extrême par suite de la sclérose des vaisseaux cardiaques, la nutrition des fibres musculaires est incomplète, le sang leur arrivant en quantité insuffisante par des artères dont le calibre tend à se rétrécir et à s'oblitérer. Là, il est vrai, l'exercice doit être appliqué avec une extrême prudence, mais ne présente encore, au total, qu'une difficulté de dosage; et nous savons que les procédés spéciaux de la gymnastique suédoise permettent de donner au cœur un minimum d'excitation et par conséquent une augmentation de travail très modérée.

Ce qu'il importe d'établir, c'est que l'exercice du myocarde même dégénéré peut encore avoir des effets utiles si on veut se donner la peine de le graduer avec une attention minutieuse. En effet, dans le cœur comme dans tout autre muscle atteint d'un processus atrophique, toutes les fibres ne sont pas dégénérées à la fois; à côté des éléments détruits sur lesquels l'exercice n'a aucune prise parce qu'ils sont devenus incapables de fonctionner, il reste des fibres saines, et celles-ci peuvent utilement être exercées. Ne sait-on pas que dans certaines paralysies infantiles d'origine centrale, on voit parfois une jambe paralysée et atrophiée reprendre peu à peu un certain volume et une certaine force, à mesure que l'enfant s'exerce à marcher? Les muscles dégénérés ne se refont pas, leur centre « trophique » étant détruit; mais les muscles voisins s'hypertrophient et suppléent, grâce à cette augmentation de volume et de force, à la disparition des muscles dégénérés. La suppléance, si l'on veut, n'est pas complète, mais elle permet la fonction. L'enfant boite, mais il marche; ce qu'il n'eût pu faire s'il ne s'était exercé à marcher.

De même, dans le myocarde atteint de dégénérescence, il peut se faire des suppléances : l'absence des fibres disparues peut, dans une certaine mesure, être compensée par l'augmentation de force des fibres restées saines.

C'est ainsi, du reste, que les choses se passent sans l'intervention du médecin. Le cœur ne cesse pas de battre, même quand une grande partie de ses fibres est atteinte de dégénérescence; les éléments survivants suppléent les éléments disparus. La suppléance est incomplète, et, comme on l'a dit, le cœur « boite »; mais la boiterie du cœur, comme celle de la jambe, sera d'autant moins accentuée que les fibres qui président au mouvement auront été plus exercées, à la condition expresse — il faut toujours le dire et le redire — que l'exercice n'outrepassera pas les limites de leur capacité fonctionnelle.

Ainsi, même dans les cas extrêmes, il ne faut pas supprimer l'exercice, mais il faut le *doser*. Tout le problème est là, et la solution n'en est pas impossible; seulement elle exige, dans l'application du moyen thérapeutique, une très grande minutie que le système suédois peut seul permettre.

On est donc amené à conclure que l'exercice musculaire bien dosé peut être utilement appliqué aux malades atteints de troubles cardiaques, dans tous les cas où il y a intérêt à relever les forces du myocarde. A l'aide d'un exercice progressif et d'un entraînement méthodique, on pourra presque toujours augmenter la capacité fonctionnelle des fibres musculaires du cœur, comme celle de tous les muscles.

Il faut ajouter enfin que, dans le cas même où la dégénérescence trop avancée des éléments musculaires ne permet pas d'espérer une augmentation de la force réelle du cœur, l'exercice prudemment conduit pourrait encore rendre des services, mais par un mécanisme différent. La compensation ne se fera plus, alors, par une hypertrophie des parois car-

diaques mais par un perfectionnement de leur fonctionnement, par une véritable *éducation* de l'organe sous l'influence de l'accoutumance.

Contre-indications relatives à la dose de travail.

On peut dire, en résumé, que, dans l'immense majorité
des cas, toute la question des indications et des contre-indications de l'exercice se réduit à préciser le degré d'énergie
de la médication, et se ramène à une question de *dosage*.

Le plus souvent, la contre-indication se limite à telle ou
telle forme de l'exercice musculaire, sans s'étendre absolument à tous les procédés de la médication par le mouvement.

Dans cette période de l'artério sclérose qu'Huchard appelle
période d'*hypersystolie* et où l'augmentation de travail du
cœur a déjà provoqué l'hypertrophie du myocarde, il serait
irrationnel de faire intervenir des exercices qui tendraient à
augmenter encore l'effort du cœur, comme le fait la marche
ascensionnelle dans la méthode d'Œrtel. Mais il ne sera pas
contre-indiqué pour cela — bien au contraire! — d'avoir
recours aux exercices actifs, localisés aux segments périphériques des membres comme le prescrit la gymnastique suédoise car ces exercices, *sans augmenter le travail du cœur*,
facilitent la circulation en diminuant la tension artérielle.

Il en sera de même de tous les malades chez qui la dyspnée
« d'effort » se produit sous l'influence du travail musculaire
avec une grande intensité. Suivant l'expression de M. Huchard :
« il serait aussi impossible à certains « artériels » de marcher
qu'à des paralytiques ». Aussi ne s'agira-t-il point de faire
faire à ceux-là des exercices de marche. Pour eux, assuré-
ment, le système d'Œrtel serait d'une application impossible;

mais la gymnastique suédoise connaît des exercices infiniment moins violents que la marche, et sait fractionner le travail musculaire en doses presque infinitésimales, qui ne provoqueront nullement la dyspnée.

Au surplus, la médication par l'exercice a un double *criterium* de dosage, qui permet de côtoyer la dose sans la dépasser. C'est l'apparition de deux symptômes habituellement connexes, l'essoufflement et l'accélération excessive du pouls.

On peut ériger en principe que le cardiaque ne doit pas s'essouffler. Mais il ne faut pas confondre « essoufflement » et « dyspnée ».

La dyspnée ne contre-indique pas l'exercice ; elle en limite seulement l'intensité et la durée. Elle est caractérisée par l'exagération du besoin de respirer, et l'augmentation des efforts que fait le malade pour satisfaire ce besoin. Cet état se traduit subjectivement par un sentiment d'angoisse, de gêne permanente, et, objectivement, par la succession plus rapide des mouvements respiratoires, ou par l'énergie plus considérable que le malade est obligé de déployer dans l'exécution de ces mouvements. Dans l'état d'essoufflement, il n'y a plus seulement lutte laborieuse des forces qui président à la respiration contre une difficulté à vaincre : il y a défaillance de l'appareil respiratoire, qui est vaincu dans la lutte. Dans l'essoufflement, l'angoisse s'exagère jusqu'au sentiment de l'asphyxie imminente, et s'aggrave de moment en moment, par le désordre même des mouvements respiratoires.

Le danger de l'essoufflement réside surtout dans le fait de l'incoordination des mouvements qui président à l'entrée de l'air et à sa sortie. Chez l'homme essoufflé, il n'y a pas seulement accélération, mais perturbation profonde du rythme respiratoire, qui est irrégulier, saccadé, entrecoupé de temps d'arrêt. Le trouble peut être tel que l'air ne pénètre plus dans la poitrine, et que la fonction soit momentanément suspendue. Les émotions violentes, quand elles retentissent sur l'appareil cardio-pulmonaire, peuvent amener, même chez l'homme indemne de toute lésion cardiaque, des troubles respiratoires réflexes qui offrent avec ceux de l'essoufflement la plus grande analogie. Et l'on sait, du reste, le danger des émotions chez les cardiaques.

Les moyens de contrôle du traitement.

Il est superflu de signaler le danger de l'essoufflement porté à ses dernières limites, et la nécessité d'arrêter immédiatement l'exercice, quand il se produit une angoisse qui va jusqu'à la suffocation. Le malade à ce degré d'essoufflement s'arrêterait par force. Mais ces perturbations violentes sont toujours précédées de symptômes prémonitoires moins graves sur lesquels l'attention doit être éveillée, car ils doivent marquer la limite qu'il est prudent de ne pas dépasser.

La première manifestation de l'essoufflement se traduit par une modification spéciale du rythme respiratoire, que je crois avoir le premier décrite : c'est *la prédominance excessive du temps de l'inspiration sur celui de l'expiration*.

Chez un homme qui court, qui fait une ascension, ou s'adonne à tout autre exercice violent, tant que la respiration ne fait que s'accélérer ou devenir plus bruyante, l'exercice peut être continué à la même allure : le sujet a encore du souffle. Mais dès que le rythme des mouvements du soufflet pulmonaire commence à se troubler, et que la durée de l'inspiration dépasse celle de l'expiration, on peut dire que la capacité respiratoire baisse et que l'essoufflement est proche. Chez l'homme robuste et bien portant qui se livre à un exercice de vitesse, l'apparition de l'expiration écourtée n'est pas incompatible avec la continuation de l'exercice ; mais elle nécessite au moins le ralentissement de l'allure qui permet de « reprendre haleine ». Chez le cardiaque, cette modification du rythme respiratoire doit être le signal du repos, si l'on veut éviter les dangers du « cœur forcé ».

L'état du pouls peut servir de base aussi bien que le rythme de la respiration, pour établir l'indication ou la contre-indication de l'exercice. La simple palpation de l'artère permettrait déjà de compter les pulsations et d'en apprécier la violence ; mais l'application du *sphygmographe* indique d'une façon plus certaine, non seulement la vitesse du pouls, mais encore le degré de diminution de la tension artérielle, — au moins dans une mesure suffisante pour les déductions thérapeutiques.

L'exagération du nombre des pulsations indiquera dans quelle mesure l'exercice a excité le cœur et augmenté son travail. Si les pulsations ne sont pas augmentées de plus de 6 à 8 par minute, l'accroissement du travail du cœur est nul ou négligeable, et il n'est aucune affection de l'appareil circulatoire qui puisse contre-indiquer l'exercice à ce degré de modération.

Les tracés sphygmographiques sont d'un haut intérêt pour établir nettement la limite entre les indications et les contre-indications de l'exercice. Dans les cas douteux, on comparera le tracé pris immédiatement après l'exercice avec un tracé « témoin » pris *avec le même sphygmographe* avant l'exercice chez le même sujet ; si le second tracé diffère très peu du premier par le nombre et la hauteur des courbes, c'est preuve que la quantité de travail effectué ne dépassait pas la capacité fonctionnelle de l'appareil circulatoire, et que l'exercice, *à cette dose*, n'était pas contre-indiqué.

Il est des cas où l'intégrité apparente de l'appareil circulatoire semble permettre de pousser l'exercice au delà des limites où il trouble le pouls et essouffle le poumon. Mais il peut arriver qu'on ait méconnu une défectuosité latente de l'appareil circulatoire et qu'on ait trop présumé de la capacité fonctionnelle du cœur. Certains symptômes, tardifs dans leur apparition, pourront éclairer le médecin sur un état de moindre résistance des organes circulatoires, qui aurait passé inaperçu.

Certains sujets, après avoir bien supporté dans la journée un exercice violent, course à bicyclette ou course en montagne, ressentent, dans la nuit qui suit, ou le matin au réveil, des phénomènes d'angoisse respiratoire, des accès d'oppression, des palpitations, de l'arythmie. Ou bien ils conservent pendant plusieurs jours une excitation du cœur, avec abaissement de la tension artérielle, qui se traduit par un pouls à la fois violent et dépressible (voir le tracé 9, page 49).

C'est une forme tardive de la fatigue du cœur, comparable à celle que tout le monde a pu constater dans les autres muscles, où la courbature provoquée par un exercice trop violent n'est ressentie que le lendemain.

La fatigue cardiaque *consécutive* est donc une preuve que le sujet a dépassé sa mesure d'exercice, et qu'il doit en faire moins.

On le voit, au total, la question des contre-indications de l'exercice se confond ici avec celle du « dosage » du travail. Il ne faut pas se demander dans quelles affections de l'appareil circulatoire on doit défendre l'exercice ou le permettre ; mais bien à quelle dose l'exercice peut être permis dans tel ou tel cas. Et pour répondre à cette question — comme à tant d'autres en thérapeutique, — on devra s'en remettre au sens clinique et à l'appréciation personnelle, et, dans le doute, procéder par tâtonnements, avec le contrôle des appareils de précision.

Contre-indications relatives à la forme des mouvements.

Outre la question de dosage du travail, celle de la *forme* du mouvement peut devenir un motif de contre-indication. En d'autres termes, il peut se faire que, pour certains cardiaques, quelques mouvements, même des plus doux, doivent être éliminés du traitement, bien qu'ils conviennent à d'autres malades. Ainsi le mouvement de respiration passive, puissant moyen d'*aspiration thoracique* qui favorise la déplétion rapide du système veineux, est de la plus grande utilité dans toutes les *dilatations du cœur droit*, parce que ces affections s'accompagnent souvent de stases sanguines du poumon et du cerveau. Ce mouvement doit au contraire être employé avec beaucoup de prudence, dans le traitement de l'*insuffisance aortique* : là il importe de ne pas provoquer une déplétion trop rapide des vaisseaux du cerveau, le malade étant déjà, par sa lésion, exposé à l'anémie cérébrale et à la syncope. De même, certains mouvements passifs des bras, utiles pour la majorité des cardiaques, peuvent être dangereux pour les sujets atteints d'affection des artères coronaires et disposés à l'*angine de poitrine*. On a déjà, en effet, depuis longtemps, signalé la tendance des crises d'angine de poitrine à se produire sous l'influence des mouvements du bras gauche.

Il faut supprimer d'une manière absolue, du traitement de tous les cardiaques, tous les mouvements qui peuvent mettre en jeu la contraction des muscles abdominaux tels que *flexion, rotation* et *circumduction* du tronc. Ces mouvements provoquent, même quand ils sont modérés, des effets de compression sur les gros vaisseaux de l'abdomen, comparables à ceux de l'effort.

D'autres formes de mouvements, telles que les *grands mouvements des bras*, sont souvent contre-indiqués, comme sujets à provoquer la synergie des muscles abdominaux et à réaliser les conditions si dangereuses de l'*effort*.

Enfin certains mouvements doivent être proscrits, parce que leur forme même, indépendamment de leur énergie, implique l'emploi de masses musculaires très importantes, et par conséquent des doses trop fortes de travail : tels sont les mouvements d'*extension du tronc*, comme en provoque la gymnastique orthopédique.

Il est encore des formes de mouvement qui peuvent être contre-indiquées, non par la quantité de travail qu'elles provoquent, — puisque ce sont des formes passives, — mais par les secousses qu'elles occasionnent, et par l'excitation qui en résulte dans l'appareil circulatoire. C'est ainsi qu'il faut être réservé dans l'application des mouvements passifs qui provoquent un déplacement de la totalité du corps, comme la promenade dans les voitures mal suspendues, l'équitation sur un cheval à réactions dures, le siège mobile de Zander, etc. ; il en est de même de certaines formes de massage appliquées à l'aide de mouvements saccadés de la main, comme le massage par *hachements* et *tapotements*, ou à l'aide d'appareils percuteurs, comme le massage par *percussion*. Ces formes de mouvements passifs provoquent souvent l'excitation du cœur.

Le problème du choix de la prescription est, en général, facile à résoudre, *à priori*, pour un clinicien doué d'un tact suffisant; mais, en cas de doute, il n'y a qu'à procéder par tâtonnements : en mettant en œuvre, pour commencer, les procédés les plus doux et en contrôlant, après chaque séance, les effets du traitement.

CHAPITRE III

QUESTIONS DE PRATIQUE COURANTE

Quand et comment doit être employé l'exercice ; — la cure d'exercice
chez les obèses ; — les « mitraux » et les « aortiques » ; — l'hypertrophie de croissance ; — le commencement de la période « troublée » ;
— la période d'asystolie.

Quand et comment doit être employé l'exercice chez les cardiaques ?

La cure d'exercice peut s'appliquer à toutes les maladies
de l'appareil circulatoire, quelle que soit la nature de ces
maladies ; *mais non pas à toutes leurs périodes.*

Il ne peut jamais, ni en aucun cas, être question de faire
intervenir le mouvement dans le traitement d'une maladie du
cœur ou des vaisseaux, ni même dans celui d'un trouble purement fonctionnel de l'appareil circulatoire, si la maladie se
trouve dans la période aiguë ou si les troubles fonctionnels
coïncident avec un état fébrile.

Dans l'*état aigu* et dans l'*état fébrile*, l'exercice est dangereux. Il est d'autres périodes où la cure d'exercice sans être
nuisible peut être jugée inutile : ce sont celles où la lésion du
cœur est bien compensée, c'est-à-dire où cette lésion ne provoque aucun trouble de la circulation.

Il est des sujets chez lesquels, malgré la persistance des

signes objectifs d'une lésion cardiaque, telle qu'un rétrécissement ou une insuffisance des orifices, la circulation est parfaitement régulière. L'obstacle que crée la lésion au libre cours du sang est *compensé* par une augmentation de la force du myocarde. Chez ceux-là, l'exercice n'a pas à intervenir autrement que comme agent hygiénique banal, tant que la compensation se maintient : mais l'indication du mouvement, méthodiquement appliqué, devient formelle, aussitôt que la compensation est détruite et qu'une période de troubles circulatoires survient ; c'est-à-dire au moment où l'on a recours aussi aux formes pharmaceutiques de la médication cardiaque.

Toutefois l'existence d'une lésion, même compensée, peut comporter certaines indications d'hygiène préventive. D'une part il est utile de signaler au sujet certains exercices et certains mouvements, dont la pratique habituelle tendrait à compromettre la compensation en surmenant le cœur.

Ce sont les exercices ou les professions qui exposent le sujet à l'*effort abdominal* : tels sont les métiers où il faut soulever de lourds fardeaux, les exercices qui provoquent de violentes contractions dans les muscles abdominaux, comme la lutte et la plupart des mouvements de la gymnastique d'agrès, rétablissements, culbutes au trapèze et aux anneaux. Ce sont aussi les exercices de vitesse, comme la course et la plupart des jeux dits « athlétiques ».

Parmi les exercices de sport, il en est un qui a été très discuté au point de vue de ses effets sur le cœur, c'est la *bicyclette*. L'exercice de la bicyclette n'a rien de spécial dans sa forme et il n'y a aucune raison pour l'incriminer si on n'en fait pas abus: c'est-à-dire si on ne s'y livre pas de manière à provoquer la fatigue du cœur, par l'*effort* et par l'*excès de vitesse*, qui sont, dans toutes les formes possibles de l'exercice, les deux écueils à éviter pour le cardiaque.

Cette question de la bicyclette mérite qu'on s'y arrête ; car elle a trait à un exercice universellement pratiqué et elle a donné lieu à des controverses, où les opinions les plus opposées ont été soutenues. Les uns citent des cas de cardiopathies provoquées par la bicyclette ; d'autre des cas où la bicyclette a guéri ou notablement amélioré des cardiopathies avérées. Quel est, du reste, l'exercice dont on ne puisse en dire autant?

La vérité est que le sport cycliste se prête, aussi bien et peut-être mieux que la marche, au traitement des troubles circulatoires, quand ceux-ci sont de nature à indiquer l'emploi des *effets généraux* de l'exercice : car chaque coup de pédale, si le cycliste est bien exercé, représente un effort musculaire moindre que chaque pas d'un marcheur. Mais le cycliste est sujet, plus que le marcheur, à s'exciter par son exercice même, et à accélérer son allure. Voilà toute la différence.

Il en est de tous les *sports* comme de la bicyclette : on ne les pratique pas, d'ordinaire, de sang-froid ; surtout s'il y a compétition entre plusieurs personnes ou, simplement, si plusieurs personnes font du sport de compagnie. Les mouvements augmentent alors de vitesse et d'énergie, chacun voulant se maintenir au niveau des autres ; et le sujet risque de dépasser, le plus souvent inconsciemment, — la mesure de capacité fonctionnelle de son appareil circulatoire.

Le danger du sport cycliste, pour les cardiaques, dérive donc plutôt de la *psychologie* de ce sport que de son mécanisme physiologique : ce danger est l'*emballement*. Il doit entrer en ligne de compte.

On peut dire de l'*alpinisme* ce que nous venons de dire du cyclisme. L'alpinisme, c'est la cure d'Œrtel avec, en plus, l'excitation d'un but à atteindre et l'imprévu d'un itinéraire accidenté. En un mot, c'est un exercice qui est passible des mêmes reproches que tous les sports: la difficulté de la réglementation.

Dans tous les exercices « libres », qui portent avec eux un stimulant psychique de l'activité musculaire, il ne faut pas oublier que l'innocuité de la cure de mouvement est subordonnée à la sagesse du malade, plutôt qu'aux prescriptions du médecin. Aussi doit-on être réservé dans l'autorisation qu'on en accorde, aux sujets dont la compensation cardiaque n'est pas d'une solidité bien éprouvée.

La cure d'exercice chez les obèses.

Dans l'obésité poussée à l'extrême, on aura à combattre des troubles mécaniques de la *circulation* et de la *respiration* ; et surtout, comme nous l'avons précédemment exposé, des troubles circulatoires et respiratoires dus à l'auto-intoxication par les produits de combustion incomplète.

La circulation du sang est compromise, d'une part, par la *gêne du cœur* sur lequel s'accumulent des masses parfois énormes de tissu graisseux et dont les fibres finissent par s'infiltrer de graisse et par « dégénérer » ; mais, d'autre part, la circulation périphérique est entravée par des masses graisseuses qui noient les vaisseaux, les compriment et tendent à en effacer le calibre. Le cœur « gras », déjà affaibli et gêné dans ses mouvements, se trouve ainsi, par surcroît, aux prises avec des obstacles *périphériques* qui augmentent singulièrement son travail. De là une double cause de troubles circulatoires : 1° insuffisance de l'impulsion donnée au sang par le moteur central ; et 2° obstacle au cours de l'ondée sanguine par les barrages circulatoires, que forme la graisse sur tous les points de la périphérie. Le cœur se trouve constamment au-dessous de sa tâche, et la moindre exagération de son travail peut le mettre dans ce degré extrême de défaillance qu'on appelle l'*asystolie*. Les sujets arrivés à un degré extrême d'obésité sont toujours des « cardiaques ».

Le *poumon*, solidaire du cœur, est déjà gêné dans son fonctionnement par l'insuffisance de la petite circulation. Il est de plus entravé dans son mouvement d'expansion, par les masses graisseuses qui doublent les parois thoraciques et font relief sous la plèvre, ainsi que par les pelotons adipeux qui infiltrent les viscères abdominaux et gênent le jeu du diaphragme. La respiration de l'obèse est insuffisante au même degré que sa circulation. De là deux causes d'essoufflement qui lui rendent l'exercice musculaire extrêmement pénible et qui lui créent des difficultés, parfois insurmontables, dans l'application du seul traitement efficace de l'obésité, l'*entraînement*.

Avec cette faible capacité fonctionnelle du poumon et du cœur, qui diminue dans de si grandes proportions son aptitude au travail musculaire, l'homme atteint d'obésité se trouve obligé, pour exécuter le moindre mouvement, de faire un travail complémentaire considérable. La graisse noie les muscles, engorge leurs fibres, comprime les articulations et augmente le « travail perdu » de la machine humaine, en multipliant les frottements. Outre ces difficultés, qui enrayent l'effort de l'appareil locomoteur, il faut tenir compte du surcroît de travail qui résulte du supplément de poids, à chaque déplacement du corps. Tel obèse porte jusqu'à 100 livres de « poids mort », c'est-à-dire de matière inutile, jouant le rôle d'un corps inerte surajouté aux organes comme un fardeau. Avec une charge pareille, tout déplacement du corps, même sur une surface plane, devient un pénible travail ; tout mouvement par lequel le corps progresse sur une pente très inclinée demande un effort pour ainsi dire athlétique. Pour se représenter le travail qu'effectue un homme atteint d'obésité, en montant par exemple un escalier, il faudrait imaginer en regard un homme de corpulence moyenne, qui ferait la même ascension, en portant sur ses épaules un fardeau égal à la différence des deux masses ; c'est-à-dire souvent un poids de 50 à 60 kilogrammes. D'où la promptitude de l'essoufflement.

L'essoufflement est la plus terrible épreuve de l'exercice musculaire pour l'obèse. C'est, chez lui, la forme type de la fatigue, et il ne faut jamais perdre de vue, dans la cure de l'obésité, les dangers que peuvent offrir des exercices qui essoufflent ; si on ne les appliquait pas avec toute la prudence voulue et suivant une progression très méthodique.

La plupart du temps, les insuccès du traitement de l'obésité tiennent à ce qu'on n'en comprend pas assez clairement les indications, et à ce qu'on prend pour unique but à atteindre la diminution du poids. Si l'on marche dans cette voie, on n'aboutira qu'à des mécomptes, quels que soient les moyens employés.

Aussi paradoxale que puisse paraître, au premier abord, cette formule, je dirai qu'en principe : *traitement de l'obésité* n'est pas toujours synonyme de *cure d'amaigrissement*. On peut rendre la santé à un obèse sans lui faire perdre une quantité très considérable de poids ; et, d'autre part, on peut faire diminuer considérablement le poids d'un obèse, sans lui rendre la liberté de certains mouvements et surtout cette régularité des fonctions internes qui constitue la santé.

Mais d'abord, la « cure » de l'obésité ne doit pas tendre au même but que l'hygiène préventive de l'embonpoint, ni procéder par les mêmes moyens d'action. L'homme menacé d'obésité est encore un sujet valide, souvent même un sujet vigoureux et résistant, auquel on peut demander, sans trop de ménagement, des efforts énergiques et des exercices violents. L'obèse proprement dit est un « malade » dont le traitement comporte les plus grandes précautions.

Diverses méthodes ont été proposées pour régler la progression du travail musculaire dans le traitement de l'obésité. La meilleure est, sans contredit, celle proposée par le professeur Œrtel, et que nous avons exposée dans un autre chapitre, sous le titre de *Cure-de-terrains*. Mais la cure-de-terrains, c'est-à-dire la marche ascensionnelle progressive, ne peut pas toujours être appliquée d'emblée, avec des sujets gravement atteints, dont l'aptitude respiratoire serait trop inférieure à la moyenne. Pour les obèses dont la circulation sanguine est considérablement gênée, il sera bon de faire précéder les exercices de marche de certains exercices locaux actifs et passifs.

Si l'obésité est portée à un degré extrème, on devra commencer la cure d'entraînement par des mouvements passifs et par le massage. Le massage, comme le travail musculaire, augmente la désassimilation, active le cours du sang, excite, par effet réflexe, l'activité des centres nerveux; il doit représenter le premier degré du traitement.

Viendront ensuite les mouvements passifs, communiqués par la main d'un aide ou par divers appareils de Zander. On mettra successivement en jeu toutes les articulations des membres, et l'on imprimera aux bras et aux jambes de grands mouvements de circumduction, avec lenteur au début, puis en augmentant de vitesse. Ces mouvements sont reconnus aider beaucoup la circulation sanguine; on les emploie dans le traitement des affections du cœur, et la cure de l'obésité par l'exercice doit se faire, au début, suivant les mêmes règles que celles des maladies de l'appareil circulatoire, l'obésité grave impliquant toujours des troubles profonds de la circulation.

Puis, ce seront des mouvements actifs locaux, le malade étant assis ou même couché. Les mouvements actifs des jambes « sur place » sont une utile préparation à la marche. Ils devront être faits d'abord avec faible résistance. L'obèse se contentera de déplacer méthodiquement en tous sens les membres inférieurs avec une résistance représentant un effort insignifiant : (flexion et extension de la cuisse et de la jambe, abduction et adduction des cuisses). On entremêlera fréquemment ces exercices de mouvements de respiration.

Après un certain nombre de semaines de ces exercices méthodiques, l'obèse sera déjà plus apte à résister à l'essoufflement, parce qu'on aura régularisé le cours du sang et soulagé le cœur. On pourra lui faire essayer la marche en plaine, *en ayant soin de prolonger l'exercice plutôt que de l'accélérer*. Et ce n'est qu'après cette série d'exercices préliminaires, et en prenant toujours pour guide l'indication fournie par la tendance à s'essouffler, qu'on pourra arriver à la marche ascensionnelle, qui sera le meilleur complément de la cure d'obésité.

Mais le retour de la graisse momentanément disparue est l'écueil inévitable du traitement, chez certains sujets dont la constitution comporte un notable degré d'embonpoint.

La cure de l'obésité par l'exercice causerait bien des déceptions au médecin, s'il considérait comme critérium unique des résultats du traitement le retour définitif du malade au poids moyen que sa taille semble comporter. Mais ce serait une faute de s'obstiner à rechercher des effets trop complets, et du reste superflus au point de vue de la santé. Ce n'est pas la forme « esthétique » du malade qu'il faut viser, mais simplement ses *aptitudes fonctionnelles*; et l'on doit se tenir pour satisfait si l'on a réussi, par les moyens que nous venons d'indiquer, à obtenir la régularité de la circulation sanguine, l'accroissement de la respiration et la liberté des mouvements.

Ces conquêtes, qui sont toujours possibles, avec de la patience et de la méthode dans la progression du traitement, ne pourront, du reste, être conservées qu'à une condition expresse : c'est que le malade ne cessera jamais de mettre en œuvre les facultés qu'il a regagnées, et cherchera à les augmenter dans la limite du possible ; en augmentant de jour en jour la dose de travail effectué, à mesure que ses aptitudes fonctionnelles se développent davantage.

La cure de l'obésité doit être guidée par deux indications très distinctes : la première, qui est la plus importante, visant à faire recouvrer les aptitudes fonctionnelles perdues ; la deuxième tendant à faire diminuer le poids. On peut ajouter une troisième indication, — d'ordre purement esthétique celle-là, mais que beaucoup de sujets veulent faire passer en première ligne, — c'est la diminution de volume de certaines régions du corps déformées par la graisse.

Pour rendre au malade ses aptitudes fonctionnelles les plus essentielles, il faudra rechercher pour lui la forme de mouvements qu'il a le plus de peine à exécuter ; en la lui prescrivant suivant la méthode qui doit guider constamment l'application du traitement par l'exercice, c'est-à-dire avec une progression prudemment ménagée.

Parmi les mouvements que l'obèse exécute avec le plus de difficulté, il n'en est pas de plus utiles à lui faire recouvrer que les mouvements du tronc quand l'état de la circulation permet encore de le traiter comme un « faux-cardiaque ». Les mouvements de flexion, rotation et circumduction seront utiles pour aider à la résorption des masses graisseuses abdominales ; ils rendront le service beaucoup plus important de faciliter la circulation du sang dans le système de la veine porte, siège de congestions passives qui compromettent la régularité de toutes fonctions digestives, et notamment les fonctions du foie.

Pour obtenir l'amaigrissement *général*, on aura recours aux exercices généraux, quelle qu'en soit la forme ; en ne se préoccupant que de faire exécuter la plus grande quantité de travail musculaire compatible avec la résistance des organes, et notamment avec la capacité respiratoire. Rappelons que les effets généraux de l'exercice seront obtenus surtout, avec les mouvements qui mettent en œuvre les masses musculaires les plus importantes, tels que ceux qui provoquent le travail des grands muscles du dos, des épaules, de la poitrine et des bras.

Pour obtenir l'amaigrissement local d'une région déterminée, il y a deux moyens efficaces. Le premier est de faire travailler avec persistance les muscles de cette région, car le muscle alimente son travail en brûlant d'abord la couche graisseuse qui l'entoure. L'augmentation de volume du muscle exercé ne compense pas, à beaucoup près, chez l'obèse, la diminution des masses graisseuses brûlées par l'exercice actif. Aussi, voit-on les membres de l'obèse diminuer par l'effet des efforts musculaires énergiques, qui font au contraire grossir ceux des sujets amaigris. L'autre moyen d'amaigrissement local est le massage, surtout le massage avec les appareils « à tapotement ».

Autant qu'on le pourra, il faudra, dans l'intérêt de la circulation sanguine, viser à obtenir la diminution du poids ; car la surcharge graisseuse n'est pas seulement une cause de déformation des lignes du corps : c'est aussi, par l'excès de travail qu'elle cause aux muscles, une cause de fatigue pour le cœur et d'essoufflement pour le poumon.

Les « mitraux » et les « aortiques »

Les lésions des orifices auriculo-ventriculaires, dont l'*insuf-fisance mitrale* est le type, ne provoquent, d'ordinaire, aucun trouble dans l'appareil circulatoire, tant que la lésion est bien compensée par l'augmentation de l'énergie ventriculaire. C'est seulement quand la compensation est rompue, c'est-à-dire quand l'énergie du ventricule commence à s'épuiser, que se produisent les troubles circulatoires, dont la première manifestation est la stase sanguine des réseaux capillaires.

Chez les porteurs de lésions mitrales, les troubles primitifs de l'appareil circulatoire sont des troubles exclusivement hydrauliques et les réactions nervo-motrices, quand elles se produisent, n'ont lieu que secondairement et quand il s'est manifesté un commencement d'asystolie. Le danger vient de l'abaissement de la tension artérielle.

Il n'en est pas de même dans les lésions des orifices aortiques. Là il se manifeste, dès le début de la maladie, des réactions nerveuses qui précèdent les troubles de l'hydraulique sanguine et qui donnent à la maladie une physionomie toute particulière ; d'où résultent aussi des indications toutes spéciales du traitement.

Dans l'*insuffisance aortique*, la compensation, qui résulte de l'hypertrophie concentrique du ventricule gauche, et l'augmentation de la tension artérielle, qui est la caractéristique de la maladie[1], mettent le malade à l'abri des troubles hydrauliques de la circulation, beaucoup plus longtemps que dans l'insuffisance mitrale ; mais elles ne le garantissent pas

1. Potain, *La pression artérielle*.

de certains troubles fonctionnels, dont la gravité n'est pas négligeable, puisqu'ils peuvent provoquer la mort subite.

Ces troubles consistent dans une tendance aux syncopes et aux vertiges, par suite de l'état de *vaso-constriction* des petites artères ; le resserrement extrême des petits vaisseaux artériels diminue l'apport du sang aux organes et y provoque un état d'*ischémie*, d'où pâleur de la peau et anémie des centres nerveux.

Ces troubles sont inverses de ceux qui caractérisent les troubles circulatoires chez les « mitraux », où la tension artérielle est abaissée, tandis qu'elle est exagérée chez les aortiques. Ils s'expliquent par une irritation réflexe des centres nerveux cardio-vasculaires, dont le point de départ serait dans les filets sensitifs de l'orifice aortique, soumis au contact de l'exsudat inflammatoire auquel est due la lésion valvulaire[1].

Quelle qu'en soit la cause, l'état d'excitation permanente que présentent le cœur et les artères, chez les « aortiques », se traduit par un phénomène caractéristique, la violence des pulsations artérielles, l'état « bondissant » et la fréquence du pouls. On sait qu'on a donné le nom de *danse des artères*, à cette manifestation très apparente, même à l'œil, chez certains sujets, de l'excitation cardio-vasculaire, dans l'insuffisance aortique.

Chez l'homme sain, quand le cœur ne subit aucune excitation, le pouls est d'autant plus violent, au contact du doigt qui l'explore, et d'autant plus élevé dans les tracés sphygmographiques, que l'artère est moins tendue et résiste moins à l'ondée sanguine. Chez l' « aortique », le pouls est très violent et son tracé très élevé, malgré l'excès de tension

1. Voir les travaux de Potain et F.-Franck ; voir aussi Huchard, *loc. cit.*

de l'artère; parce que la poussée du ventricule est augmentée d'une manière anormale par l'excitation du cœur.

L'excitation permanente du cœur et des artères et l'augmentation permanente de la tension artérielle, sont donc les deux caractères particuliers qu'offre la circulation du sang, dans les lésions de l'orifice aortique bien compensées.

Plus tard, quand l'épuisement du cœur a détruit la compensation, on voit s'établir des conditions inverses, qui donnent à l'asystolie des « aortiques » une physionomie semblable à

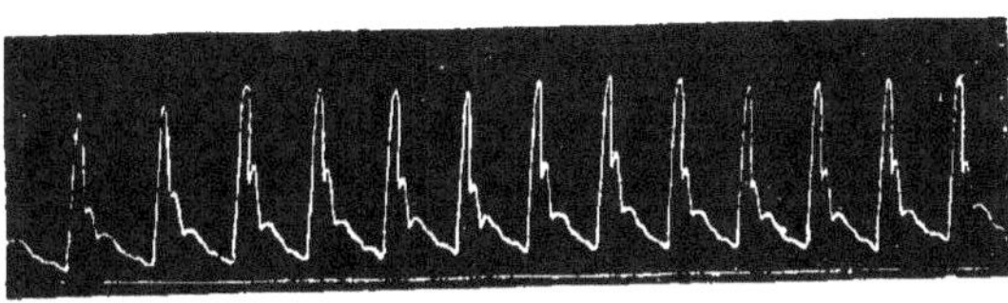

Fig. 53. — Le pouls aortique.

celle des « mitraux » : la tension artérielle baisse et la tension veineuse augmente, chez les premiers aussi bien que chez les seconds.

Il résulte de là que les aortiques et les mitraux sont justiciables du même traitement, dans la période où l'asystolie s'est déclarée ou est imminente, c'est-à-dire quand le cœur a faibli. Tandis que, dans la période de compensation, les indications sont tout à fait différentes.

Il faut être beaucoup plus réservé dans la prescription des exercices *généraux* et des exercices de sport pour les aortiques que pour les mitraux; car ces exercices agissent toujours en excitant le cœur. Si cette excitation, quand elle est modérée présente des avantages pour les mitraux, dont elle fortifie le myocarde et consolide la compensation, elle est toujours inutile et le plus souvent dangereuse pour les aortiques, déjà atteints d'éréthisme cardiaque permanent, et dont le myocarde est toujours hypertrophié au maximum.

De même, chez les aortiques, en se basant sur ce fait que, la tension artérielle est plus élevée que la tension veineuse, il faut chercher à diminuer la vaso-constriction des capillaires; et nous savons que la cure de mouvements y parvient par deux procédés : 1° les mouvements actifs, périphériques, doux et localisés; 2° les massages *superficiels* et les frictions.

Enfin les mouvements de respiration forcée, qui soulagent la dyspnée des « mitraux » et leur sont d'une grande utilité pour faire cesser les stases pulmonaires, ne devront être employés, chez les aortiques, que dans la période où la défaillance du myocarde crée des congestions passives du poumon et les autres symptômes de l'asystolie.

Ces mouvements seraient dangereux et d'ailleurs peu efficaces dans la période de compensation. C'est la période où le malade est prédisposé, aux syncopes et les exercices de respiration forcée peuvent produire l'état syncopal; surtout quand ils sont appliqués à l'aide du puissant appareil de Zander, si précieux pour les congestions pulmonaires passives des insuffisances mitrales.

Au reste, la dyspnée des « aortiques » n'est pas comme celle des mitraux, due à une cause mécanique telle que le rétrécissement du champ respiratoire par les stases sanguines. Elle est due; soit à la vaso-constriction des capillaires pulmonaires, soit à l'empoisonnement du sang par les toxines que le rein n'élimine pas suffisamment; et le mouvement d'inspiration ne soulage guère cette dyspnée qui, du reste, ne se produit pas au repos, tant que dure la période de compensation.

L'hypertrophie « de croissance »

Il est une forme de troubles cardio-vasculaires, qui mérite
une mention spéciale dans l'indication de la cure d'exercice,
car elle se manifeste à une période de la vie où la gymnastique,
le sport et les exercices violents tiennent une place importante, et en quelque sorte officielle, dans l'hygiène de l'individu : c'est l'*hypertrophie du cœur des adolescents*.

On a beaucoup discuté sur la nature des troubles cardiaques
que présentent beaucoup d'adolescents, au moment de leur
développement et de leur puberté. Pour certains auteurs, c'est
une augmentation vraie du volume du cœur ; pour d'autres
c'est une excitation purement fonctionnelle de l'organe. La
plupart s'accordent à interpréter cet état comme le résultat
d'une disproportion momentanée entre le volume du cœur et
celui du corps tout entier : le cœur serait en avance sur les
autres organes, et notamment sur le thorax, pour son développement. Il y aurait ainsi gêne de l'organe, trop volumineux,
de la circulation, dans une poitrine trop étroite.

L'indication, dans cette dernière hypothèse, serait de chercher à développer le poumon ; pour augmenter l'amplitude du
thorax et mettre le cœur « à l'aise », dans une cavité plus
grande. On sait que l'exercice est le meilleur moyen de développer le thorax et on sait, d'autre part, que les exercices qui
développent le plus la cage thoracique, sont ceux qui stimulent la fonction respiratoire : par conséquent, ceux qui provoquent avec intensité les *effets généraux* du travail musculaire.

S'il n'y avait d'autre indication que de développer la poitrine, le moyen serait aisé à indiquer : il faudrait prescrire
la course et tous les jeux qui font courir ; car l'expérience,

d'accord avec le raisonnement, prouve que ce sont les meilleurs moyens de développement du thorax. — Mais ce sont des exercices qui excitent au maximum l'appareil cardio-vasculaire et, justement, l'excitation du cœur et des vaisseaux est le symptôme dominant de l'hypertrophie de croissance.

L'émotivité du cœur et des vaisseaux doit donc être ménagée, chez l'adolescent atteint d'hypertrophie de croissance. Il

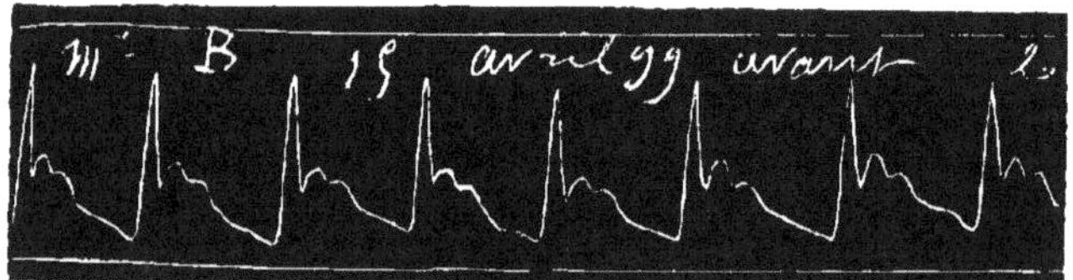

Fig. 54. — Pouls de l'hypertrophie de croissance.

faut, momentanément, lui interdire de se mêler aux jeux athlétiques de ses camarades : nous avons dit combien il est difficile de résister à l' « emballement » du sport, quand l'exercice est pris en commun. Il faut lui interdire aussi la gymnastique française, quoique plus méthodique et mieux surveillée que les jeux; parce qu'elle provoque trop souvent l'effort thoraco-abdominal. Il faut, en un mot, le traiter comme on traiterait un « aortique », dont il a l'éréthisme cardio-vasculaire, et lui appliquer, comme méthode de choix, la gymnastique suédoise. Là seulement, il trouvera des exercices qui pourront développer le poumon sans l'essouffler et exciter le cœur.

Le commencement de la période « troublée ».

Dans bien des cas, le traitement par l'exercice actif n'a pas besoin d'être précédé d'exercices passifs, et même certains

sujets peuvent être soumis d'emblée à des exercices généraux tels que la marche. Mais ce sont alors des malades
moins atteints, et chez lesquels les troubles circulatoires ne
sont encore caractérisés que par ce premier degré de gêne
circulatoire et de dyspnée qui marque le début de la période
troublée, et qu'on a appelé *hyposystolie*[1]. Le myocard a faibli,
mais n'est pas encore en défaillance complète, et la capacité
fonctionnelle du cœur est suffisante pour faire face encore à
un certain supplément de travail.

Dans ce cas les exercices de marche produisent, sur les
congestions passives et les œdèmes des membres inférieurs,
un effet beaucoup plus rapide encore que les mouvements
locaux de la gymnastique suédoise; parce qu'ils nécessitent
des membres inférieurs un travail beaucoup plus considérable. Ces exercices donnent surtout des résultats merveilleux chez les individus longtemps immobilisés, soit au lit,
soit dans un fauteuil. Sous l'influence de deux ou trois séries
d'exercices de marche, on voit diminuer les œdèmes qui
interceptaient la circulation dans les membres inférieurs, et
le cours du sang veineux tend à se rétablir par disparition de
ces obstacles compressifs.

Il va de soi que les exercices de marche se font d'abord
sur un terrain plat, et sont d'une lenteur proportionnée à
la faible capacité respiratoire du sujet. De même la durée en
sera d'abord très courte.

Ces exercices peuvent se faire, au début, dans la chambre
même du malade. Trois ou quatre minutes suffisent souvent
pour commencer. Si cette première tentative n'a pas été suivie
d'une exagération notable des désordres fonctionnels, du côté
du cœur et du poumon, on augmentera le lendemain de deux

---

1. Huchard, *loc. cit.*

ou trois minutes la durée de l'exercice, en surveillant toujours ses résultats immédiats et consécutifs. On pourra, quand une légère amélioration sera constatée, permettre de monter quelques marches d'escalier ; puis on passera aux promenades à l'air libre, dont on augmentera graduellement la durée.

L'accélération du pouls et le déréglement des mouvements respiratoires, sont les deux éléments de contrôle qui doivent guider le médecin dans l'augmentation progressive du travail. Si on n'a pas dépassé le but utile, l'accélération du pouls ne doit pas excéder d'un quart, le nombre des pulsations noté avant l'exercice. De plus, cette perturbation du pouls doit être passagère et cesser peu de temps après l'exercice qui l'a produite. Enfin le nombre des respirations, qui sera forcément accéléré chez le malade passant de l'immobilité au mouvement, devra retomber à son chiffre primitif, après quelques minutes de repos, et ne jamais arriver à ce degré de précipitation qui amène l'inégalité, l'incohérence et le désordre des mouvements respiratoires, c'est-à-dire l'essoufflement. — *Éviter l'essoufflement*, telle est, nous l'avons dit, la règle absolue de l'application de l'exercice chez les cardiaques ; tel est, en résumé, le criterium du « dosage ». Le cardiaque ne doit jamais s'essouffler.

L'attention du médecin devra donc être constamment portée sur la respiration, dans l'application de l'exercice aux cardiaques, surtout dans les premiers essais du traitement. Il faut se rappeler que l'essoufflement est un phénomène complexe, dans lequel le défaut d'accoutumance joue un rôle considérable. L'incoordination des mouvements respiratoires, qui constitue l'essoufflement est le résultat d'effets réflexes, dont le point de départ est : tantôt d'origine *toxique*, et résultant de l'impression faite sur le bulbe par un sang surchargé d'acide carbonique et d'autres produits de désassimilation, formés en plus grande abondance par l'exagération des combustions musculaires; tantôt d'origine *nerveuse*, je veux dire provoquée par les multiples impressions que subit l'appareil circulatoire, sous l'influence des variations brusques de la pression sanguine, et des perturbations subites du rythme des systoles.

L'impressionnabilité de l'appareil circulatoire et le rôle du système nerveux, dans les troubles cardiaques, sont démontrés par les perturbations profondes qu'apportent les émotions dans la circulation du sang. Or, les réflexes d'origine organique ne retentissent pas moins violemment sur le cœur que les réflexes psychiques; mais l'appareil circulatoire s'accoutume aux uns comme aux autres, et si la sensibilité morale se blase par le renouvellement fréquent des émotions, il en est de même de la sensibilité physique, en présence des excitations diverses qui ébranlent les cellules nerveuses chargées de présider aux mouvements respiratoires.

En pratique, il est parfois surprenant de voir la rapidité des progrès faits par le malade, sous l'influence de l'entraînement. La tendance à l'essoufflement diminue, en général, d'une manière notable au bout de deux ou trois tentatives de marche; avant même qu'une amélioration matérielle notable se soit manifestée dans l'appareil circulatoire. On peut alors augmenter la durée des exercices, et bientôt remplacer la marche en terrain plat par une courte montée sur un terrain d'inclinaison légère. Enfin on augmentera peu à peu la longueur des promenades, en se réglant constamment sur le perfectionnement de l'aptitude respiratoire, et en se rappelant toujours que l'essoufflement marque un *nec plus ultra*, qu'il ne faut jamais dépasser.

Une fois les premières difficultés vaincues, quand le malade a pris suffisamment de souffle, on peut arriver à lui demander un travail musculaire assez considérable : on lui fera faire des trajets qui pourront aller jusqu'à plusieurs kilomètres et s'effectuer sur des terrains de plus en plus accidentés. C'est à ce moment que viendront s'ajouter à l'action circulatoire des muscles et à l'exercice d'entrainement que subit le myocarde, d'autres effets généraux du travail musculaire, que la gymnastique suédoise ne peut pas donner au même degré : ce sont l'accroissement de la fonction respiratoire, qui devient plus puissante sous l'influence de la marche ascensionnelle et plus apte à activer la circulation du poumon, et enfin l'augmentation des sécrétions urinaire et cutanée, dont nous avons fait ressortir l'utilité comme agents de déplétion vasculaire.

La période d'asystolie.

Quand les troubles de la circulation sanguine, quelle qu'en soit l'origine, sont arrivés à la période d'*asystolie*, la dyspnée devient tellement intense, que le moindre effort musculaire met le malade en imminence de suffocation.

A cette période, il peut y avoir contre-indication des mouvements actifs, mais la contre-indication ne peut jamais s'étendre aux exercices passifs très lents et de faible amplitude, ni au massage. Le malade peut subir tous ces mouvements sans quitter son lit. Le massage des membres inférieurs et de l'abdomen est toujours possible; ainsi que les mouvements passifs très limités tels que le *roulement* (mouvement de circumduction) des poignets et des pieds. On peut aussi appliquer, sans danger et avec grand profit pour le malade, les mouvements respiratoires passifs, très efficaces pour combattre les congestions passives du poumon, et, par conséquent, pour diminuer la dyspnée.

Si les accidents d'asystolie sont d'une grande intensité, il
faut s'abstenir de mouvements passifs très étendus, tels que
les roulements des bras, qui pourraient occasionner des secousses, encore trop fortes pour un cœur en défaillance. On
ne doit pratiquer qu'avec une grande douceur le massage
abdominal; car il faut éviter à ce moment toute compression,
même modérée, des gros vaisseaux qui sont appliqués contre
la paroi postérieure résistante de l'abdomen, sous peine
d'augmenter la dyspnée et les palpitations, en provoquant des
variations brusques de la tension sanguine.

Suivons le malade dans les phases successives que vont subir les troubles circulatoires sous l'influence d'un traitement
rationnel, et nous allons voir s'élargir la sphère d'action de
la médication par l'exercice, et diminuer les contre-indications, à mesure que diminuera la dyspnée et qu'augmentera la
capacité fonctionnelle du cœur.

Sous l'influence des mouvements passifs très localisés, et
du massage des membres, une première amélioration peut
être obtenue : c'est la diminution des stases sanguines dans
les vaisseaux périphériques et la résorption des œdèmes cellu-
laires. Le massage de l'abdomen, en déplaçant les grandes
masses de sang veineux immobilisées dans le système porte,
produit des effets plus rapides encore que le massage des
membres, et tend à relever rapidement la tension artérielle,
en chassant le liquide sanguin des veines dans les artères.

Une amélioration considérable suit toujours la suppression
des œdèmes qui interceptent la circulation dans les membres
inférieurs. Rappelons que ce résultat a été recherché par
toutes sortes de moyens locaux, et notamment par les mou-
chetures de la peau dont l'efficacité n'a jamais été contestée;
mais dont on a toujours redouté certains dangers, auxquels

les mouvements passifs et le massage n'exposent pas le malade.

Ces dangers des piqûres évacuantes sont d'abord les accidents d'inflammation septicémique, érythèmes, phlegmons, dont on n'est pas toujours à l'abri même avec des précautions antiseptiques; mais ce sont surtout les déperditions excessives de sérosité, qui tendent à faire du vide dans l'appareil circulatoire et, par là, rendent difficile le relèvement de la tension artérielle, but de tout traitement rationnel de l'asystolie. Quand l'œdème des jambes est considérable, il peut se faire que l'écoulement du liquide soit d'une abondance extrême et se continue pendant plusieurs jours consécutifs. A l'amélioration obtenue du côté de la respiration et de la circulation, on voit alors succéder un état d'épuisement auquel il n'est pas sans exemple que le malade ait succombé. C'est l'inconvénient de ces « saignées » séreuses.

Or, le massage et les mouvements passifs produisent le même débarras pour les vaisseaux; avec cette différence qu'au lieu de l'évacuation d'un liquide qui est, en somme, partie intégrante de l'organisme du malade, utile à sa nutrition et indispensable à l'équilibre des tensions vasculaires, on en obtient la rentrée dans les vaisseaux; et on tend ainsi à augmenter la masse du sang, qu'on chasse des veines dans les artères. On favorise, par là, la réplétion des artères et, par conséquent, le relèvement de leur tension.

Il faut dire que la résorption des œdèmes et la cessation des stases sanguines des membres inférieurs s'obtiennent, bien plus sûrement encore, et d'une manière plus définitive, par des mouvements actifs, qui augmentent la *vis a tergo* du sang veineux en provoquant la vaso-dilatation du réseau capillaire.

Aussi y a-t-il indication d'ajouter le plus tôt possible quelques mouvements volontaires, à la gymnastique passive qui commence le traitement. Ces mouvements devront être très localisés, de façon à ne pas retentir sur les centres circulatoires et à ne pas exciter le cœur : ils devront surtout être très modérés, de façon à ne pas-excéder la capacité fonctionnelle des muscles actionnés, — puisque nous savons que tout mouvement, aussi localisé soit-il, tend à provoquer la synergie d'*effort*, s'il nécessite la mise en jeu de toute l'énergie dont le muscle est capable.

Si l'on veut éviter les effets de compression des gros vaisseaux et du cœur, si redoutables pour les cardiaques, il faudra se rappeler aussi qu'à égale intensité de fonctionnement, les mouvements actifs des bras ont plus de tendance à provoquer l'effort thoracique que les mouvements des jambes.

Il est toujours facile avec les procédés dits « de résistance » de la gymnastique suédoise, de provoquer d'abord dans les pieds, puis dans les jambes, et enfin dans les poignets et les avant-bras des contractions musculaires auxquelles on résiste doucement avec la main. Tout cela peut se faire sans que le malade quitte son lit, et sans même qu'il soit obligé de changer la position de son corps.

Un autre mouvement, des plus efficaces, peut être appliqué sans causer au malade aucune secousse, c'est le mouvement de *respiration passive*. Un aide, utilisant la position demi-assise qu'affectionnent tous les cardiaques, peut monter sur le chevet du lit, se glisser entre les oreillers et le dos du patient et, de là, lui soulever méthodiquement les bras pour mettre en jeu le soufflet thoracique.

C'est ainsi que, chez les cardiaques arrivés au dernier degré de l'asystolie, la cure de mouvements dispose encore de moyens non seulement inoffensifs, mais très efficaces. Toutes ces manœuvres sont suffisantes pour activer la circulation veineuse et pulmonaire, remonter la tension artérielle et augmenter la sécrétion urinaire. Elles constituent une précieuse ressource, quand toute la série des médicaments dits « cardiaques » a été vainement essayée et que l'appareil circulatoire ne répond plus à la digitale et à ses succédanés.

On en obtient quelquefois, à ce moment, des résultats tout à fait inespérés.

CHAPITRE IV

LES TROUBLES LOCAUX DE LA CIRCULATION SANGUINE

La circulation capillaire; — les troubles de la circulation cutanée;
— les congestions viscérales; — les dilatations variqueuses.

Les circulations locales sont troublées plus fréquemment encore du côté des *vaisseaux capillaires* que du côté des veines. Elles peuvent l'être dans deux sens différents : ou bien par excès de *dilatation*, ou bien par excès de *constriction* de ces vaisseaux.

La contraction exagérée des capillaires, ou état de *vaso-constriction*, est toujours un phénomène *actif* dû à une action nerveuse, qui s'exerce sur les parois des vaisseaux pour les faire contracter et en diminuer le calibre. Leur dilatation exagérée, ou *vaso-dilatation*, est tantôt *active*, tantôt *passive*; c'est-à-dire qu'elle est due, tantôt à l'action d'une force nerveuse, tantôt à des conditions mécaniques indépendantes de toute force vitale.

On comprend la différence capitale de ces deux modes de vaso-dilatation capillaire.

Il est facile de se représenter un effet de vaso-dilatation passive de cause *mécanique*. Un obstacle qui arrête le cours du sang, comme une ligature sur un membre, provoquera une accumulation de sang en amont. Toute autre barrière, telle qu'une obstruction des vaisseaux par un exsudat inflammatoire, une compression par une tumeur, etc., agira comme la ligature en fermant la lumière du vaisseau. Il en résultera une distension mécanique des parois vasculaires, par accumulation du liquide.

Une autre forme de dilatation passive peut s'observer à la suite d'une affection quelconque, qui prive les capillaires de leurs propriétés vitales et les rende inertes; par exemple une paralysie des nerfs moteurs qui leur donnent leur contractilité. Dans tous ces cas, il y a dilatation passive et les parois vasculaires se distendent mécaniquement par accumulation du sang. La dilatation *passive* des capillaires s'appelle aussi congestion passive ou *stase* sanguine.

La dilatation *active* des capillaires est un phénomène vital, dont l'exposé demande un peu plus d'attention que celui de la vaso-dilatation purement mécanique. Elle résulte de la suspension du pouvoir constricteur des vaisseaux, par l'effet d'une *excitation* de certains nerfs, qui ont la propriété d'arrêter, d'annihiler momentanément leur force de contractilité.

On sait qu'en physiologie l'intervention active d'un centre nerveux, pour enrayer ou suspendre l'activité d'un autre centre, s'appelle *inhibition*. Il y a donc vaso-dilatation active des capillaires quand une excitation des « centres d'arrêt » vient *inhiber* l'action des nerfs vaso-constricteurs. Telle est, par exemple, la vaso-dilatation qui se produit à la peau, quand celle-ci rougit sous l'influence d'une flagellation, d'une friction ou par l'effet de la *réaction* d'une douche froide.

C'est aussi une vaso-dilatation *active* qui se produit dans les congestions viscérales des organes internes sous l'influence de certains agents plus ou moins connus, tels que les microbes ou leurs toxines, dans les premiers degrés de l'*in-*

flammation, dans certaines congestions pulmonaires *infectieuses*, etc.

Il arrive souvent que la vaso-dilatation active dégénère en dilatation passive, quand elle a duré assez pour que le vaisseau distendu se fatigue, perde son ressort et n'ait plus le pouvoir de revenir sur lui-même. C'est pourquoi le massage et les mouvements qui seraient dangereux dans l'état aigu sont si utiles dans l'état *chronique*, pour dissiper les stases *consécutives*.

Les circulations locales peuvent être troublées par excès de rétraction des petits vaisseaux, par *vaso-constriction*. L'état de vaso-constriction peut s'observer à la peau et quelquefois dans les organes internes.

La vaso-constriction de la peau est souvent l'indice d'un état général qui atteint le système circulatoire tout entier, comme l'*artério sclérose*; souvent c'est un trouble symptomatique d'une disposition morbide de l'ensemble du tempérament, comme la *diathèse arthritique*, cause si fréquente de *neurasthénie*. Dans ce dernier cas, les troubles circulatoires dus à l'excès de resserrement des petits vaisseaux, semblent tenir simplement à un excès d'impressionnabilité des nerfs sensitifs qui commandent le réflexe vaso-moteur.

On sait que, chez les neurasthéniques arthritiques, la moindre impression de froid produit la rétraction des petits vaisseaux cutanés, avec pâleur des téguments et refroidissement excessif des pieds et des mains. On dit que les arthritiques ont une « mauvaise peau », pour exprimer cette facilité excessive des réflexes vaso-moteurs, qui paralyse une des défenses de l'organisme les plus utiles, la réaction contre le froid.

Les sujets doués d'une « bonne peau » opposent à l'impression du froid une certaine impassibilité des réflexes, qui permet aux capillaires de conserver leur calibre et, par conséquent, de maintenir à la surface du corps, une quantité de sang suffisante pour la réchauffer. Quand le froid extérieur est excessif, le réflexe de vaso-constriction se produit chez tous les sujets; mais, quand la peau se défend bien, ce réflexe est presque aussitôt remplacé par un autre réflexe inverse, par un réflexe de vaso-dilatation, qui exagère l'afflux du sang à la peau et remplace la pâleur des téguments par la rougeur : le sujet se réchauffe spontanément, grâce à l'afflux de ce surcroît de sang qui porte avec lui la chaleur. C'est ce qu'on appelle *réagir* contre le froid.

Le défaut de réaction de la peau est la cause la plus fréquente des troubles de la circulation locale. Faute d'une réaction suffisante, c'est-à-dire faute d'un afflux assez abondant du sang à la peau, celle-ci reste pâle, anémiée, comme crispée. C'est pour cette raison que les arthritiques et surtout les arthritiques neurasthéniques, qui tous ont un système vaso-moteur trop prompt aux réflexes, « craignent le froid » et se plaignent d'avoir toujours les mains et les pieds glacés.

Cette mauvaise circulation de la peau — indépendante, on le voit, de toute affection du cœur et de toute lésion des vaisseaux — a des conséquences d'autant plus importantes à signaler ici que le traitement mécanique est fécond en moyens d'y remédier. En premier lieu, une peau qui reste sous le coup de cette crispation, de cette contracture due à la *vaso-constriction* exagérée « fonctionne mal », c'est-à-dire ne peut remplir ses fonctions d'organe éliminateur. Les produits qu'elle devrait rejeter au dehors sont retenus dans l'organisme, et c'est peut-être là une des principales causes de cette sorte d'*auto-intoxication* dont la chimie n'a pas encore dénoncé tous les agents, mais dont tous les auteurs admettent la réalité pour expliquer certains symptômes de l'arthritisme, notamment les troubles cardiaques.

Toutes les conditions qui favorisent le fonctionnement régulier de la peau, c'est-à-dire qui produisent une détente de cette crispation des éléments contractiles, amènent du même coup une sensation d'allégement et de bien-être. Le moral lui-même s'en ressent, et une sorte d' « épanouissement » général succède, presque immédiatement, à toute impression qui fait cesser la vaso-constriction. C'est ainsi, sans doute, que peut s'expliquer l'effet si remarquable du changement de temps sur les neurasthéniques, les arthritiques et sur tous les sujets qui ont une mauvaise circulation de la peau.

Outre le défaut d'élimination des toxines, le resserrement excessif des capillaires cutanés a pour conséquence d'autres effets bons à rappeler, car ils sont importants à combattre : ce sont des troubles divers des circulations *viscérales*.

Ici, le résultat est tout mécanique. Le sang, chassé de la peau par l'effet de la vaso-constriction prolongée, est forcément rejeté vers les parties profondes; forcément les organes importants, tels que le *poumon*, le *foie*, l'*intestin*, l'*utérus*, en reçoivent le reflux, et il s'y produit mécaniquement des excès d'irrigation sanguine. Les petits vaisseaux de tous ces organes sont ainsi soumis à une tension anormale, qui en dilate les parois : le sang s'y accumule et y circule avec peine. Ainsi se créent des stases sanguines; car il faut que le sang chassé de la peau trouve sa place et qu'un certain degré de distension, de *dilatation passive* des capillaires internes, vienne compenser la *constriction active* et permanente des capillaires de la périphérie.

Ces vaso-dilatations viscérales, qui sont « compensatrices » de la vaso-constriction cutanée, expliquent bien des malaises internes mal définis et aussi bien des troubles fonctionnels des organes abdominaux, troubles digestifs, troubles respiratoires même. Si l'on étudie jusqu'au bout les conséquences des troubles de la circulation de la peau, on voit qu'ils peuvent finir par troubler profondément le jeu du cœur.

En effet, le réseau capillaire de la peau représente, quand on y réfléchit, un département très considérable de l'appareil circulatoire. Si l'état de vaso-constriction s'y établit en permanence, les conditions de la tension vasculaire seront modifiées dans le sens d'une augmentation très notable de la pression sanguine, d'une *hypertension* qui ne se limitera pas à la peau, puisque le sang est soumis, dans les canaux circulatoires, aux lois de l'*égalité des pressions* des vases communicants. La tension exagérée des capillaires retentira donc sur le cœur et sur les artères.

Huchard[1] a bien mis en lumière les conséquences de l'*hypertension artérielle*. Il a montré les conséquences de l'excès de travail donné aux artères et au cœur par l'augmentation de la pression sanguine, et tout le monde admet aujourd'hui avec lui que ce *surmenage vasculaire* est un important facteur de l'artério sclérose et des affections secondaires du cœur.

Telle est donc l'importance que présente, en thérapeutique, le traitement des troubles de la circulation périphérique dus à un excès de vaso-constriction. Or, le meilleur modificateur de la circulation périphérique, c'est le mouvement, dont toutes les formes sans exception aboutissent à ce résultat final, la prédominance des effets de vaso-dilatation active.

Qu'on emploie le massage, les mouvements actifs ou pas-

---

1. Huchard, *Maladies du cœur et des vaisseaux.*

sifs, on obtiendra toujours un « accroissement de la circulation » ; c'est-à-dire une augmentation du débit des vaisseaux de la région qui subit ou exécute le mouvement, et, comme conséquence, une déplétion consécutive des régions où siégeaient des stases sanguines ; — toujours en vertu du principe de la solidarité qui existe entre les circulations périphériques et les circulations centrales.

Si nous rapprochons les notions physiologiques rappelées ci-dessus des effets connus du mouvement sur les circulations locales, nous pouvons en déduire, comme conclusion, l'indication de l'exercice actif, et passif dans tous les cas où la circulation est troublée sur un point quelconque de l'organisme, *excepté quand le trouble circulatoire se rattache directement à un processus inflammatoire aigu.*

Cette réserve faite, les cas où se présentent les indications de l'exercice comme modificateur des circulations locales sont vraiment innombrables.

Nous y trouvons d'abord les troubles de la circulation de la peau, qui ont une si grande importance chez tous les sujets prédisposés aux affections du cœur et des vaisseaux, comme le sont les *goutteux*, les *rhumatisants*, les *arthritiques* et aussi bon nombre de *neurasthéniques*. Ensuite les stases sanguines, par obstacle au cours du sang dans les petits vaisseaux éloignés des centres : par exemple chez les *obèses*, où les capillaires sont noyés et comprimés par la graisse. Nous y trouverons encore les irrégularités de circulation dues à la paresse des vaisseaux sanguins de tout calibre, par suite de la *vie sédentaire* et de l'*immobilité*.

Cette dernière cause est infiniment plus fréquente qu'on ne songe d'ordinaire à le remarquer. Et, sur ce point, le vulgaire semble être plus près de la vérité que les médecins, — si, du moins, on en juge par les termes courants du langage. Nous trouvons parfois un peu « simplistes » nos malades, que nous entendons expliquer un si grand nombre de leurs symptômes par un *manque de circulation du sang*. Cette interprétation si simple d'une foule de malaises généraux — que, d'ailleurs, nous-mêmes, serions bien souvent en peine d'expliquer correctement — n'est peut-être pas très loin de la vérité.

Il n'est pas nécessaire d'avoir un cœur ou des artères en mauvais état, pour avoir une « mauvaise circulation »; il suffit de ne pas donner assez régulièrement à l'appareil vaso-moteur le concours de l'indispensable auxiliaire de la fonction circulatoire qu'est le mouvement musculaire. Faute de cet excitant des réflexes vasculaires, les parois des vaisseaux tombent dans un certain degré d'atonie, qui a pour conséquence une certaine stagnation du sang dans les vaisseaux périphériques, et par conséquent une irrigation défectueuse des muscles, des nerfs et du cerveau. De là diverses sensations de malaise, de lourdeur, d'inaptitude à l'effort physique, etc.

Toutes ces sensations, qui n'ont pas de signification grave pour l'homme parfaitement sain, sont des avertissements que l'homme prédisposé par son tempérament, ou simplement par son âge, aux congestions viscérales, aux troubles cérébraux, pulmonaires ou cardiaques, ne doit pas négliger. Au reste, l'exercice méthodiquement appliqué fait disparaître ces malaises avec une trop grande rapidité, quand ils sont le résultat d'une vie sédentaire, pour qu'on puisse attribuer l'effet curatif, soit à une modification de la nutrition, soit à une augmentation des forces. Les effets généraux de l'*entraînement* ne se manifestent guère avant deux ou trois semaines de traitement; tandis qu'on peut voir l'amélioration de la circulation périphérique se produire en quelques séances de mouvements bien choisis.

Les congestions viscérales.

Les troubles de la circulation locale peuvent siéger dans les organes internes et dépendent alors : tantôt d'une maladie aiguë dont ils sont la suite; tantôt d'une diathèse qui tend à produire des congestions actives ou passives; tantôt d'un trouble de nutrition de l'organe où le cours du sang se trouve gêné; tantôt, enfin, d'une affection du cœur ou des artères.

Dans tous ces cas, le mouvement actif, selon la loi que nous avons déduite de la physiologie et que les faits cliniques sanctionnent, ne peut être indiqué que pour les congestions *passives*, et jamais quand il existe un *stimulus* de vaso-dilatation active. Toutefois il arrive, le plus souvent, qu'une stase sanguine mécanique et passive succède à une poussée congestive active, quand la première période est passée; comme on le voit dans les congestions *hépatiques*, les congestions *pulmonaires*, etc. — C'est alors, seulement, dans la phase *consécutive* des accidents, que la cure d'exercice doit intervenir.

Quant aux congestions viscérales passives qui se rattachent à une *affection du cœur ou des vaisseaux*, elles se produisent généralement par insuffisance de la poussée circulatoire, et le mouvement actif est le meilleur dérivatif à opposer à ces engorgements, à ces *stases* des grands organes; car la contraction musculaire, qui appelle et draine, en quelque sorte, le sang vers les muscles, lui fait traverser avec plus de vitesse le réseau capillaire artério-veineux.

La forme du mouvement variera selon le siège du trouble circulatoire. Il est cependant deux catégories d'exercices qui devront toujours intervenir en pareil cas : les exercices de respiration, pour activer l'aspiration thoracique, et les massages en friction des membres, pour augmenter la circulation périphérique. On y joindra des mouvements abdominaux très doux et surtout des mouvements passifs et des massages du ventre, quand les stases sanguines auront pour siège l'appareil gastro-intestinal et le foie.

Quant aux troubles de la circulation *cérébrale*, des exercices de respiration passive, qui provoquent la tendance au vide des vaisseaux céphaliques, seront indiqués, ainsi que les massages en friction des pieds et des jambes et les mouvements actifs des membres inférieurs. Il faudra, en pareil cas, éviter autant que possible les mouvements de flexion et de rotation actives du tronc, qui tendent, comme on sait, à provoquer l'*effort*. Car nous savons combien la synergie d'effort tend à produire le reflux du sang vers la tête et à congestionner le cerveau.

Une hérésie physiologique s'est accréditée dans la doctrine des médecins suédois; c'est l'opinion qui attribue à certaines formes de mouvements le pouvoir de *congestionner* un organe, à certaines autres formes le pouvoir de le *décongestionner*.

C'est faute d'une analyse assez précise des effets de circulation observés pendant l'exercice, que cette erreur est passée dans le langage et a fait établir, surtout à propos du traitement des affections utérines, la distinction entre les mouvements *congestionnants*, qui auraient la propriété d'attirer le sang vers l'intérieur du petit bassin et de congestionner l'utérus, et les mouvements *décongestionnants*, qui auraient la propriété de décongestionner l'utérus.

Si l'on analyse physiologiquement l'effet d'un exercice quelconque, on n'y trouve jamais que deux éléments qui puissent influencer la circulation, savoir : la contraction musculaire et le mouvement. Dans les exercices actifs, ces deux éléments sont réunis; dans les exercices passifs, il n'y en a qu'un seul, le mouvement.

Or, le *mouvement* en lui-même, c'est-à-dire le déplacement des membres, n'agit directement que sur la circulation veineuse. Nous en avons indiqué le mode d'action et nous avons montré que, grâce à la disposition des valvules qui s'opposent au reflux du sang vers les petites veines, l'impulsion donnée à ce liquide par une cause accélératrice quelconque, doit forcément s'orienter dans la direction des gros troncs et de l'oreillette droite.

En un mot, le sang veineux, sous l'impulsion des mouvements passifs, prend toujours une direction *centripète*, et, si ce courant dirigé de la périphérie au centre devient plus rapide, il ne peut résulter de cette accélération qu'une déplétion plus prompte des vaisseaux périphériques; déplétion qui est justement le contraire de la stase ou congestion passive. Le mouvement passif, *quelle qu'en soit la forme*, ne peut donc jamais être « congestionnant » *par lui-même*.

Si l'on observe, à la suite de certains mouvements passifs, des effets de congestion active, on peut être sûr qu'il est intervenu dans le mouvement des facteurs secondaires quelquefois méconnus, tels que des secousses excessives qui ont pu exciter le cœur, ou bien des efforts instinctifs de résistance, des contractures, enfin un travail musculaire actif plus ou moins latent. Nous nous sommes expliqué déjà, sur cet élément imprévu de certains mouvements passifs.

Quant à l'*exercice actif*, il apporte toujours avec lui ce premier facteur de circulation, le mouvement, dont nous venons de dire l'effet, et il s'y ajoute un autre facteur, la contraction musculaire, qui a pour résultat une *vaso-dilatation active* des capillaires du muscle. Nous savons que le résultat de cette augmentation de calibre des petits vaisseaux, est une augmentation de la masse de sang *débitée* par le muscle. La quantité de sang qui le traverse est beaucoup plus considérable à l'état de travail qu'à l'état de repos. Mais ce surcroît de sang que draine ainsi le muscle lui est fourni par ses artères afférentes, lesquelles l'empruntent à tout le réseau artériel avoisinant. Il se trouve ainsi que, pour alimenter la circulation suractivée du muscle, le liquide sanguin doit circuler plus activement dans toutes les régions qui sont tributaires des mêmes ramifications artérielles.

On voit donc que, dans toute région dont la circulation est associée à celle d'un groupe musculaire, par suite d'une communauté d'origine des branches artérielles, le mouvement actif ne peut produire qu'une seule et unique modification de la circulation capillaire, c'est une *accélération* de cette circulation.

. Tout ce qu'on peut dire, c'est que les muscles les plus capables d'activer la circulation dans un organe donné sont ceux qui se trouvent dépendre, au point de vue de l'irrigation sanguine, du même réseau artériel que cet organe. C'est pourquoi les mouvements, par exemple d'adduction des membres inférieurs, activent mieux que tous les autres la circulation de l'utérus ; cet organe étant tributaire des mêmes branches artérielles que les muscles adducteurs de la cuisse. — Mais il ne s'ensuit pas que les mouvements opérés par les groupes musculaires antagonistes, puissent avoir un effet inverse sur la circulation de ce même organe et le « congestionner ».

Les effets du travail musculaire, sur la circulation du muscle même, sont absolument indépendants de la *forme* du mouvement ; car la forme d'un mouvement ne dépend pas d'une modification quelconque de la contraction musculaire, mais de la position occupée par le muscle et par son tendon d'insertion, par rapport au levier osseux qu'il doit mouvoir. Qu'un muscle soit fléchisseur ou extenseur, abducteur ou adducteur, les lois de la circulation du sang à travers ses fibres sont toujours les mêmes et, toujours, il débite plus de sang à l'état de travail qu'à l'état de repos, et draine plus activement le sang des territoires vasculaires voisins.

Il est certes vrai que cette suractivité circulatoire provoquée dans un muscle peut avoir des résultats thérapeutiques opposés, et aboutir tantôt à la congestion active de l'organe, tantôt à sa *décongestion*. Mais cette différence de résultats, qui résume toutes les indications de l'exercice dans les troubles des circulations locales, est subordonnée à la *nature des troubles circulatoires* et non à la *forme des mouvements*. — Il est bien entendu qu'en disant la « forme du mouvement », on ne parle pas du degré d'*intensité* de ce mouvement, car un mouvement, quel qu'il soit, devient toujours une cause de congestion quand il est d'une énergie suffisante pour provoquer l'*effort* ou pour exciter le cœur.

La distinction que font les vieux auteurs suédois entre les mouvements *concentriques*, c'est-à-dire les mouvements d'adduction et de flexion et les mouvements *excentriques*, c'est-à-dire d'abduction et d'extension, est donc absolument dénuée de fondement; et l'on s'exposerait à de singuliers mécomptes si l'on appliquait des mouvements *actifs*, fussent-ils « excentriques », dans les congestions *actives* de l'utérus.

Ce qui serait plus logique, ce serait de définir nettement l'indication des mouvements, suivant la forme de la congestion qu'on veut combattre; et de distinguer la simple stase ou congestion passive, en vertu de laquelle le sang est immobilisé ou ralenti dans un organe, et la congestion active dans laquelle ce liquide y est attiré plus ou moins violemment, par une poussée, un *raptus* d'origine quelconque.

C'est un véritable « raptus » vers le muscle en travail que produit la contraction musculaire; mais ce raptus a pour les organes voisins des conséquences très diverses, suivant que ces organes sont en état de stase sanguine ou en état de congestion active. En effet, dans la première hypothèse, cette poussée circulatoire, se propageant par voisinage, détermine dans la masse du sang immobilisé dans les capillaires, un courant qui le fera circuler : ce sera un effet « décongestionnant ». Dans le second cas, la poussée du sang vers le muscle, qui est en somme une véritable congestion active, se répercutera sur l'organe voisin et ne pourra qu'y exagérer le stimulus circulatoire déjà existant : ce sera un effet « congestionnant ».

Ainsi, le même mouvement actif qui serait « décongestionnant » dans un cas de métrite *chronique*, par exemple, où la stase sanguine est favorisée par le défaut de mobilisation sanguine et par la vaso-dilatation passive, deviendra « congestionnant » si on l'applique à une métrite *aiguë* où il y a des phénomènes de vaso-dilatation active.

Il peut se produire, dans la circulation utérine, une autre forme de troubles qui n'est ni la congestion active, ni la stase : c'est l'*insuffisance d'apport* du sang artériel.

Nous avons précédemment exposé le mécanisme des troubles vaso-moteurs de la peau : ici le mécanisme est le même.

Nous avons vu qu'une constriction trop forte des petits vaisseaux pouvait aboutir à une diminution de leur calibre, suffisante pour entraver l'apport du sang artériel. Cet état est juste l'inverse du raptus congestif. On l'observe non seulement à la peau, mais aussi sur les organes internes. Il peut s'y produire, sous des influences diverses, des effets de vaso-constriction suffisamment énergiques pour diminuer considérablement l'apport du sang; parfois pour *bloquer*, en quelque sorte, l'organe tout entier et y supprimer complètement la circulation pendant un temps plus ou moins long.

Expérimentalement, et sous l'influence d'une vaso-constriction réflexe, provoquée par l'excitation énergique de certains nerfs de sensibilité, on a pu voir, à l'aide des appareils volumétriques, tels que ceux dont se sert François-Franck dans ses cours du Collège de France, le volume de certains organes, comme la rate, si riche en petits vaisseaux, diminuer de moitié par suspension de l'apport sanguin[1].

Sans aller aussi loin que dans les expériences de laboratoire, l'effet de la vaso-constriction des capillaires sanguins peut arriver à diminuer l'apport du sang, dans des proportions telles que certaines fonctions, liées à l'irrigation régulière d'un organe, soient abolies. Le rein peut se « fermer » sans autre cause qu'une vaso-constriction exagérée et l'on voit alors se suspendre les fonctions d'élimination, d'où auto-intoxication consécutive.

L'utérus est l'organe où l'on observe le plus souvent ces troubles de la circulation par vaso-constriction. L'*aménorrhée* et la *dysménorrhée* sont des symptômes qui relèvent du fonctionnement irrégulier des vaso-moteurs.

L'aménorrhée peut se produire par deux mécanismes différents : il peut se faire que le sang n'arrive pas à l'utérus, dont l'entrée est bloquée, en quelque sorte, par le resserrement des petits vaisseaux; il peut se faire aussi que le sang afflue librement à l'utérus sous l'influence de la poussée congestive menstruelle, mais qu'il ne puisse s'écouler libre-

1. Fr.-Franck, *loc. cit*

ment par la muqueuse, les vaisseaux de celle-ci étant le siège d'une vaso-constriction. Dans le premier cas, il y aura anémie du tissu utérin; dans le second, il y aura stase sanguine dans ce tissu, la porte d'entrée restant ouverte, tandis que l'issue est fermée.

Dans ces deux cas, le mouvement est utile, surtout le mouvement actif, s'il met en jeu les muscles dont la circulation est solidaire, au moins par voisinage, de celle de l'utérus : le psoas iliaque, les muscles du plancher périnéal, les adducteurs. Les phénomènes de vaso-dilatation se propageront du réseau circulatoire des muscles à celui de tout l'appareil génital, et ainsi se trouvera facilité au sang l'accès vers l'utérus, aussi bien que l'issue par la muqueuse et l'écoulement au dehors.

Nous n'avons pas à parler d'une autre cause d'arrêt de l'écoulement menstruel qui est due, non plus à un trouble de circulation, mais à d'autres causes mécaniques : telles que l'*atrésie* du col, les *déviations* utérines et toutes les autres causes qui peuvent empêcher l'hémorragie, quand elle s'est produite dans la cavité de la matrice, de s'écouler au dehors.

Ce n'est plus là de l'aménorrhée, mais de la *rétention* du sang menstruel. La cure de mouvement peut y remédier aussi, mais dans un autre esprit et par des procédés qui ne sont pas du cadre de cette étude.

Les dilatations variqueuses.

L'élasticité des vaisseaux, dont nous avons fait ressortir l'importance comme auxiliaire de la force impulsive du cœur, peut être abolie ou diminuée pour deux causes différentes. D'abord par un vice de la nutrition des vaisseaux qui en modifie la structure. On sait que, sous l'influence de troubles de nutrition, appelés la *sclérose* et l'*athérome*, les parois des artères et des veines peuvent perdre leur élasticité et leur résistance. De la perte de leur élasticité résulte une augmentation notable du travail du cœur, par la suppression d'une force auxiliaire, — d'où diverses lésions consécutives de cet organe. — Mais il en résulte aussi un amoindrissement de la résistance des parois vasculaires altérées, et une tendance à leur distension.

Indépendamment de toute lésion de nutrition, les vaisseaux sanguins, comme tous les corps élastiques, peuvent encore perdre leur élasticité, quand elle a été mise en jeu avec excès, c'est-à-dire quand ils ont été longtemps distendus. C'est l'histoire du fil de caoutchouc qui ne peut revenir sur lui-même, quand il a subi un allongement excessif.

Ce résultat se produit surtout sur les *veines*, dont la résistance élastique est moindre que celle des artères et où la stagnation du sang est plus fréquente; tant à cause de leur laxité plus grande que par suite de la lenteur du cours du sang qui y circule; la force d'impulsion du cœur se faisant moins sentir dans les veines que dans les artères. Enfin, toute compression sur le trajet du vaisseau tend à y ralentir le cours du sang, à augmenter la tension des parois et à produire la dilatation permanente du calibre.

C'est ainsi que se produisent les *varices*, par obstacle à la circulation veineuse.

On sait que les varices ne se produisent pas avec la même facilité, chez tous les sujets soumis aux mèmes causes de distension des veines. Il en est chez qui ces vaisseaux sont moins résistants par suite d'une atonie spéciale. Certaines diathèses, comme la diathèse rhumatismale, et aussi certains troubles de l'innervation, comme les paralysies motrices, les névrites, etc., peuvent créer une prédisposition aux varices et autres troubles de la circulation veineuse. Les œdèmes par transsudation des parties séreuses du sang à travers les parois des vaisseaux dilatés, sont souvent le symptôme de la perte d'élasticité des veines ou des capillaires veineux.

On comprend l'urgence qu'il y a d'accélérer le cours du sang dans les veines distendues, car la stagnation du sang est à la fois une conséquence et une cause nouvelle de la perte d'élasticité des parois. Or, il n'est pas de meilleur agent de déplétion veineuse que le mouvement, *passif* d'abord, puis *actif*. Nous avons déjà exposé la double action « déplétive » du mouvement en parlant des maladies de cœur, et nous avons dit que cette action est à la fois mécanique et physiologique : le mouvement étant utile pour communiquer mécaniquement au sang une impulsion centripète et aussi pour réveiller indirectement, par effet réflexe, la *contractilité* des vaisseaux, force vitale très distincte, nous l'avons dit, de l'élasticité.

Le traitement gymnastique des varices présente des indications spéciales, qui peuvent varier suivant le siège et l'origine des dilatations veineuses; mais il a surtout des indications générales qui peuvent s'appliquer à tous les cas. Ces indications sont de deux sortes : les unes *positives*, qui visent les effets utiles qu'on doit chercher; les autres que j'appellerai *négatives*, en ce sens qu'elles désignent les effets nuisibles, qu'il faut éviter dans l'application des mouvements.

L'indication, que nous appelons *négative*, du traitement des varices par le mouvement, est la plus importante à préciser. En effet, il y a des formes de mouvements qui peuvent aggraver et même provoquer les varices. Ce sont, d'une part, tous les mouvements qui provoquent l'*effort thoraco-abdominal* et, en outre, tous les exercices qui produisent la contraction *statique* des muscles; c'est-à-dire ceux qui aboutissent à l'*immobilisation active* du corps ou des membres.

Nous avons déjà exposé le mécanisme de l'effort et montré les effets de compression qui en résultent pour le cœur et les gros vaisseaux. L'*effort* se traduit, comme phénomène externe le plus apparent, par la turgescence des veines superficielles où le sang reflue et s'accumule. Pendant toute la durée de l'effort, les parois de tout le système veineux sont soumises à une hypertension considérable ; et, si l'effort se répète souvent, comme dans certaines professions, des dilatations variqueuses se forment en divers points du corps. Les varices sont fréquentes chez les chargeurs, les portefaix, etc. Quant

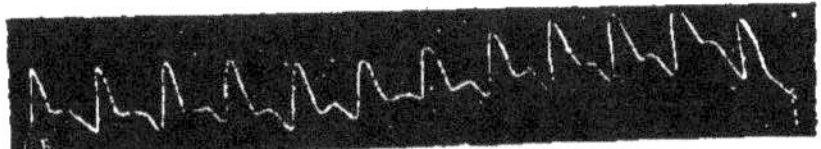

Fig. 55. — Relèvement du tracé du pouls radial par l'effet de la contraction permanente des jambes (figure empruntée à MAREY).

aux efforts musculaires qui aboutissent à l'immobilisation prolongée d'une partie du corps, on en voit l'effet dans toutes les professions qui exigent que l'homme travaille debout. Dans la station verticale, les muscles des jambes et des cuisses sont en état de *contraction permanente*.

Ici quelques développements sont nécessaires pour bien préciser l'effet de contraction musculaire permanente, ou *statique*, sur le cours du sang veineux. Il n'est pas nécessaire, pour que l'effet de distension veineuse se produise, que la contraction statique se prolonge beaucoup. Quelques secondes suffisent quand l'effort musculaire est d'une très grande énergie.

Dans tous les exercices dits « de force », c'est-à-dire ceux où le muscle est sollicité à donner son maximum d'effort, les mouvements sont forcément lents : par exemple quand on soulève un haltère très lourd ou qu'on monte à bicyclette une côte très escarpée. Dans ces cas, la contraction musculaire présente un certain degré de « permanence », si l'on compare le mouvement très ralenti qu'exécute le sujet, avec ceux qu'il ferait dans un exercice demandant un moindre effort.

Les professions dans lesquelles les membres supérieurs exécutent de ces mouvements lents et d'une énergie excessive, provoquent les varices des bras, comme les professions où l'on travaille dans la station verticale provoquent les varices des jambes. La durée de la contraction « 'permanente » est infiniment plus courte, par exemple, dans les bras du garçon boucher, qui soulève à bout de bras un quartier de bœuf pour le suspendre à l'étal, que dans les jambes du serrurier ou du tailleur de pierres, qui passent leur journée debout; pourtant, on observe la fréquence des varices des bras chez le garçon boucher, comme la fréquence des varices des jambes chez le tailleur de pierres et le serrurier.

Il n'en est plus de même dans les mouvements actifs, quand la contraction musculaire est modérée. courte et fréquemment répétée. La compression du muscle n'est plus assez violente pour effacer le calibre de la veine en la comprimant, ni assez prolongée pour y provoquer une distension par accumulation du sang. Au lieu d'agir comme un lien qui étrangle momentanément les vaisseaux voisins, le muscle, qui se contracte modérément, agit comme la main du masseur qui chasse par des pressions douces et répétées, le contenu de la veine.

Ainsi, l'on doit proscrire du traitement des varices tout mouvement qui demande beaucoup de force et tout exercice qui tend à immobiliser, même pendant un temps très court, le corps ou les membres en état de contraction. — Telle est l'indication, que nous avons appelée *négative*, du traitement mécanique des varices. — L'indication *positive* sera justement inverse. Il faudra choisir des mouvements demandant très peu d'effort et s'exécutant avec une certaine vitesse. — Je dis une *certaine* vitesse, ce qui ne veut pas dire vitesse excessive; car, on le sait, la vitesse du mouvement suppose toujours le développement d'une grande énergie initiale; et les contractions musculaires d'une trop grande énergie sont nuisibles aux variqueux.

On se rappellera donc que, parmi les exercices qui peuvent à volonté s'exécuter lentement ou vite, le degré moyen d'exécution devra être adopté. Il en sera ainsi pour la marche et pour la bicyclette.

Ce qui convient en première ligne aux variqueux, ce sont donc les exercices *passifs*, les mouvements du *massage* et surtout les *trépidations* appliquées à la région variqueuse. On y joindra tous les mouvemente *activo-passifs* dans lesquels la force des muscles est aidée, soit par un assistant, soit par une machine. Enfin, on fera intervenir aussi des mouvements *actifs*, choisis parmi ceux qui mobilisent les parties du corps atteintes de varices, en donnant à ces mouvements plus d'amplitude que d'énergie.

On sait qu'il y a une contre-indication formelle à l'application du mouvement et surtout du massage chez les variqueux : c'est l'inflammation aiguë ou chronique de la veine, la *phlébite*. Quelles que soient les précautions observées, le massage peut provoquer la fragmentation d'un caillot sanguin formé dans la veine; le fragment, ainsi détaché, peut être transporté au cœur et, de là, lancé dans la circulation artérielle. C'est l'*embolie*. On en connaît les terribles conséquences, quand ce « projectile » atteint un organe essentiel comme le poumon et le cerveau et s'y arrête, oblitérant une artère.

Dans les cas douteux, la forme de massage qui exposerait le moins à la fragmentation du caillot est la trépidation, surtout la trépidation indirecte : par exemple la trépidation des pieds, en cas de varices des jambes, au moyen du grand vibrateur de Zander. Le traumatisme de la veine est beaucoup moins à redouter, avec les vibrations régulières communiquées à la totalité du membre, qu'avec le pétrissage, l'effleurage ou les frictions : toutes manœuvres qui exercent une action mécanique directe sur les parois mêmes du vaisseau.

Pour peu qu'on craigne même une menace d'inflammation des varices, il sera donc plus prudent de n'appliquer ni le massage en frictions, ni surtout le tapotement avec la main ou les appareils percuteurs. On s'en tiendrait alors au vibrateur qui, du reste, suffit amplement dans la grande majorité des cas·de varices même non enflammées, si on le combine avec les mouvements passifs et actifs indiqués ci-dessus.

Les *hémorroïdes* sont les varices des veines hémorroïdales, veines qui recueillent le sang des dernières portions du gros intestin et le conduisent à la veine porte.

Les facteurs des hémorroïdes sont les mêmes, au point de vue général, que ceux des autres varices : gène habituelle du cours du sang, d'une part, et, d'autre part, prédisposition aux dilatations, par atonie des parois des vaisseaux. Deux causes de gène circulatoire, particulières aux vaisseaux hémorroïdaux, interviennent, le plus souvent, pour en provoquer la dilatation variqueuse. Ce sont les compressions par accumulation des matières fécales dans le gros intestin, chez les *constipés*, et la gène que peuvent produire les *obstructions du foie* sur le cours du sang de la veine porte, dont les veines hémorroïdales représentent une des ramifications les plus importantes. Chez la femme, il faut joindre à ces deux causes d'hémorroïdes les compressions et la gêne circulatoire dues aux diverses affections du petit bassin : métrites et périmétrites, déviations utérines, etc.

Tous ces facteurs des hémorroïdes sont justiciables du traitement par le mouvement. On sait la fréquence des états de *stase veineuse* générale du système porte, qu'on appelait autrefois la *pléthore abdominale* ou *veinosité abdominale*. Ces troubles circulatoires de l'abdomen sont extrêmement fréquents chez les personnes sédentaires, surtout chez les hommes de bureau immobilisés dans la position assise, ainsi que chez les gros mangeurs et les grands buveurs. Une première indication du traitement des hémorroïdes sera donc de lutter contre la veinosité abdominale par le massage du ventre, les mouvements abdominaux passifs, et, enfin, les mouvements abdominaux actifs. Ce traitement, qui a pour résultat la déplétion plus régulière du système de la veine porte, fait sentir secondairement ses effets aux vaisseaux hémorroïdaux, dont il diminue la tension et facilite l'évacuation.

Quelques indications plus spéciales peuvent encore être remplies par la cure d'exercice pour cette forme de varices.

En premier lieu, on peut agir *directement* sur les vaisseaux variqueux par le massage vibratoire. Les vibrateurs possèdent, parmi les nombreuses branches terminales qui peuvent communiquer les vibrations, des pelotes coniques en cuir rembourré, à l'aide desquelles il est facile d'agir sur les hémorroïdes à travers les vêtements.

On trouvera ensuite, parmi les exercices abdominaux passifs, certains mouvements qui ont une action tout à fait topique sur les engorgements hémorroïdaires. Ce sont les mouvements de *flexion passive* du bassin sur le tronc, le malade étant couché à plat ventre. Ce mouvement s'obtient à l'aide d'un appareil de Zander, où une planche capitonnée, mue d'un mouvement lent et régulier de haut en bas et de bas en haut, soulève le corps par le milieu du tronc. La flexion se fait au niveau des dernières vertèbres lombaires ; le bassin se trouve rapproché du thorax et, par conséquent, tous les muscles abdominaux antérieurs et latéraux sont mis en relâchement. La tension abdominale se trouve momentanément annulée, et, de cette diminution de pression, résulte une tendance au vide vers le centre de l'abdomen, une sorte d'*aspiration*, comparable, dans une mesure moindre, à celle qui se produit pendant l'inspiration dans le thorax, et qui précipite le cours du sang veineux vers le cœur.

Quoi qu'il en soit de la théorie, l'effet des mouvements passifs de flexion abdominale se traduit, chez la plupart des hémorroïdaires, non pas par la guérison radicale, mais par la *disparition* des hémorroïdes : tout au moins par leur rentrée à l'intérieur, ou par leur diminution notable, quand elles ne rentrent pas.

Il faut remarquer que l'effet des exercices de flexion *active* du tronc ne peut avoir la même action directe sur les hémorroïdes que les mouvements passifs ; attendu que, dans la flexion active, il n'y a pas diminution, mais augmentation de la tension abdominale. La contraction des muscles abdominaux, si elle atteint un certain degré d'énergie, met le tronc et le thorax en état d'*effort* et tend, comme nous l'avons plusieurs fois indiqué, à provoquer le reflux du sang vers les extrémités des veines, en sens inverse de son cours normal. C'est, du reste, en très grande partie, aux *efforts* intenses que provoque l'acte de la défécation trop laborieux chez les constipés, qu'il faut attribuer la fréquence et l'issue habituelle des hémorroïdes chez ces malades. Les exercices de flexion active du tronc, ainsi du reste que tous les autres mouvements abdominaux actifs qu'on conseille pour les troubles généraux de la circulation porte, devront donc toujours être assez modérés pour ne pas provoquer l'*effort*; sous peine d'aller directement à l'encontre de leur but.

Il est des mouvements actifs directement utiles aux hémorroïdaires : ce sont ceux qui mettent en jeu les muscles du plancher périnéal. Ils agissent en *remontant* l'anus (muscle releveur), et leur répétition fréquente donne à tous les muscles du périnée plus de tonicité pour s'opposer à l'issue des tumeurs hémorroïdales. Les médecins suédois ont observé que les muscles du plancher périnéal se contractent par synergie, quand on fait agir les adducteurs des cuisses; à condition que le corps soit maintenu dans la position demi-couchée et que le bassin se soulève, quittant le plan du lit, en même temps que les adducteurs travaillent.

CHAPITRE V

RÉSUMÉ ET CONCLUSIONS

Les idées exposées dans les chapitres qui précèdent exigeaient pour être comprises, — et surtout pour être acceptées du lecteur, — de longs développements, de nombreuses digressions physiologiques et pathologiques.

Pour justifier des conclusions qui sont loin d'être admises par l'enseignement officiel, il ne suffisait pas de dire qu'elles sont conformes aux faits d'observation ; car on peut récuser un fait *à priori*, quand on ne l'a pas observé soi-même, s'il semble être en contradiction avec les opinions régnantes.

C'est pour cette raison que nous nous sommes efforcé de justifier, peut-être un peu longuement, par des arguments rationnels, l'emploi de l'exercice dans le traitement des affections de l'appareil circulatoire.

A l'étranger, les documents cliniques abondent, et les résultats parlent si haut, qu'il n'est plus besoin, depuis longtemps, d'y plaider la cause de la médication que nous nous efforçons ici de faire apprécier à sa véritable valeur.

A Stockholm, depuis bien des années, la médication la plus en vogue, dans le traitement des affections du cœur, est la gymnastique, et les résultats sont les mêmes avec la gymnastique mécanique imaginée par Zander qu'avec la gymnastique manuelle de Ling ; puisque les machines ne font que

tenir la place de l'aide, ainsi que nous l'avons précédemment expliqué, pour l'exécution des mêmes mouvements. Chez tous les praticiens suédois, l'idée de maladie de cœur éveille aussitôt l'idée de gymnastique médicale, comme elle éveille chez nous l'idée de digitale ; et tous s'étonnent de nous voir si en retard pour adopter un moyen de traitement dont les effets ne peuvent plus se discuter aujourd'hui.

Un long séjour en Suède nous a permis d'y suivre des malades, en traitement pour diverses affections du cœur et des vaisseaux, et d'assister à de véritables résurrections, sous l'influence de la gymnastique passive et active, employée à l'exclusion de tout autre traitement. Nous avons vu des sujets, arrivés à un degré très avancé d'asystolie, perdre de jour en jour leur aspect cyanosé, leur dyspnée, leurs œdèmes des jambes ; pendant que le pouls reprenait de la régularité et de la force, et que les urines, rares et chargées avant le traitement, recouvraient, au bout de 10 à 12 jours, leur abondance normale et leur limpidité.

Les malades y sont, du reste, si bien convaincus, par les résultats observés sur eux-mêmes, de l'efficacité du traitement, qu'ils se hâtent de le reprendre à la première menace de gêne circulatoire. Ils parviennent ainsi, pendant un temps très long, à se tenir à l'abri des accidents d'asystolie, grâce à une médication dont l'efficacité ne s'use pas, comme celle des divers médicaments cardiaques. On voit, chaque jour, à l'Institut central de gymnastique à Stockholm et dans les cliniques des docteurs Wide, Zander, Levertin, etc., des hommes de tout âge, atteints d'affections diverses du cœur ou des vaisseaux, qui viennent depuis nombre d'années se soumettre, à périodes presque fixes, à des mouvements méthodiques, grâce auxquels ils peuvent conjurer des troubles circulatoires imminents.

Dans tous les établissements de gymnastique médicale à Stockholm, le traitement des maladies du cœur occupe, avec celui de la scoliose, la place la plus importante. C'est celui dont les résultats sont le plus méthodiquement contrôlés, grâce aux tracés sphygmographiques qui y sont relevés avec le plus grand soin.

Aussi, en présence d'un traitement basé sur des déductions physiologiques si rationnelles, contrôlé par des procédés scientifiques, et qui a pour lui la sanction d'un si grand nombre de succès, ne peut-on que se demander avec surprise comment il a pu, jusqu'à ce jour, rester si indifférent à notre pays.

Quant au traitement d'Œrtel, il est très répandu en Allemagne et en Autriche, et semble accepté de l'autre côté du Rhin par tous les praticiens. Parmi les observations les plus caractéristiques qui enregistrent ses succès, nous avons cité celle de l'auteur lui-même, le professeur Œrtel, qui lui avait dû sa guérison. On cite encore, parmi les succès les plus retentissants de la cure de terrain, dans le traitement des troubles de l'appareil circulatoire, la guérison d'un personnage illustre, le prince de Bismarck.

En Allemagne, dans toutes les régions accidentées, les médecins utilisent les pentes du terrain pour faire exécuter, aux malades atteints d'affections du cœur insuffisamment « compensées », des promenades graduées. Quand la configuration du sol n'offre pas la ressource du dosage par la pente croissante des chemins, les praticiens s'ingénient à chercher un mode d'entraînement gradué qui puisse y suppléer. C'est ainsi que le professeur Leyden, de Berlin, prescrit à ses malades cardiaques de monter des escaliers, en augmentant chaque jour le nombre des marches à gravir.

Nous sommes encore bien loin, en France, de pouvoir

trouver, soit dans la clinique hospitalière, soit dans la pratique privée, des observations aussi nombreuses et aussi probantes qu'à l'étranger, pour montrer comment les résultats du traitement en sanctionnent la théorie.

Il fallait donc, à ceux qui n'ont pas vu de leurs yeux des cardiaques améliorés par la cure d'exercice, une démonstration appuyée sur des arguments scientifiques multiples. Il fallait faire appel à toutes les notions physiologiques et cliniques, capables de montrer, tout au moins, que ce traitement ne choque pas, quoi qu'on en ait dit, le bon sens, et ne méconnaît pas les données générales de la science.

Mais les développements auxquels nous avons été entraîné nous ont forcé à analyser et à délayer, en quelque sorte, des idées auxquelles une courte synthèse donnera peut-être plus de netteté. Il sera bon, sans doute, de les résumer sous forme de conclusion et d'en rappeler quelques principes, qui sont les bases pratiques du traitement.

Rappelons d'abord que l'*esprit* du traitement n'est pas tel que croient le comprendre la majorité des médecins, qui lui font opposition, et qui auraient raison de le combattre, s'il était vraiment ce qu'ils supposent. Il n'a pas pour but unique, ni même pour but principal, d'*exercer le cœur* en vue de le fortifier pour en « compenser » les lésions; pas plus qu'il n'a pour unique procédé la marche ascensionnelle suivant la méthode d'Œrtel.

L'entraînement, suivant la méthode d'Œrtel, est utile surtout par ses effets *généraux* sur la nutrition et agit, d'ailleurs, ainsi que toutes les méthodes d'exercice actif, beaucoup plus pour activer la circulation périphérique que pour fortifier le cœur. Si cette méthode augmente réellement la capacité fonctionnelle du cœur, c'est qu'elle en diminue l'*émotivité*, par l'accoutumance, et augmente ainsi sa tolérance pour les effets du travail musculaire. C'est, aussi, qu'elle débarrasse l'appareil circulatoire tout entier des facteurs de troubles fonctionnels représentés par les produits de la nutrition viciée ; soit chez les sujets à nutrition ralentie, soit chez ceux dont la vie sédentaire retarde l'élimination des toxines organiques et favorise l'auto-intoxication. C'est, enfin, qu'elle assure à l'appareil circulatoire le concours efficace du poumon, son indispensable auxiliaire, en créant des habitudes de respiration plus active.

Aussi est-ce seulement dans les affections purement fonctionnelles du cœur que la méthode d'Œrtel est indiquée ; les nombreux succès qu'on lui a justement attribués ont été obtenus surtout dans les « fausses maladies du cœur ».

Dans les cardiopathies « vraies » avec lésion non compensée, la cure d'exercice ne doit pas viser la circulation centrale, mais la circulation périphérique. Son objectif n'est pas, alors, d'augmenter la poussée du cœur, en lui demandant un surcroît de travail au moment même où il est à bout de forces : il doit être, au contraire, de diminuer le travail du cœur, en diminuant les résistances qui lui sont opposées. On sait que ces résistances, au moment où le cœur devient insuffisant, sont surtout représentées par les stases sanguines de la périphérie. Il s'agit de mobiliser, par les mouvements actifs et passifs, les masses liquides qui obstruent les petits vaisseaux, distendent les veines et opposent leur force d'inertie à la poussée du myocarde.

L'effet qu'on demande au mouvement est donc un effet *dérivatif*, qui puisse dissiper les stases sanguines ; c'est un accroissement de la circulation périphérique et veineuse.

On peut l'obtenir, sans l'intervention du cœur, par l'action de très légers mouvements actifs qui provoquent une vaso-dilatation, un élargissement des capillaires, et augmentent ainsi la vitesse du courant sanguin. Les mouvements passifs et le massage joindront leur action mécanique sur la circulation veineuse à celle que la circulation capillaire subira du mouvement actif; et ainsi se trouvera augmentée, non la force qui pousse le sang du cœur à la périphérie, mais celle qui le fait cheminer de la périphérie vers le cœur, celle qu'on appelle la *vis a tergo*.

C'est donc, en résumé, une impulsion *centripète* que le mouvement, méthodiquement appliqué, doit communiquer au sang, dans les cas où le cœur ne suffit plus à sa tâche; car c'est alors le ralentissement de la circulation *de retour*, qui crée le danger. Loin de demander au cœur un supplément d'action, il faut s'appliquer à lui éviter toute excitation qui pourrait le solliciter à augmenter son effort et à s'épuiser davantage. Et pour cela il faut avoir recours à des exercices méthodiquement localisés et dosés, tels que peut seule les appliquer la méthode suédoise.

La gymnastique suédoise demeure donc la méthode de choix, toutes les fois qu'il est indiqué de rétablir la circulation, en évitant de fatiguer le cœur.

Mais la gymnastique suédoise, elle-même, n'a pas été conçue en vue du traitement exclusif des affections du cœur. Elle constitue un vaste système de mouvements parmi lesquels beaucoup s'appliquent à des maladies dont la nature et les indications thérapeutiques diffèrent absolument de celles des cardiopathies. Il est donc un grand nombre d'exercices suédois qu'il faut se garder d'appliquer aux cardiaques.

Tels sont, nous l'avons dit, les mouvements qui mettent en jeu les muscles abdominaux, parce qu'ils provoquent la compression des gros troncs vasculaires; ceux qui actionnent des masses musculaires considérables, comme les grands muscles du dos et des lombes, parce qu'ils produisent une trop grande quantité de travail à la fois et que c'est une condition d'excitation pour le cœur; ceux, enfin, qui exigent d'un groupe musculaire, même très petit, un déploiement d'énergie allant jusqu'à la limite des forces, parce que c'est une condition qui provoquerait la synergie d'*effort*, si dangereuse pour les cardiaques.

Le traitement de Stockholm et celui d'Œrtel, sans être précisément contradictoires, ne sauraient se suppléer toujours et, de fait, ils se complètent. Chacun de ces deux traitements correspond à des indications différentes.

Si l'on voulait établir une formule générale, pour guider le choix du praticien, entre le système d'Œrtel qui vise le cœur lui-même, et la méthode suédoise qui vise les vaisseaux périphériques, on pourrait dire que le système d'Œrtel doit être réservé à tous les cas de troubles circulatoires où le cœur peut subir impunément un certain degré d'excitation; car l'excitation de l'appareil cardio-vasculaire est le premier effet de la marche ascensionnelle.

En outre, l'indication des exercices cardiaques, c'est-à-dire des mouvements musculaires qui augmentent le travail du myocarde, se présente surtout à une période moins avancée des troubles de la circulation. La cure de terrain peut être utile pour prévenir l'asystolie, plutôt que pour la combattre.

Le traitement suédois offre plus de ressources dans les cas graves, car il peut s'adapter aux malades même alités et incapables de marcher. Il offre incomparablement plus de sécurité, à cause de la douceur de ses procédés, qui n'expose jamais le malade à des accidents graves, y eût-il erreur ou excès dans son application. Mais, à cause de sa douceur même, la gymnastique suédoise ne peut pousser aussi loin que le système d'Œrtel l'état d'entraînement, l'endurance et les modifications générales de la nutrition qu'il est parfois indiqué de rechercher.

Le mieux serait donc, chez la plupart des malades, de recourir successivement à ces deux méthodes dans le traitement des troubles circulatoires; en commençant par les mouvements suédois, qui représentent la forme la plus atténuée de l'exercice, et en recourant ensuite, à mesure qu'augmente la capacité fonctionnelle des organes, aux exercices gradués de marche ascensionnelle, qui permettent d'obtenir des effets plus intensifs, et de consolider la guérison.

Quant au résultat qu'on peut espérer de la cure d'exercice, dans les maladies du cœur et des vaisseaux, il est à peine besoin de dire que ce n'est pas la guérison proprement dite des *lésions* de l'appareil circulatoire.

Une affection organique du cœur ou des vaisseaux ne peut pas disparaître sous l'influence de ce traitement; pas plus, du reste, que sous celle d'aucun autre. On peut cependant espérer quelquefois en enrayer la marche, en modifiant la nutrition générale, comme dans l'arthritisme, l'artério-sclérose, etc.

On a pourtant cité des observations où une lésion organique, — très spéciale il est vrai, — a pu être modifiée par le mouvement. La *symphyse cardiaque*, c'est-à-dire l'adhérence du cœur au péricarde, par suite de péricardite guérie, a pu être heureusement modifiée grâce à la rupture ou à la distension des brides fibreuses, comme cela arrive dans le traitement gymnastique des adhérences pleuro-pulmonaires. Mon ami le docteur Godleski m'en a rapporté un cas authentique.

En dehors de ces cas très spéciaux, où le cœur, par la suractivité de ses mouvements, a pu détruire ou relâcher le lien qui entravait son jeu, le résultat de la cure d'exercice ne peut être qu'une modification plus ou moins durable du fonctionnement du cœur. C'est là, on le sait, l'effet de tous les médicaments cardiaques; avec cette différence que l'action d'un médicament s'épuise par l'accoutumance, tandis que l'accoutumance augmente l'effet thérapeutique de l'exercice, en faisant disparaître progressivement ses effets dangereux.

Nous avons suffisamment expliqué la double action de la cure d'exercice, d'une part sur les conditions hydrauliques de la circulation, d'autre part sur le fonctionnement des centres nerveux cardio-vasculaires.

On a donc compris que c'est d'abord par la « remise en marche » de l'appareil circulatoire qu'agit le traitement par le mouvement; bien plus que par une modification matérielle des parties constituantes de cet appareil.

C'est ensuite par une action régulatrice due aux impressions sensitivo-motrices que provoque l'exercice dans les centres nerveux : en un mot, par la *rééducation de l'appareil circulatoire*.

TABLE DES MATIÈRES

PRÉFACE   v

PREMIÈRE PARTIE
LES TROUBLES DE LA CIRCULATION SANGUINE

CHAPITRE I
LES FORCES INTRINSÈQUES DE L'APPAREIL CIRCULATOIRE

Le cœur; — les artères; — les vaisseaux capillaires; — la
« vis a tergo » ; — les veines.   1

CHAPITRE II
LES FORCES AUXILIAIRES DE LA CIRCULATION

Le mouvement actif; — le mouvement passif; — le massage; — l'aspiration thoracique.   13

CHAPITRE III
MÉCANISME DES TROUBLES CIRCULATOIRES DANS L'EXERCICE MUSCULAIRE

L'effort; — l'excitation du cœur; — la pléthore veineuse et
le « cœur forcé » ; — l'essoufflement dans l'exercice musculaire.   27

CHAPITRE IV
MÉCANISME DES TROUBLES CIRCULATOIRES DANS LES MALADIES

Les maladies du cœur; — phase « de compensation » et
phase « troublée » ; — l'état d'asystolie; — les maladies
des vaisseaux; — les troubles fonctionnels du cœur. . .   61

CHAPITRE V

LES TROUBLES DE LA CIRCULATION SANGUINE
DANS LES MALADIES DE LA NUTRITION

Les troubles de la circulation chez les obèses; — rôle de la surcharge graisseuse; — les mécomptes de la cure d'amaigrissement; — cause première des troubles circulatoires dans l'obésité; — déductions thérapeutiques . . .   78

CHAPITRE VI

LES TROUBLES DE LA CIRCULATION SANGUINE
DANS LES MALADIES DE LA NUTRITION (*suite*)

Troubles de la circulation chez les arthritiques; — troubles de la circulation chez les dyspeptiques; — mécanisme des troubles circulatoires chez les dyspeptiques.   101

CHAPITRE VII

LES TROUBLES NERVEUX DE LA CIRCULATION SANGUINE

Troubles nerveux primitifs et secondaires; — troubles circulatoires chez les neurasthéniques; — importance des impressions sensitives pour régler la circulation.   125

DEUXIÈME PARTIE
LA THÉORIE DU TRAITEMENT

CHAPITRE I

LA « COMPENSATION » DES LÉSIONS CARDIAQUES

L'hypertrophie compensatrice; — la dilatation par surmenage; — rareté de l'hypertrophie sans dilatation   137

CHAPITRE II

LES EFFETS « GÉNÉRAUX » DE L'ENTRAINEMENT

Action de l'exercice sur la nutrition; — effets « dépuratifs » de l'entraînement.   152

CHAPITRE III
LA MÉTHODE D'ŒRTEL

La « cure-de-terrains »; — effets de la marche ascensionnelle; — l'auto-observation d'Œrtel; — interprétation des effets thérapeutiques. 162

CHAPITRE IV
LA GYMNASTIQUE DES VAISSEAUX SANGUINS

La méthode suédoise et la décomposition des mouvements; — les procédés « de résistance »; — l'atténuation progressive de l'exercice; — le choix des mouvements . . . 185

CHAPITRE V
LA RÉÉDUCATION DE L'APPAREIL CIRCULATOIRE

La rééducation du cœur; — l'émotivité de l'appareil circulatoire; — les troubles fonctionnels de la circulation; — le traitement gymnastique de l'arythmie; — les boiteries du cœur. 194

CHAPITRE VI
LA RÉÉDUCATION DE L'APPAREIL CIRCULATOIRE (*suite*)

Régularisation de la circulation vasculaire; — abaissement de la tension artérielle par le mouvement; — relèvement de la tension artérielle par le mouvement 255

TROISIÈME PARTIE
LA PRATIQUE DU TRAITEMENT

CHAPITRE I
LES INDICATIONS DE L'EXERCICE DANS LES TROUBLES DE LA CIRCULATION

Le traitement préventif des troubles circulatoires; — le traitement curatif des troubles circulatoires. 261

CHAPITRE II

LES CONTRE-INDICATIONS DE L'EXERCICE DANS LES TROUBLES DE LA CIRCULATION

Rareté des contre-indications absolues; — contre-indications
relatives à la dose de travail; — les moyens de contrôle;
— contre-indications relatives à la forme du mouvement.   276

CHAPITRE III

QUESTIONS DE PRATIQUE COURANTE

Quand et comment doit être employé l'exercice; — la cure
d'exercice chez les obèses; — les « mitraux » et les
« aortiques »; — l'hypertrophie « de croissance »; - le
commencement de la « période troublée »; — la période
d'asystolie   291

CHAPITRE IV

LES TROUBLES LOCAUX DE LA CIRCULATION SANGUINE

La circulation capillaire; — les troubles de la circulation cutanée; — les congestions viscérales; — les dilatations
variqueuses   515

CHAPITRE V

RÉSUMÉ ET CONCLUSIONS.   340

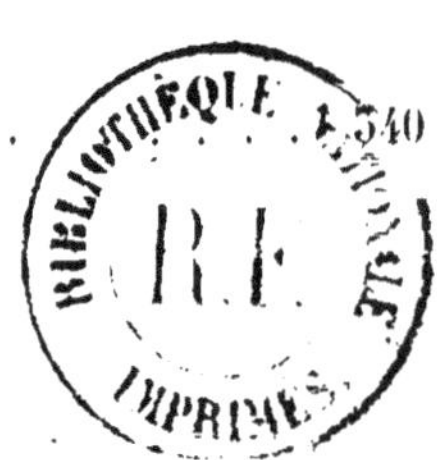

50159. — Paris, Imprimerie générale LAHURE, 9, rue de Fleurus.

FÉLIX ALCAN, Éditeur

ANCIENNE LIBRAIRIE GERMER BAILLIÈRE ET Cⁱᵉ

MÉDECINE — SCIENCES

CATALOGUE
DES

Livres de Fonds

TABLE DES MATIÈRES

Pages.

COLLECTION MÉDICALE.......... 3

RÉCENTES PUBLICATIONS MÉDI-
CALES ET SCIENTIFIQUES :

Pathologie et thérapeutique médicales..................... 5

Maladies nerveuses et mentales..................... 6

Psychologie expérimentale...... 8

Psychologie pathologique 9

Hygiène, thérapeutique, pha-
macie 9

Pathologie et thérapeutique chirurgicales 10

Anatomie, physiologie.......... 12

Physique, chimie.............. 14

Histoire naturelle.............. 15

Anthropologie.............. 16

Anthropologie criminelle....... 16

Hypnotisme, magnétisme, sciences occultes................. 17

Histoire des sciences.......... 18

Philosophie scientifique........ 18

Pages.

BIBLIOTHÈQUE SCIENTIFIQUE IN-
TERNATIONALE................ 20

LIVRES SCIENTIFIQUES ET MÉDI-
CAUX NON CLASSÉS DANS LES
SÉRIES PRÉCÉDENTES, par ordre
alphabétique de noms d'auteurs 21

PUBLICATIONS PÉRIODIQUES :

Revue de médecine............ 31

Revue de chirurgie 31

Journal de l'Anatomie......... 31

Annales d'électrobiologie, d'électrothérapie et d'électrodiagnostic.................... 31

Revue de l'École d'Anthropologie
de Paris.................... 32

Recueil d'ophtalmologie........ 32

Revue de thérapeutique........ 32

Annales des sciences psychiques. 32

Revue médicale de l'Est........ 32

Journal de Neurologie.......... 32

Archives italiennes de biologie.. 32

*On peut se procurer tous les ouvrages
qui se trouvent dans ce Catalogue par l'intermédiaire des libraires
de France et de l'Étranger.*

*On peut également les recevoir franco par la poste,
sans augmentation des prix désignés, en joignant à la demande
des TIMBRES-POSTE FRANÇAIS OU un MANDAT sur Paris.*

108, BOULEVARD SAINT-GERMAIN, 108
Au coin de la rue Hautefeuille
PARIS, 6ᵉ

—

DÉCEMBRE 1901

2

En cours de publication :

MANUEL
D'HISTOLOGIE
PATHOLOGIQUE

PAR

V. CORNIL ET **L. RANVIER**

Professeur à la Faculté de médecine,
Membre de l'Académie de médecine,
Médecin de l'Hôtel-Dieu,

Professeur au Collège de France,
Membre de l'Institut,
Membre de l'Académie de médecine,

AVEC LA COLLABORATION DE MM.

A. BRAULT **M. LETULLE**

Médecin de l'hôpital Lariboisière,
Chef des travaux pratiques d'anatomie
pathologique à la Faculté de médecine.

Professeur agrégé à la Faculté
de médecine,
Médecin de l'hôpital Boucicaut.

Troisième édition entièrement refondue

Publié :

TOME PREMIER

Par MM. CORNIL, RANVIER, BRAULT, Fernand BEZANÇON, Maurice CAZIN

> GÉNÉRALITÉS SUR L'HISTOLOGIE NORMALE. — CELLULES ET TISSUS NORMAUX. — GÉNÉRALITÉS SUR L'HISTOLOGIE PATHOLOGIQUE. — ALTÉRATIONS DES CELLULES ET DES TISSUS. — DES INFLAMMATIONS. — DES TUMEURS. — NOTIONS ÉLÉMENTAIRES SUR LES BACTÉRIES. — LÉSIONS DES OS ET DES TISSUS CARTILAGINEUX. — ANATOMIE PATHOLOGIQUE DES ARTICULATIONS. — DES ALTÉRATIONS DU TISSU CONJONCTIF. LÉSIONS DES MEMBRANES SÉREUSES.

1 fort volume grand in-8, avec 369 gravures en noir et en couleurs.... **25 francs.**

Pour paraitre fin Décembre **1901** :

TOME DEUXIÈME

Par MM. **DURANTE, JOLLY, DOMINICI, GOMBAULT**, médecin des hôpitaux et **PHILIPPE**

> MUSCLES. — SANG ET HÉMATOPOIÈSE. — CERVEAU. MOELLE. — NERFS.

1 fort volume grand in-8, avec nombreuses gravures en noir et en couleurs. **25 fr.**

Les tomes III et IV, par MM. BRAULT, MARIE, TOUPET, MILIAN, CHATELLIER, LEGRY, CHRISTMANN, LETULLE, HALLÉ, MORAX, DARIER, paraitront dans le courant de l'année 1902.

COLLECTION MÉDICALE

Volumes in-12, cartonnés à l'anglaise, à **4** francs et à **3** francs

---

Le mariage. *Étude de socio-biologie et de médecine légale,* par le Dr MORACHE, professeur de médecine légale à la Faculté de médecine de Bordeaux, associé de l'Académie de médecine.   4 fr.

La profession médicale. *Ses devoirs, ses droits,* par *le même.*
4 fr.

L'hystérie et son traitement, par le Dr PAUL SOLLIER.....   4 fr.

Le Sanatorium, par le Dr LÉON PETIT, médecin de l'hôpital d'Ormesson................   4 fr.   (*Paraîtra en mars* 1902.)

Manuel de psychiatrie, par le Dr J. DE FURSAC, médecin adjoint à l'asile de Clermont (Oise)...   4 fr.   (*Paraîtra en mars* 1902.)

L'instinct sexuel. *Évolution, dissolution,* par le Dr CH. FÉRÉ, médecin de Bicêtre.................................   4 fr.

Les maladies de l'urètre et de la vessie chez la femme, par le Dr KOLISCHER, professeur de gynécologie à Chicago Clinical School, traduit de l'allemand par le Dr *Beuttner,* privat-docent à l'Université de Genève, avec gravures.................   4 fr.

L'éducation rationnelle de la volonté. *Son emploi thérapeutique,* par le Dr P.-E. LÉVY, préface de M. le *Professeur Bernheim,* 3e édition.................................   4 fr.

Manuel théorique et pratique d'accouchements, par le Dr A. POZZI, professeur à l'École de médecine de Reims, avec 138 gravures, 3e édition.................................   4 fr.

Éléments d'anatomie et de physiologie génitales et obstétricales, par *le même,* avec 219 gravures.................   4 fr.

La mort réelle et la mort apparente. Nouveaux procédés de diagnostic et traitement de la mort apparente, par le Dr S. ICARD, avec gravures. (*Ouvrage récompensé par l'Institut.*)....   4 fr.

La fatigue et l'entraînement physique, par le Dr PH. TISSIÉ, préface de M. le *Professeur Bouchard,* avec gravures. (*Ouvrage couronné par l'Académie de médecine.*)..............   4 fr.

Morphinisme et morphinomanie, par le Dr P. RODET. (*Ouvrage couronné par l'Académie de médecine.*)..............   4 fr.

Hygiène de l'alimentation dans l'état de santé et de maladie, par le Dr J. LAUMONNIER, avec gravures, 2e édition.....   4 fr.

L'alimentation des nouveau-nés. *Hygiène de l'allaitement artificiel,* par le Dr S. ICARD, avec 60 gravures. (*Ouvrage couronné par l'Académie de médecine.*).................   4 fr.

L'hygiène sexuelle et ses conséquences morales, par le Dr S. RIBBING, professeur à l'Université de Lund (Suède). 2e édition.. **4 fr.**

Hygiène de l'exercice chez les enfants et les jeunes gens, par le Dr F. LAGRANGE, lauréat de l'Institut, 7e édition..... **4 fr.**

De l'exercice chez les adultes, par *le même,* 4e édition... **4 fr.**

Hygiène des gens nerveux, par le Dr LEVILLAIN, 4e édition. **4 fr.**

L'idiotie. *Psychologie et éducation de l'idiot,* par le Dr J. VOISIN, médecin de la Salpêtrière, avec gravures.............. **4 fr.**

La famille névropathique. *Hérédité, prédisposition morbide, dégénérescence,* par le D^r CH. FÉRÉ, médecin de Bicêtre, avec gravures, 2e édition.............................. **4 fr.**

L'éducation physique de la jeunesse, par A. MOSSO, professeur à l'Université de Turin............................... **4 fr.**

Manuel de percussion et d'auscultation, par le Dr P. SIMON, professeur à la Faculté de médecine de Nancy, avec gravures.. **4 fr.**

Le traitement des aliénés dans les familles, par le D^r CH. FÉRÉ, médecin de Bicêtre, 2e édition............... **3 fr.**

De la même Collection :

COURS DE MÉDECINE OPÉRATOIRE

de M. le Professeur FÉLIX TERRIER

Membre de l'Académie de médecine,
Professeur de clinique chirurgicale à la Faculté de médecine de Paris.

Petit manuel d'anesthésie chirurgicale, par les Drs FÉLIX TERRIER et M. PÉRAIRE, avec 37 gravures.............. **3 fr.**

Petit manuel d'antisepsie et d'asepsie chirurgicales, par *les mêmes,* avec gravures..................................... **3 fr.**

L'opération du trépan, par *les mêmes,* avec 222 gravures. **4 fr.**

Chirurgie de la face, par les Drs FÉLIX TERRIER, GUILLEMAIN, chirurgien des hôpitaux, et MALHERBE, avec 214 gravures. **4 fr.**

Chirurgie du cou, par *les mêmes,* avec 101 gravures...... **4 fr.**

Chirurgie de la plèvre et du poumon, par les Drs FÉLIX TERRIER et E. REYMOND, avec 67 gravures.............. **4 fr.**

Chirurgie du cœur et du péricarde, par *les mêmes,* avec 79 gravures... **3 fr.**

RÉCENTES PUBLICATIONS
MÉDICALES ET SCIENTIFIQUES

Pathologie et thérapeutique médicales.

ARTHAUD (G.). **Études sur la tuberculose.** 1 vol. in-8, 1898. 4 fr.

BOUCHUT **et** DESPRÈS, professeurs agrégés à a Faculté de médecine de Paris. **Dictionnaire de médecine et de thérapeutique médicale et chirurgicale,** comprenant le résumé de la médecine et de la chirurgie, les indications thérapeutiques de chaque maladie, la médecine opératoire, les accouchements, l'oculistique, l'odontotechnie, les maladies d'oreille, l'électrisation, la matière médicale, les eaux minérales et un formulaire spécial pour chaque maladie. 6ᵉ édit., très augmentée, 1895. 1 vol. in-4, avec 1001 figures dans le texte et 3 cartes : broché.   25 fr. — Relié.   30 fr.

BRUNETIÈRE. **Névrites post-opératoires.** *Étiologie et traitement.* 1 vol. in-8.   2 fr.

CHARCOT (J.-M.), de l'Institut, professeur à la Faculté de médecine de Paris. **Œuvres complètes** (Voy. p. 6).

CORNIL (V.), membre de l'Académie de médecine, professeur à la Faculté de médecine de Paris et BABES, professeur à la Faculté de médecine de Bucarest. **Les bactéries,** et leur rôle dans l'histologie pathologique des maladies infectieuses. 2 vol. gr. in-8, contenant la description des méthodes de bactériologie. 3ᵉ édit., 1890, avec 385 fig. en noir et en couleurs dans le texte et 12 planches hors texte. 40 fr.

DAVID, chirurgien-dentiste des hôpitaux de Paris. **Les microbes de la bouche,** 1 vol. in-8, avec 113 gravures en noir et couleurs, lettre-préface de M. PASTEUR.   10 fr.

FÉRÉ (Ch.), médecin de Bicêtre. **L'instinct sexuel.** *Évolution. Dissolution.* 1 vol. in-12, cart.   4 fr.

FINGER (Ernest), professeur à l'Université de Vienne. **La syphilis et les maladies vénériennes,** traduit de l'allemand, avec notes, par les docteurs DOYON et SPILLMAN. 2ᵉ édit., 1900. 1 vol. in-8, avec 6 pl. en chromolithographie hors texte.   12 fr.

—— **La blennorrhagie et ses complications,** traduit de l'allemand sur la 3ᵉ édition par le Dʳ HOGGE. 1 vol. in-8, avec gravures et 7 pl. lith. hors texte. 1895.   12 fr.

GLÉNARD, correspondant de l'Académie de médecine. **Les Ptoses viscérales.** 1899. 1 fort vol. in-8.   20 fr.

HÉRARD, CORNIL et HANOT. **De la phtisie pulmonaire,** étude anatomo-pathologique et clinique. 2ᵉ édit. 1 vol. in-8, avec 65 fig. en noir et en couleurs et 2 planches.   20 fr.

ICARD (S.). **La femme pendant la période menstruelle,** étude de psychologie morbide et de médecine légale. 1 vol. in-8. 6 fr.

KOLISCHER, professeur de gynécologie à Chicago Clinical School. **Les maladies de l'urètre et de la vessie chez la femme,** traduit de l'allemand par le Dʳ BEUTTNER. 1900. 1 vol. in-12, avec grav. Cart.   4 fr.

LABADIE-LAGRAVE, médecin de la Charité, et LEGUEU, professeur agrégé à la Faculté de médecine de Paris, chirurgien des hôpitaux. **Traité médico-chirurgical de gynécologie.** 1 vol. gr. in-8, avec 323 gr. dans le texte. 2ᵉ édit., 1901. Cart. à l'angl. (*Couronné par l'Académie des sciences et par l'Académie de médecine*).   25 fr.

LABORDE (J.-V.), de l'Académie de médecine. **Les tractions rythmées de la langue** (traitement physiologique de la mort). 2ᵉ éd., 1897. 1 vol. in-12, avec gravures.   5 fr.

LAGRANGE (Fernand), lauréat de l'Académie des sciences et de l'Académie de médecine. **La médication par l'exercice.** 1894. 1 beau vol. gr. in-8, avec 68 gravures dans le texte et une carte coloriée hors texte.   12 fr.

— **Les Mouvements méthodiques et la « mécanothérapie ».** 1899. 1 vol. grand in-8, avec 57 gravures.   10 fr.

LEGUEU (Voir plus haut : LABADIE-LAGRAVE).

MARVAUD (A.), médecin inspecteur de l'armée, agrégé du Val-de-Grâce. **Les maladies du soldat**, étude étiologique, épidémiologique, clinique et prophylactique. 1 vol. in-8. 1894. (*Ouvrage couronné par l'Académie des sciences*).   20 fr.

PETIT (Léon). **Le Sanatorium.** 1902. 1 vol. in-12, cart.   4 fr.

RILLIET et BARTHEZ. **Traité clinique et pratique des maladies des enfants.** 3ᵉ édition, refondue et augmentée par BARTHEZ et SANNÉ. — TOME Iᵉʳ. *Maladies du système nerveux, maladies de l'appareil respiratoire.* 1 fort vol. gr. in-8.   16 fr.

     TOME II. *Maladies de l'appareil circulatoire, de l'appareil digestif et de ses annexes, de l'appareil génito-urinaire, de l'appareil de l'ouïe, maladies de la peau.* 1 fort vol. gr. in-8.   14 fr.

     TOME III, terminant l'ouvrage. *Maladies spécifiques, maladies générales constitutionnelles.* 1 fort vol. gr. in-8.   25 fr.

SIMON (P.), professeur à la Faculté de médecine de Nancy. **Manuel de percussion et d'auscultation.** 1895. 1 vol. in-12, avec gravures, cartonné.   4 fr.

SPRINGER. **La croissance.** Son rôle en pathologie. Essai de pathologie générale. 1 vol. in-8. 1890.   6 fr.

WIDE (A.), directeur de l'Institut orthopédique de l'État à Stockholm. **Traité de gymnastique médicale suédoise**, traduit annoté et augmenté par le Dʳ BOURCARD, préface du Dʳ F. LAGRANGE. 1 vol. gr. in-8, avec 128 grav. dans le texte. 1898.   12 fr. 50

Revue de Médecine. Directeurs, MM. BOUCHARD, CHAUVEAU, LANDOUZY et LÉPINE ; Rédacteurs en chef, MM. LANDOUZY et LÉPINE (v. p. 31).

Annales d'électrobiologie, d'électrothérapie et d'électrodiagnostic publiées sous la direction du Dʳ DOUMER. (V. p. 31).

Maladies nerveuses et mentales

BERNARD-LEROY. **L'illusion de fausse reconnaissance.** 1 vol. in-8. 1898.   4 fr.

BINET. **Les altérations de la personnalité.** 1 vol. in-8, cart. 6 fr.

CARRIER. **Contribution à l'étude des obsessions et des impulsions à l'homicide et au suicide chez les dégénérés.** 1 vol. in-8.   3 fr.

CHARCOT (J.-M.), de l'Institut, prof. à la Faculté de médecine de Paris. **Œuvres complètes**, recueillies et publiées par ses élèves ; 9 vol. in-8 :

     Tome I. **Leçons sur les maladies du système nerveux.** *Troubles trophiques. Paralysie agitante. Sclérose en plaques. Hystéro-épilepsie.* In-8, avec figures et planches.   15 fr.

     Tome II. **Leçons sur les maladies du système nerveux.** *Des anomalies de l'ataxie locomotrice. De la compression lente de la moelle épinière. Des amyotrophies. Tabes dorsal spasmodique. Hémichorée post-hémiplégique. Paraplégies urinaires. Vertige de Ménière. Épilepsie partielle d'origine syphilitique. Athétose. Appendice,* etc. In-8, avec figures et planches.   15 fr.

Tome III. **Leçons sur les maladies du système nerveux.** *De l'atrophie musculaire. De l'hystérie chez les jeunes garçons. Contracture hystérique. De l'aphasie. De la cécité verbale. Chorée rythmée. Spiritisme et hystérie. Six cas d'hystérie chez l'homme. Du mutisme hystérique*, etc. In-8, avec figures. 12 fr.

Tome IV. **Leçons sur les localisations dans les maladies du cerveau et de la moelle épinière.** In-8. 12 fr.

Tome V. **Maladies des poumons et du système vasculaire.** 1 vol. in-8, avec figures et planches en chromolith. 15 fr.

Tome VI. **Leçons sur les maladies du foie, des voies biliaires et des reins.** 1 vol. in-8, figures et planches en chromolith. 12 fr.

Tome VII. **Leçons sur les maladies des vieillards. Goutte et rhumatisme.** 1 vol. in-8, avec figures et planches. 12 fr.

Tome VIII. **Maladies infectieuses, affections de la peau, kystes hydatiques, thérapeutique,** etc. 1 vol. in-8. 10 fr.

Tome IX. **Hémorrhagie cérébrale, hypnotisme, somnambulisme.** 1890. 1 vol. in-8, avec planches en phototypie. 15 fr.

CHARCOT (J.-M.). **La foi qui guérit.** 1 br. in-8. 2 fr.

— **Clinique des maladies du système nerveux** (années 1889-90 et 1890-91), recueillie par Guinon (G.) :

Tome I. 1892. In-8, avec figures et planches hors texte. 12 fr.
Tome II. 1893. In-8, avec figures. 12 fr.

— **Leçons du mardi à la Salpêtrière.** Policlinique (1887-88), tome I, 2e édit., et tome II (1888-89), recueillies par MM. Blin, Charcot, H. Colin, 2 vol. in-8, chacun. 20 fr.

DAREL. **La Folie.** *Ses causes. Sa thérapeutique.* 1 v. in-8. 1901. 4 fr.

DEGA (Mlle G.). **Essai sur la cure préventive de l'hystérie féminine par l'éducation.** 1 vol. in-8. 1898. 3 fr.

DUMAS, docteur en médecine et docteur ès lettres. **La tristesse et la joie.** 1 vol. in-8. 1900. 7 fr. 50

FÉRÉ (Ch.), médecin de Bicêtre. **Le traitement des aliénés dans les familles.** 1 vol. in-18. 2e éd. Cart. 3 fr.

— **Les épilepsies et les épileptiques.** 1 vol. gr. in-8, avec 67 gravures et 12 planches hors texte. 20 fr.

— **Pathologie des émotions, études cliniques et physiologiques.** 1 vol. grand in-8, avec fig. 12 fr.

— **La Famille névropathique.** Théorie tératologique de l'hérédité et de la prédisposition morbides et de la dégénérescence. 1 vol. in-12, 2e éd., 1898, avec 25 grav. dans le texte, cart. à l'angl. 4 fr.

— **Traité élémentaire de l'anatomie du système nerveux.** 2e éd. revue et augmentée. In-8, avec 242 fig. 12 fr.

— **Dégénérescence et criminalité.** 1 vol. in-12. 2e édit. 1895. 2 fr. 50

FLEURY (M. de). **Introduction à la médecine de l'esprit.** 1 vol. in-8, avec fig. 6e éd., 1901. (*Couronné par l'Académie française*). 7 fr. 50

— **Les grands symptômes neurasthéniques.** 1901. 1 vol. in-8, avec figures. 7 fr. 50

GRASSET, professeur de la Faculté de médecine de Montpellier. **Les maladies de l'orientation et de l'équilibre.** 1901. 1 vol. in-8 avec grav., cart. 6 fr.

DE FURSAC, médecin adjoint à l'asile de Clermont. **Manuel de psychiatrie.** 1902. 1 vol. in-12, cart. 4 fr.

ICARD (S.). **La femme pendant la période menstruelle,** étude de psychologie morbide et de médecine légale. 1 vol. in-8. 6 fr.

JANET (Pierre), chargé de cours à la Sorbonne, et RAYMOND (F.), professeur de la clinique des maladies nerveuses à la Salpêtrière. **Névroses et idées fixes.** — I. *Études expérimentales sur les troubles de la volonté, de l'attention, de la mémoire, sur les émotions, les idées obsédantes et leur traitement,* par P. JANET. 1 vol. gr. in-8, avec 92 fig. 1898. 12 fr.

II. — *Fragments des leçons cliniques du mardi sur les névroses, les maladies produites par les émotions, les idées obsédantes et leur traitement,* par F. RAYMOND et Pierre JANET. 1 vol. gr. in-8, avec 97 grav. 1898. 14 fr.

(*Ouvrage couronné par l'Académie des sciences et par l'Académie de médecine*)

LANGE, professeur à l'Université de Copenhague **Les émotions.** Étude psychophysiologique, traduite de l'allemand par G. DUMAS. 2e éd t., 1902. 1 vol. in-12. 2 fr. 50

LÉVY (P.-E.) **L'Éducation rationnelle de la volonté,** *son emploi thérapeutique.* Préface de M. le Prof. BERNHEIM. 3e édit., 1900. 1 vol in-12, cart. 4 fr.

MAUDSLEY. **Le crime et la folie.** 1 vol. in-8. 6e édit. Cart. 6 fr.

PORNAIN. **Assistance et traitement des idiots, imbéciles, alcooliques, colonies familiales.** 1 vol. in-8. 5 fr.

RAYMOND (Le prof. F.) voyez JANET (Pierre) et RAYMOND, ci-dessus.

RODET (P.) **Morphinisme et morphinomanie.** 1 vol. in-12, cart. à l'angl. (*Couronné par l'Académie de médecine.*) 4 fr.

SOLLIER (P.). **Genèse et nature de l'hystérie.** 2 forts vol. in-8. 1897. 20 fr.

— **L'hystérie et son traitement.** 1 vol. in-12, cart. 1901. 4 fr.

THULIÉ. **Le dressage des jeunes dégénérés ou orthophréno-pédie.** 1 vol. in-8, avec 53 grav. 8 fr.

TISSIÉ (Ph.). **Les rêves,** pathologie, physiologie. 1 v. in-18. 2 fr. 50

VOISIN (Jules), médecin de la Salpêtrière. **L'idiotie,** *psychologie et éducation de l'idiot.* 1893. 1 vol. in-12. 4 fr.

— **L'Epilepsie.** 1 vol. in-8. 1897 (*Couronné par l'Académie de médecine.*) 6 fr.

Psychologie expérimentale.

BINET (Alfred), directeur du laboratoire de psychologie physiologique à la Sorbonne. **La psychologie du raisonnement.** *Recherches expérimentales par l'hypnotisme.* 2e édit, 1896. 1 vol. in-18. 2 fr. 50

CRÉPIEUX-JAMIN (J.). **L'écriture et le caractère.** 4e édit., 1896. 1 vol. in-8. 7 fr. 50

DANVILLE (Gaston). **Psychologie de l'amour.** 2e édit., 1900. 1 vol. in-18. 2 fr. 50

GODFERNAUX (A.). **Le sentiment et la pensée et leurs principaux aspects physiologiques.** 1894. 1 vol. in-8. 5 fr.

HÖFFDING, professeur à l'université de Copenhague. **Esquisse d'une psychologie fondée sur l'expérience,** trad. POITEVIN, préface de PIERRE JANET. 1900. 1 vol. in-8. 7 fr. 50

JANET (Pierre), chargé de cours à la Sorbonne. **L'automatisme psychologique.** 3e édit., 1899. 1 vol. in-8. 7 fr. 50

MALAPERT (P.). **Les éléments du caractère et leurs lois de combinaison.** 1897. 1 vol. in-8. 5 fr.

MOSSO, professeur à l'Université de Turin. **La peur.** *Étude psycho-physiologique.* 2e édit., 1902. 1 vol. in-18, avec grav. 2 fr. 50

— **La fatigue intellectuelle et physique,** traduit de l'italien par P. LANGLOIS. 2e édit., 1896. 1 vol. in-18, avec grav. 2 fr. 50

PIDERIT. **La mimique et la physiognomonie**, traduit de l'allemand
par M. Girot. 1888. 1 vol. in-8, avec 100 grav.   5 fr.

RIBOT (Th.), de l'Institut, directeur de la *Revue philosophique*. **La psychologie de l'attention**. 5e édit., 1900. 1 vol. in-18.   2 fr. 50

— **L'hérédité psychologique**. 6e édit., 1902. 1 vol. in-8. 7 fr. 50

— **La psychologie des sentiments**. 3e édit., 1899. 1 vol. in-8.
                                                                   7 fr. 50

SERGI, professeur à l'Université de Rome. **Éléments de psychologie**.
1888. 1 vol. in-8, avec grav.   7 fr. 50

SOLLIER (P.). **Le problème de la mémoire**. *Essai de psycho-
mécanique*. 1900. 1 vol. in-8.   3 fr. 75

THOMAS (P.-F.). **La suggestion**, *son rôle dans l'éducation*. 1895.
1 vol. in-18.   2 fr. 50

WUNDT. — **Hypnotisme et suggestion**, traduit de l'allemand par
E. Keller. 1893. 1 vol. in-18.   2 fr. 50

Psychologie pathologique.

DUPRAT. **L'instabilité mentale**, essai sur les données de la psycho-
pathologie. 1 vol. in-8. 1899.   5 fr.

— **Les causes sociales de la folie**. 1900. 1 vol. in-12.   2 fr. 50

DURKHEIM (Em.), professeur à l'Université de Bordeaux. **Le
suicide**. 1 vol. in-8. 1897.   7 fr. 50

GURNEY, MYERS et PODMORE. **Les hallucinations télépathiques**,
adaptation de l'anglais par L. Marillier, avec préface de
M. Ch. Richet 3e édit., 1899. 1 vol. in-8.   7 fr. 50

MURISIER, professeur à l'Université de Neufchâtel. **Les maladies du
sentiment religieux**. 1 vol. in-12. 1901.   2 fr. 50

NORDAU (Max). **Dégénérescence**. 2 vol. in-8, 5e édit., 1900. 17 fr. 50

RIBOT (Th.), de l'Institut. **Les maladies de la mémoire**. 14e édit.,
1901. 1 vol. in-18.   2 fr. 50

— **Les maladies de la volonté**. 16e édit., 1901. In-18.   2 fr. 50

— **Les maladies de la personnalité**. 9e édit., 1901 In-18. 2 fr. 50

SOLLIER (P.). **Psychologie de l'idiot et de l'imbécile**. 2e édit.,
1901, 1 vol. in-8, avec planches.   5 fr.

Hygiène. — Thérapeutique. — Pharmacie.

BOSSU. **Petit compendium médical**. Quintessence de pathologie,
thérapeutique et médecine usuelle. 6e éd, 1901. 1 vol. in-32, cart.
à l'angl.   1 fr. 25

BOUCHARDAT (A.) et (G.), membres de l'Académie de médecine.
Nouveau Formulaire magistral, 1900, 32e édition, revue et
augmentée de formules nouvelles, d'une *Note sur l'alimentation dans
le diabète sucré* et de la *Liste complète des mets permis aux glyco-
suriques*. 1 vol. in-18, 3 fr. 50. — Cartonné à l'anglaise, 4 fr. —
Relié.   4 fr. 50

BOUCHARDAT (A.) et DESOUBRY. **Nouveau formulaire vétéri-
naire**, 6e édit. conforme au nouveau Codex, revue et augmentée.
1895. 1 vol. in-18. Br., 3 fr. 50. — Cart. 4 fr. — Relié.   4 fr. 50

BOUCHARDAT (A.). **De la glycosurie ou diabète sucré**, son
traitement hygiénique. 2e édition. 1 vol. grand in-8, suivi de notes
et documents sur la nature et le traitement de la goutte, la
gravelle urique, sur l'oligurie, le diabète insipide avec excès
d'urée, l'hippurie, la pimélorrhée, etc.   15 fr.

— **Traité d'hygiène publique et privée** basée sur l'étiologie.
3e édition, 1 fort vol. gr. in-8.   18 fr.

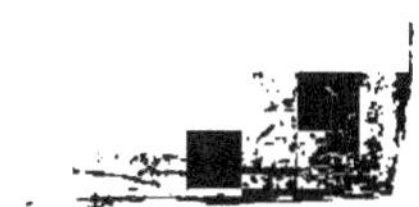

BOURNEVILLE Manuel pratique de la garde-malade et de l'infirmière 4ᵉ édition, 1893, publiée avec la collaboration de MM. Blondeau, de Boyer, Brissaud, Budin, Keraval, Maunoury, Monod, Poirier, Petit-Vendol, Pinon, Regnard, Sevestre, Sollier et Yvon. 3 vol. in-18.

Tome I, *Anatomie et physiologie*, 2 fr.; Tome II, *Administration et comptabilité hospitalières*, 2 fr.; Tome III, *Pansement*, 3 fr.; Tome IV, *Femmes en couches. Soins à donner aux aliénés. Médicaments. Petit Dictionnaire*, 2 fr.; Tome V, *Hygiène*, 2 fr.

Les cinq volumes réunis.   7 fr. 50

DUFOUR. Manuel de pharmacie pratique. 1 vol. in-8. 1893. 5 fr.

FÉRÉ (Ch.), médecin de Bicêtre. **L'instinct sexuel.** *Évolution. Dissolution.* 1900. 1 vol. in-12, cart.   4 fr.

ICARD (S.). **L'alimentation des nouveau-nés.** Hygiène de l'allaitement artificiel. 1894. 1 vol. in-12, cart. à l'angl., avec 60 grav.   4 fr.

LAGRANGE (F.). **L'hygiène de l'exercice chez les enfants et les jeunes gens.** 7° éd., 1900. 1 vol. in-12, cartonné, à l'angl.   4 fr.

— **De l'exercice chez les adultes.** 4ᵉ édit., 1900, 1 volume in-12, cart. à l'angl.   4 fr.

LAUMONIER (J.). **Hygiène de l'alimentation dans l'état de santé et de maladie.** 1897. 1 vol. in-12, 2ᵉ édit., cart. à l'angl., avec grav.   4 fr.

LAYET, professeur à la Faculté de médecine de Bordeaux. **Traité pratique de la vaccination animale**, préface du prof. Brouardel. 1 vol. gr. in-8, avec 22 pl. hors texte.   12 fr.

LEVILLAIN. Hygiène des gens nerveux, 1 vol. in-12. 4ᵉ éd., 1901, cart. à l'angl.   4 fr.

MACÉ, professeur à l'École de pharmacie de Rennes. **Traité pratique et raisonné de pharmacie galénique.** 1 vol. in-8.   6 fr.

Manuel d'hygiène athlétique, à l'usage des lycéens et des jeunes gens des associations athlétiques. 1 broch. in-32. 1895.   50 c.

MOSSO, professeur à l'Université de Turin. **L'éducation physique de la jeunesse.** 1 vol. in-12, cart. à l'angl. 1895.   4 fr.

POSKIN (A.), ex-médecin de la Cⁱᵉ des Chemins de fer du Congo. **L'Afrique équatoriale**, climatologie, nosologie, hygiène. 1 vol. in-8, avec fig. 1898.   12 fr.

RIBBING, professeur à l'Université de Lund (Suède). **L'hygiène sexuelle et ses conséquences morales.** 2ᵉ éd., 1901. 1 vol. in-12, cartonné.   4 fr.

TISSIÉ (Ph.). **La fatigue et l'entraînement physique.** 1 vol. in-12. cart. à l'angl. 1897. (*Ouvrage couronné par l'Académie de médecine.*)   4 fr.

WEBER. Climatothérapie, traduit de l'allemand par MM. les docteurs Doyon et Spillmann. 1 vol. in-8.   6 fr.

Pathologie et thérapeutique chirurgicales

BUDIN (P.). **De la tête du fœtus au point de vue de l'obstétrique.** Grand in-8, avec 36 planches noires et 1 pl. en chromolith.   10 fr.

CHAUVEL, de l'Académie de médecine. **Études ophtalmologiques.** 1 vol., in-8. 1896.   5 fr.

CORNET. Pratique de la chirurgie courante. Préface du professeur Ollier. 1 fort vol. in-12, avec 111 gravures. 1900. 6 fr.

DE BOVIS, professeur à l'École de médecine de Reims. **Le cancer du gros intestin**, *rectum excepté.* 1901. 1 vol. in-8.   5 fr.

DELBET, professeur agrégé de la Faculté de médecine de Paris, chirurgien des hôpitaux. **Du traitement des anévrysmes.** 1 vol. in-8.   5 fr.

DELORME, médecin principal de l'armée, professeur au Val-de-Grâce. **Traité de chirurgie de guerre.** — Tome I. *Histoire de la chirurgie militaire française, plaies par armes à feu des parties molles.* 1 fort vol. gr. in-8, avec 95 fig. dans le texte et une planche en chromolithographie.   16 fr.

Tome II. *Lésions des os par les armes de guerre.* — *Blessures des régions.* — *Service de santé en campagne.* 1 fort vol. grand in-8, avec 397 gravures dans le texte.   26 fr.

(*Ouvrage couronné par l'Académie des sciences.*)

FRAISSE. **Principes du diagnostic gynécologique.** 1901. 1 vol. in-12, avec gravures.   5 fr.

GAYME (L.). **Essai sur la maladie de Basedow.** Gr. in-8.   6 fr.

LABADIE-LAGRAVE, médecin des hôpitaux de Paris, et LEGUEU, professeur agrégé à la Faculté de médecine de Paris, chirurgien des hôpitaux. **Traité médico-chirurgical de gynécologie.** 1 vol. gr. in-8, avec 323 gravures dans le texte. 2ᵉ édit., 1901. Cart. à l'anglaise. (*Couronné par l'Académie des sciences et par l'Académie de médecine.*)   25 fr.

LE FORT (Léon), professeur à la Faculté de médecine de Paris. **Œuvres complètes**, publiées par le Dʳ LEJARS (1895-1896). Tome I : *Hygiène hospitalière, démographie, hygiène publique.* 1 vol in-8, 20 fr. Tome II : *Chirurgie militaire, enseignement.* 1 vol. in-8, 20 fr. Tome III : *Chirurgie.* 1 vol. in-8.   20 fr.

LEGUEU (voir ci-dessus LABADIE-LAGRAVE).

MALGAIGNE et LE FORT, professeurs à la Faculté de médecine de Paris. **Manuel de médecine opératoire.** 9ᵉ édit. 2 vol. gr. in-18, avec 787 fig. dans le texte. 16 fr. Cart. à l'anglaise. 17 fr. 50

NIMIER, médecin principal de l'armée, professeur au Val-de-Grâce, et DESPAGNET. **Traité élémentaire d'ophtalmologie.** 1 vol. gr. in-8, avec 432 gravures, cart. à l'angl. 1894.   20 fr.

NIMIER, médecin principal de l'armée, professeur au Val-de-Grâce, et LAVAL **Les projectiles des armes de guerre.** *Leur action et leurs effets vulnérants.* 1898. 1 vol. in-12, avec gravures.   3 fr.

— **Les explosifs, les poudres, les projectiles d'exercice,** *leur action vulnérante.* 1899. 1 vol. in-12, avec gravures.   3 fr.

— **Les armes blanches.** *Leur action et leurs effets vulnérants.* 1899. 1 fort vol. in-12, avec gravures.   6 fr.

(*Ces trois volumes ont été couronnés par l'Académie des sciences.*)

— **De l'infection en chirurgie d'armée.** *Évolution des blessures de guerre.* 1900. 1 fort vol. in-12, avec gravures.   6 fr.

— **Traitement des blessures de guerre.** 1901. 1 fort vol. in-12, avec gravures.   6 fr.

POZZI (A.), professeur à l'École de médecine de Reims. **Manuel théorique et pratique d'accouchements.** 3ᵉ édit., 1902. 1 vol. in-12, avec 136 grav., cart. à l'angl.   4 fr.

REBLAUB (Th.). **Des cystites non tuberculeuses chez la femme** (étiologie et pathogénie). 1 vol. in-8. 1892.   4 fr.

TERRIER (F.), professeur à la Faculté de médecine de Paris, et BAUDOUIN. **De l'hydronéphrose intermittente.** 1 vol. in-8. 1892.   5 fr.

— et PÉRAIRE. **Manuel de petite chirurgie de Jamain.** 8ᵉ éd., refondue. 1901. 1 vol. gr. in-18, avec 572 fig., cart. à l'angl.   8 fr.

— et PÉRAIRE. **Petit Manuel d'antisepsie et d'asepsie chirurgicales.** 1 vol. in-18, avec 70 grav., cart. à l'angl. 1893.   3 fr.

— et PÉRAIRE. **Petit manuel d'anesthésie chirurgicale.** 1 vol. in-18, avec grav., cart. à l'angl. 1893.   3 fr.

— et PÉRAIRE. **L'opération du trépan.** 1 vol. in-12, avec 222 grav., cart. à l'angl. 1895.   4 fr.

— et E. REYMOND. **Chirurgie de la plèvre et du poumon.** 1 vol. in-12, avec 67 gravures, cart. à l'anglaise. 1899.   4 fr.

TER*IER (F.) et E. REYMOND. **Chirurgie du cœur et du péricarde.** 1 vol. in-12, avec 79 grav., cart. à l'anglaise. 1898.   3 fr.

— GUILLEMAIN, chirurgien des hôpitaux, et MALHERBE. **Chirurgie
du cou.** 1 vol. in-12, avec 101 grav., cart. à l'angl. 1898.   4 fr.

— GUILLEMAIN et MALHERBE. **Chirurgie de la face.** 1 vol. in-12,
avec 214 grav., cart. à l'angl. 1896.   4 fr.

— et AUVRAY, professeur agrégé à la Faculté de médecine de Paris.
Chirurgie du foie et des voies biliaires. *Traumatismes du
foie et des voies biliaires. — Foie mobile. — Tumeurs du foie et des
voies biliaires.* 1901. 1 vol. gr. in-8, avec 50 gravures.   10 f.

VALOIS. **Blessures par grains de plomb de l'organe de la
vision.** 1 vol. in-8. 1896.   3 fr.

VIALET. **Les centres cérébraux de la vision et l'appareil
nerveux visuel extra-cérébral.** Avec figures. In-8.   15 fr.

Congrès français de Chirurgie. *Procès-verbaux, mémoires et
discussions,* publiés sous la direction de MM. S. Pozzi et Picqué,
secrétaires généraux (Chaque session forme un vol. in-8, avec figures).
1re session, 1885, 14 fr.; 2e session, 1886, 14 fr.; 3e session, 1888,
14 fr ; 4e session, 1889, 16 fr.; 5e session, 1891, 14 fr.; 6e session,
1892, 16 fr.; 7e session, 1893, 18 fr.; 8e session, 1894, 20 fr.;
9e session, 1895, 20 fr.; 10e session, 1896, 20 fr.; 11e, session,
1897, 20 fr.; 12e session, 1898, 20 fr.; 13e session, 1899, 20 fr.

Revue de Chirurgie. Directeurs : MM. Terrier, Berger, Quenu,
Poncet ; Rédacteur en chef : M. Terrier. (Voir p. 31.)

Anatomie. — Physiologie.

ALEZAIS, professeur à l'École de médecine de Marseille. **Contribution
à la myologie des rongeurs.** 1 vol. gr. in-8, avec grav.   10 fr.

ARLOING, professeur à la Faculté de médecine de Lyon. **Les virus.**
1 vol. in-8, avec grav., cart.   6 fr.

BEAUNIS (H.), professeur à la Faculté de médecine de Nancy. **Les
sensations internes.** 1 vol. in-8, cart.   6 fr.

BERNSTEIN. **Les sens.** 1 vol. in-8, avec 91 fig., 5e édit., cart. 6 fr.

BOURDEAU (L.). **Le problème de la mort.** 3e édit,, 1900. 1 vol.
in-8.   5 fr.

— **Le problème de la vie.** 1901. 1 vol. in-8.   7 fr. 50

CHARLTON BASTIAN. **Le cerveau.** 2 vol. in-8, avec grav. cart. 12 fr.

CORNIL, professeur à la Fac. de méd. de Paris, RANVIER, de l'Institut,
professeur au Collège de France, BRAULT et LETULLE. **Manuel
d'histologie pathologique.** 3e édit. entièrement refondue.

> Tome I. *Généralités. — Inflammations. — Tumeurs. — Bactéries.
> Lésions des os, des tissus, des membranes séreuses,* par MM. Ranvier,
> Cornil, Brault, F. Bezançon, M. Cazin. 1 vol. gr. in-8, avec 369 grav.
> en noir et en couleurs. 1900.   25 fr.

> Tome II. *Muscles. — Sang et hématopoièse. — Cerveau et
> moelle. — Nerfs,* par MM. Durante, Joly, Dominici, Gombault,
> Philippe. 1 vol. gr. in-8, avec grav. en noir et en couleurs. 1901. 25 fr.
> L'ouvrage comp et formera 4 volumes.

CORNIL et BABES, professeur à la Faculté de médecine de Bucarest.
Les bactéries et leur rôle dans l'histologie pathologique des
maladies infectieuses. 2 vol. gr. in-8, contenant la description des
méthodes de bactériologie. 3e édit., 1890, avec 385 figures en noir
et en coul. dans le texte, et 10 pl. hors texte.   40 fr.

DEBIERRE (Ch.), professeur à la Faculté de médecine de Lille. **Traité élémentaire d'anatomie de l'homme** (anatomie descriptive et dissection, avec notions d'organogénie et d'embryologie générale). 2 vol. grand in-8, avec 965 grav. en noir et en couleurs dans le texte, 1890-91. (*Couronné par l'Académie des sciences*). 40 fr.

On vend séparément :

TOME I. Manuel de l'amphithéâtre : *Système locomoteur, système vasculaire, nerfs périphériques.* 1 vol. in-8, avec 450 fig. 1890. 20 fr.

TOME II. *Système nerveux central, organes des sens, splanchnologie, système vasculaire, système nerveux périphérique.* 1 vol. in-8, avec 515 gravures, 1891. 20 fr.

Les mêmes, en cart. anglais, 1 fr. 50 de plus par volume.

— **Les Centres nerveux** (moelle épinière et encéphale), avec applications physiologiques et médico-chirurgicales. 1 vol. in-8, avec grav. en noir et en couleurs. 1894. 12 fr.

— **Atlas d'ostéologie**, comprenant les articulations des os et les insertions musculaires. 1 vol. in-4, avec 253 grav. en noir et en couleurs, cart., toile dorée. 1895. 12 fr.

— **Leçons sur le péritoine.** 1900. 1 vol. in-8, avec 58 figures. 4 fr.

DUMONT. **Théorie scientifique de la sensibilité.** In-8, cart. 6 fr.

DUVAL (Mathias), de l'Académie de médecine, prof. à la Fac. de méd. de Paris. **Le placenta des rongeurs.** 1 beau vol. in-4, avec 106 fig. dans le texte et un atlas de 22 pl. en taille-douce hors texte. 1893. 40 fr.

— **Le placenta des carnassiers.** 1 beau vol. in-4, avec 46 grav. dans le texte et un atlas de 13 planches en taille-douce. 1895. 25 fr.

— **Études sur l'embryologie des cheiroptères.** *L'ovule, la gastrula, le blastoderme et l'origine des annexes chez le murin.* 1 fort vol., avec 29 fig. dans le texte et 5 pl. en taille-douce, 1899. 15 fr.

FAU. **Anatomie des formes du corps humain**, à l'usage des peintres et des sculpteurs. 1 atlas in-folio de 25 planches, avec texte explicatif. Prix : fig. noires. 15 fr. — Figures coloriées. 30 fr.

GELLÉ (E.-M.), membre de la Société de biologie. **L'audition et ses organes.** 1 vol. in-8, avec grav., cart. à l'angl. 1899. 6 fr.

GILIS, prof. à la Fac. de méd. de Montpellier. **Étude sur la région inguino-abdominale et sur le canal inguinal.** In-8. 1 fr. 50

HERZEN. **Causeries physiologiques.** 1899. 1 vol. in-12. 3 fr. 50

KŒNIG (C.-J.). **Contribution à l'étude expérimentale des canaux semi-circulaires.** 1 vol. in-8. 1897. 3 fr. 50

LAGRANGE (F.), lauréat de l'Institut. **Physiologie des exercices du corps.** 1 vol. in-8 7ᵉ édition. 1896., Cart. à l'angl. 6 fr.

LANGLOIS (P.), professeur agrégé à la Faculté de médecine de Paris. **Les capsules surrénales.** 1 vol. in-8. 1897. 4 fr.

LIEBREICH (R.). **Atlas d'ophtalmoscopie**, représentant l'état normal et les modifications pathologiques du fond de l'œil, visibles à l'ophtalmoscope. 1 atlas in-4, avec 12 planches en chromolithographie. et texte explicatif. 3ᵉ édition. 40 fr,

LUYS, de l'Académie de médecine. **Le cerveau, ses fonctions.** 1 vol. in-8. 7ᵉ édit., avec figures. Cart. 6 fr.

MAREY, de l'Institut. **La machine animale.** 6ᵉ édit. 1 vol. in-8, cart. 6 fr.

MAYER. **Essai sur la soif.** 1900. 1 vol. in-8. 3 fr.

PETITTGREW, professeur au Royal College de chirurgie d'Édimbourg. **La locomotion chez les animaux.** In-8, av. grav., 2ᵉ éd. Cart. 6 fr.

POZZI (A.). professeur à l'École de médecine de Reims. **Éléments d'anatomie et de physiologie génitales et obstétricales**, à l'usage des sages-femmes. 1 vol. in-12, av. 219 grav. 1894. Cart. 4 fr.

PREYER professeur à l'Université d'Iéna. **Éléments de physiologie générale**, traduit de l'allemand par M. Jules SOURY. 1 vol. in-8. 5 fr.

— **Physiologie spéciale de l'embryon**. 1 vol. in-8, avec fig. et 9 pl. hors texte.   7 fr. 50

RICHET (Ch.), professeur à la Faculté de médecine de Paris. **La chaleur animale**. 1 vol. in-8, avec fig.   6 fr.

— **Physiologie**, travaux du laboratoire du prof. CH. RICHET.

Tome I. *Système nerveux, Chaleur animale*.   (Épuisé.)

Tome II. *Chimie physiologique, Toxicologie*. In-8, avec 129 grav. dans le texte. 1893.   12 fr.

Tome III. *Chloralose, Sérothérapie, etc*. In-8, avec grav. 1894. 12 fr.

Tome IV. *Appareils glandulaires, nerfs et muscles, sérothérapie, chloroforme*. In-8, avec gravures. 1898.   12 fr.

— **Dictionnaire de physiologie**, publié avec le concours de savants français et étrangers. Formera 8 à 10 volumes gr. in-8, se composant chacun de 3 fascicules; chaque volume, 25 fr.; chaque fascicule, 8 fr. 50. 4 volumes et 2 fasc. parus du T. V. — Le 2ᵉ fascicule du tome V se termine au mot *Estomac*.

Tome I (*A-Bac*). — Tome II (*Bac-Cer*). — Tome III (*Cer-Coh*).— Tome IV (*Coc-Dig*).

SNELLEN. **Échelle typographique** pour mesurer l'acuité de la vision, 14ᵉ éd., 1898.   4 fr.

SOURY (J.). **Les fonctions du cerveau**, doctrines de l'École de Strasbourg et de l'École italienne. 1892. In-8, avec figures.   8 fr.

SULLY (James). **Les illusions des sens et de l'esprit**. 1 vol. in-8, avec gravures. 3ᵉ édit. Cartonné.   6 fr.

TOURNEUX (F.), prof. à la Faculté de médecine de Toulouse. **Atlas d'embryologie des organes génito-urinaires**. 1 vol. in-4. 40 fr.

Journal de l'anatomie et de la physiologie normales et pathologiques de l'homme et des animaux, dirigé par MATHIAS DUVAL. (Voir p. 31.)

Physique. — Chimie.

BERTHELOT, de l'Institut. **La synthèse chimique**. 1 vol. in-8, 8ᵉ édit. Cart.   6 fr.

— **La Révolution chimique, Lavoisier**. 1 vol. in-8, cart. 6 fr.

BLASERNA, professeur à l'Université de Rome. **Le son et la musique**, 4ᵉ édit. 1 vol. in-8, avec fig., cart.   6 fr,

FUCHS. **Les volcans et les tremblements de terre**. 1 vol. in-8, avec fig. et 1 carte en couleurs. 6ᵉ édit., cart.   6 fr.

GRIMAUX, de l'Institut. **Chimie organique élémentaire**. 1 vol. in-12. 8ᵉ édit., 1901, avec figures, cart.   5 fr. 50

— **Chimie inorganique élémentaire**. 8ᵉ édit., 1901. 1 vol. in-12, avec figures, cart.   5 fr. 50

GUILLEMAIN, professeur de physique à l'Ec. de méd. d'Alger. **Génération de la voix et du timbre**. Préface de J. VIOLLE, de l'Institut, 2ᵉ édition, avec 122 gravures, in-8.   10 fr.

PISANI. **Traité pratique d'analyse chimique qualitative et quantitative**, suivi d'un traité d'**Analyse au chalumeau**. 5ᵉ éd., 1900. 1 vol. in-12.   3 fr. 50

PISANI et DIRVELL. **La chimie du laboratoire**. 1 v. in-12, avec fig. dans le texte. 2ᵉ édit. revue. 1893.   4 fr.

ROOD, professeur à Columbian-College, de New-York. **Théorie scientifique des couleurs**. 1 vol. in-8, avec figures et une planche en couleurs hors texte. 2ᵉ édit. Cart.   6 fr.

SAIGEY. **La physique moderne**. 1 vol. in-18. 2ᵉ édit.   2 fr. 50

SCHUTZENBERGER, de l'Institut. **Les fermentations,** avec figures
dans le texte. 1 vol. in-8. 6ᵉ édit., 1895. Cart.   6 fr.
STALLO. **La matière et la physique moderne.** In-8. 3ᵉ éd. Cart. 6 fr.
TYNDALL. **Les glaciers et les transformations de l'eau,** avec
fig. 1 vol. in-8. 7ᵉ édit. Cart.   6 fr.
WURTZ, de l'Institut. **La théorie atomique.** In-8. 5ᵉ édit. Cart. 6 fr.

Histoire naturelle.

BELZUNG, professeur agrégé des sciences naturelles au Lycée Charle-
magne, docteur ès sciences. **Anatomie et physiologie animales.**
1 vol. in-8, avec 540 figures. 9ᵉ édit., 1901.   6 fr.
— **Anatomie et physiologie végétales.** 1900. 1 fort vol. in-8, avec
1700 gravures dans le texte.   20 fr.
BERTRAND (C.-Eg.), professeur à la Faculté des sciences de Lille.
Remarques sur le Lepidodendron Hartcourtii de Wittham.
1 vol. in-8, avec planches.   10 fr.
CANDOLLE (de), correspondant de l'Institut. **L'origine des plantes
cultivées.** 1 vol. in-8. 3ᵉ édition. Cart.   6 fr.
COOKE et BERKELEY. **Les champignons,** avec 110 figures dans le
texte. 1 vol. in-8. 4ᵉ édit. Cart.   6 fr.
COSTANTIN (J.), maître de conférences à l'École normale supérieure.
Les végétaux et les milieux cosmiques. (Adaptation, évolution).
1 vol. in-8, avec 171 grav., cart. à l'angl. 1898.   6 fr.
— **La nature tropicale.** 1 vol. in-8, avec 166 gravures. Cartonné à
l'angl. 1899.   6 fr.
DAUBRÉE, de l'Institut. **Les régions invisibles du globe et
des espaces célestes.** 1 vol. in-8, avec 89 fig. 2ᵉ édit. revue.
1892. Cart.   6 fr.
HALLEZ (Paul), professeur à la Faculté de médecine de Lille. **Morpho-
logie générale et affinités des tubellariées.** 1 vol. in-8. 2 fr.
HERBERT SPENCER. **Principes de biologie.** 2 vol. in-8.   20 fr.
HUXLEY (Th.), de la Société royale de Londres. **L'écrevisse,** intro-
duction à l'étude de la zoologie. 1 vol. in-8, avec 89 fig. 2ᵉéd. Cart. 6 fr.
— **La physiographie,** introduction à l'étude de la nature. 1 vol.
in-8, avec 128 grav. et 2 planches. 2ᵉ éd., 1892.   8 fr.
DE LANESSAN, professeur agrégé à la Faculté de médecine de Paris.
Introduction à la botanique (*le Sapin*). 1 vol. in-8, avec fig.
2ᵉ édit., 1898. Cart.   6 fr.
LUBBOCK (Sir John). **Les sens et l'instinct chez les animaux,**
principalement chez les insectes. 1 vol. in-8, avec grav. Cart. 6 fr.
MEUNIER (Stan.), professeur au Muséum d'histoire naturelle. **La
géologie comparée.** 1 vol. in-8, avec grav. 1895. Cart. à l'angl. 6 fr.
— **La géologie expérimentale.** 1 vol. in-8, avec grav. 1899.
Cart. à l'angl.   6 fr.
PERRIER, de l'Institut, directeur du Muséum d'histoire naturelle de
Paris. **La philosophie zoologique avant Darwin.** 1 vol. in-8.
2ᵉ édit. Cart.   6 fr.
QUATREFAGES (de), de l'Institut. **L'espèce humaine.** 1 vol. in-8.
10ᵉ édit. Cart.   6 fr.
— **Darwin et ses précurseurs français.** 1 vol. in-8. 2ᵉ édit.,
1892. Cart.   6 fr.
— **Les Émules de Darwin,** avec préface de MM. PERRIER et HAMY,
de l'Institut. 2 vol. in-8. Cart. 1893.   12 fr.
ROCHÉ (G.), inspecteur général des Pêches maritimes. **La culture des
mers en Europe.** 1 vol. in-8, avec 81 gr., cart. à l'angl. 1898. 6 fr.
ROMANES. **L'intelligence des animaux,** avec préface de M. EDM.
PERRIER. 2 vol. in-8. 3ᵉ édit. Cart.   12 fr.
DE SAPORTA, correspondant de l'Institut, et MARION, professeur à la
Faculté des sciences de Marseille. **L'évolution du règne végétal.**
TOME 1 : *Les Cryptogames.* 1 vol. in-8, avec 85 figures dans le

texte. Cart. à l'anglaise, 6 fr. TOMES II et III : *Les Phanérogames*. 2 vol. in-8, avec 136 figures dans le texte. Cart.   12 fr.

SCHMIDT (O.), p ofesseur à l'Université de Strasbourg. **La descendance de l'homme et le darwinisme**. In-8, 5ᵉ édit. Cart. 6 fr.

— **Les mammifères dans leurs rapports avec leurs ancêtres géologiques.** 1887. 1 vol. in-8, avec 51 fig. Cart.   6 fr.

TROUESSART. **Les microbes, les ferments et les moisissures.** 1 vol. in-8, avec 107 fig. 2ᵉ édit. revue. Cart.   6 fr.

VAN BENEDEN, professeur à l Université de Louvain. **Les commensaux et les parasites dans le règne animal.** 1 vol. in-8, avec figures. 4ᵉ édit. Cart.   6 fr.

VIANNA DE LIMA. **L'homme selon le transformisme.** In-12. 2 fr. 50

Anthropologie.

BRUNACHE. **Le centre de l'Afrique** *Autour du Tchad*. 1 vol. in-8, avec gravures. Cart.   6 fr.

CARTAILHAC. **La France préhistorique.** 1 vol. in-8, avec 162 gravures. 2ᵉ édit., 1895. Cart.   6 fr.

EVANS (John), de la Société royale de Londres. **L'âge du bronze.** 1 beau vol. gr. in-8, avec nombreuses figures dans le texte. 15 fr.

GROSSE. **Les débuts de l'art.** 1 vol in-8. 1901. Cart.   6 fr.

LUBBOCK (Sir John). **L'homme préhistorique**, avec 256 fig. 4ᵉ édit., 1898. 2 vol. in-8. Cart.   12 fr.

— **Origines de la civilisation.** 1 vol. in-8, avec fig.   15 fr.

MORACHE (G.), professeur à la Faculté de médecine de Bordeaux. **Le mariage**, étude de socio-biologie et de medecine légale. 1 vol. in-12. Cart.   4 fr.

MORTILLET (G. de), professeur à l'École d'anthropologie. **La formation de la nation française.** 2ᵉ édit., 1900. 1 vol. in-8, avec 150 grav. et 18 cartes. Cartonné à l'angl.   6 fr.

PIÉTREMENT. **Les chevaux dans les temps historiques et préhistoriques.** 1 vol. gr. in-8.   6 fr.

TOPINARD. **L'homme dans la nature.** 1 vol. in-8, avec grav. 1891. Cart.   6 fr.

Revue de l'École d'anthropologie. (Voir p. 32).

Anthropologie criminelle.

AUBRY (Dʳ P.). **La contagion du meurtre.** 3ᵉ édit., 1896. Préface de M. le Docteur CORRE. 1 vol. in-8.   5 fr.

FÉRÉ (Ch.), médecin de Bicêtre. **Dégénérescence et criminalité** 2ᵉ édit., 1895. 1 vol. in-18, avec 21 graphiques. 2 fr. 50

FLEURY (Dʳ Maurice de). **L'âme du criminel.** In-18. 1898. 2 fr. 50

GAROFALO, conseiller à la Cour d'appel de Naples. **La criminologie.** 1 vol. in-8, 4ᵉ édit., 1895.   7 fr. 50

LOMBROSO, professeur à l'Université de Turin. **Nouvelles recherches de psychiatrie et d'anthropologie criminelle.** In-18. 2 fr. 50

— **Les applications de l'anthropologie criminelle.** 1 vol. in-18.   2 fr. 50

— **L'anthropologie criminelle et ses récents progrès.** 4ᵉ éd., 1901. 1 vol in-18.   2 fr. 50

— **L'homme criminel** (criminel-né, fou-moral, épileptique). 2ᵉ édit., 1895. 2 vol. in-8, avec atlas.   36 fr.

— et FERRERO. **La femme criminelle et la prostituée.** 1 vol. in-8, avec 13 pl. hors texte.   15 fr.

— et LASCHI. **Le crime politique et les révolutions.** 2 vol. in-8, avec planches hors texte.   15 fr.

PROAL (Louis), conseiller à la Cour de Paris. **La criminalité politique.** 1895. 1 vol. in-8.   5 fr.

PROAL (Louis), conseiller à la Cour de Paris. **Le crime et la peine.** 3ᵉ édit., 1899. 1 vol. in-8. 10 fr.
— **Le crime et le suicide passionnels.** 1900. 1 vol. in-8. 10 fr.
SIGHELE, professeur à l'Université libre de Bruxelles. **La foule criminelle.** 2ᵉ édit., 1901. 1 vol. in-8. 5 fr.
TARDE (G.), de l'Institut. **La criminalité comparée.** 5ᵉ édit., 1902. 1 vol. in-18. 2 fr. 50

Hypnotisme et magnétisme. — Sciences occultes.

AZAM, professeur à la Faculté de médecine de Bordeaux. **Hypnotisme et double conscience**, avec préfaces et lettres de MM. PAUL BERT, CHARCOT et RIBOT. 1893. 1 vol. in-8. 9 fr.
BINET. **La psychologie du raisonnement**, étude expérimentale par l'hypnotisme. 1886. 1 vol. in-18. 2 fr. 50
— et FÉRÉ. **Le magnétisme animal.** 4ᵉ éd., 1894. 1 vol. in-8, avec fig. Cartonné. 6 fr.
CAHAGNET. **Méditations d'un penseur**, ou Mélanges de philosophie et de spiritualisme, d'appréciations, d'aspirations et de déceptions. 2 vol. in-18. 10 fr.
DELBŒUF (J.), professeur à l'Université de Liège. **Le magnétisme animal.** In-8, 1889. 2 fr. 50
— **Magnétiseurs et médecins.** 1 broch. in-8, 1890. 2 fr.
DU POTET. **Traité complet de magnétisme**, cours en douze leçons. 4ᵉ édition. 1 vol. in-8. 8 fr.
— **Manuel de l'étudiant magnétiseur**, ou Nouvelle instruction pratique sur le magnétisme, fondée sur *trente années* d'expériences et d'observations. 4ᵉ édit. 1 vol. gr. in-18. 3 fr. 50
— **Le magnétisme opposé à la médecine.** In-8. 6 fr.
DURAND DE GROS. **Le Merveilleux scientifique.** Mesmérisme, Braidisme, Fario-Grimisme. 1894. 1 vol. grand in-8. 6 fr.
— **Les mystères de la suggestion.** 1 br. in-8. 1896. 1 fr.
ELIPHAS LEVI. **Histoire de la magie**, avec une exposition de ses procédés, de ses rites et de ses mystères. 1 vol. in-8, avec 90 fig. 2ᵉ édit. 12 fr.
— **La clef des grands mystères**, suivant Hénoch, Abraham, Hermès Trismégiste et Salomon. 1 vol. in-8. 12 fr.
— **Dogme et rituel de la haute magie.** 2ᵉ édit. 2 vol. in-8, avec 24 fig. 18 fr.
— **La science des esprits**, révélation du dogme secret des cabalistes, esprit occulte des Évangiles, appréciations des doctrines et des phénomènes spirites. 1 vol. in-8. 7 fr.
GYEL (E.). **L'être subconscient.** 1 vol. in-8. 1898. 4 fr.
JANET (Pierre), chargé de cours à la Sorbonne. **L'automatisme psychologique.** Essai sur les formes inférieures de l'activité humaine. 1 vol. in-8. 3ᵉ édit. 1898. 7 fr. 50
LAFONTAINE. **L'art de magnétiser**, ou le magnétisme vital au point de vue théorique, pratique et thérapeutique. 7ᵉ édit. in-8. 5 fr.
— **Mémoires d'un magnétiseur.** 2 vol. in-18. 7 fr.
MESMER. **Mémoires et aphorismes**, suivis des procédés de d'Eslon. Nouv. édit. avec des notes par J.-J.-A. Ricard. In-18. 2 fr. 50
NIZET (A.). **L'Hypnotisme**, étude critique. 1 vol. in-12, 2ᵉ éd. 2 fr. 50
PHILIPS (J.-P.) (DURAND DE GROS). **Cours théorique et pratique de braidisme**, ou hypnotisme nerveux, considéré dans ses rapports avec la psychologie, la physiologie et la pathologie, et dans ses applications à la médecine, à la chirurgie, à la physiologie expérimentale, à la médecine légale et à l'éducation. 1 vol. in-8. 3 fr. 50

RÉGNIER (L.-R.). **Hypnotisme et croyances anciennes.** 1891.
In-8, avec figures et planches.   6 fr.

WUNDT. **Hypnotisme et suggestion.** 1 vol. in-18. 1893. 2 fr. 50

Histoire des sciences.

ALEZAIS, professeur à l'École de médecine de Marseille. **Les anciens
chirurgiens et barbiers de Marseille.** 1900. 1 vol. in-8. 3 fr. 50

BOUCHUT, professeur agrégé à la Faculté de médecine de Paris.
Histoire de la médecine et des doctrines médicales.
2 vol. in-8.   16 fr.

DAVID (Th.), chirurgien-dentiste des hôpitaux de Paris. **Bibliographie
française de l'art dentaire.** 1 fort vol. gr. in-8. 1889.   6 fr.

FERRARI (Dr). **Une chaire de médecine au XVe siècle à l'Université de Pavie.** 1 vol. in-8.   8 fr.

GARNIER (Dr S.). **Barbe Buvée,** étude hist. et médicale.   3 fr. 50

GRIMAUX (Ed.), de l'Institut. **Lavoisier (1743-1794),** d'après
sa correspondance, ses manuscrits, ses papiers de famille et d'autres
documents inédits. 3e édit., 1899. 1 beau vol. grand in-8, avec
10 gravures hors texte, en taille-douce et en typographie.   15 fr.

NICAISE, de l'Académie de médecine. **La grande Chirurgie de
Guy de Chauliac,** chirurgien, maitre en médecine de l'Université de
Montpellier, composée en l'an 1363, *revue et collationnée sur les manuscrits et imprimés latins et français,* ornée de gravures avec notes, une
introduction sur le moyen âge, sur la vie et les œuvres de Guy de
Chauliac, un glossaire et une table alphabétique, par E. NICAISE.
1 fort vol. grand in-8. 1891.   28 fr.

— **Traité de chirurgie de Henri de Mondeville,** revu et
collationné d'après les manuscrits du XIVe siècle. 1 vol. grand
in-8, avec introduction et notes, par E. NICAISE. 1892.   28 fr.

— **Chirurgie de Pierre Franco de Turriers en Provence,**
composée en 1561, nouvelle édition, avec une introduction historique, une biographie et l'histoire du collège de chirurgie, par
E NICAISE. 1 vol. gr. in-8, avec grav. 1894.   20 fr.

MAINDRON (E.). **L'Académie des sciences.** *Histoire de l'Académie;
fondation de l'Institut national; Bonaparte, membre de l'Institut.*
1 beau vol. grand in-8, avec 53 gravures dans le texte, portraits,
plans, etc., 8 planches hors texte et 2 autographes.   12 fr.

PETIT (L.-H.). **Œuvres complètes de Jean Méry, 1645-1722**
(anatomie, physiologie, chirurgie), avec une préface de M. le professeur VERNEUIL. 1 vol. grand in-8, avec 3 planches et le portrait de
Méry tirés hors texte. 1887.   16 fr.

TANNERY. **Pour la science hellène,** de Thalès à Empédocle. 1 vol.
in-8.   7 fr. 50

TRIAIRE (P.). **Bretonneau et ses correspondants,** ouvrage comprenant la correspondance de TROUSSEAU et de VELPEAU avec BRETONNEAU,
et une introduction du Dr LEREBOULLET. 2 beaux volumes in-8. 25 fr.

Philosophie scientifique.

AGASSIZ. **De l'espèce et des classifications en zoologie;** traduit
de l'anglais par VOGELI. 1 vol. in-8.   5 fr.

BAIN. **L'esprit et le corps.** 6e édit. 1 vol. in-8, cart.   6 fr.

BARTHÉLEMY-SAINT HILAIRE, de l'Institut. **La philosophie dans
ses rapports avec les sciences et la religion.** 1 vol. in-8.
1889.   5 fr.

BOIRAC (Émile), recteur de l'Académie de Grenoble. **L'idée de phénomène.** 1894. 1 vol. in-8.   5 fr.
BOUTROUX (Em.), de l'Institut. **De la contingence des lois de
la nature.** 4ᵉ édit., 1902. 1 vol. in-18.   2 fr. 50
DELBŒUF, professeur à l'Université de Liège. **La matière brute et
la matière vivante.** 1 vol. in-18. 1887.   2 fr. 50
DEMOOR, MASSART et VANDERVELDE, professeurs à l'Université de
Bruxelles. **L'Évolution régressive en biologie et en sociologie.**
1 vol. in-8, avec 81 grav., cart. à l'angl.   6 fr.
DUNAN. **La théorie psychologique de l'espace.** In-18.   2 fr. 50
DURAND DE GRCS. **Aperçus de taxinomie générale.** In-8.   5 fr.
FÉRÉ (Ch.), médecin de Bicêtre. **Sensation et mouvement.** 2ᵉ édit.,
1900. 1 vol. in-18, avec gravures.   2 fr. 50
GOBLOT (Edm.), professeur à l'Université de Caen. **Essai sur la clas-
sification des sciences.** 1 vol. in-8. 1898.   5 fr.
GUYAU. **La genèse de l'idée de temps.** 1 vol. in-18. 2ᵉ éd. 2 fr. 50
HANNEQUIN, professeur à l'Université de Lyon. **Essai critique sur
l'hypothèse des atomes dans la science contemporaine.**
1 vol. in-8. 2ᵉ édit. 1899.   7 fr. 50
HARTMANN (E. de). **Le darwinisme.** *Ce qu'il y a de vrai, ce qu'il y
a de faux dans cette doctrine.* 6ᵉ édit , 1898. In-18.   2 fr. 50
LECHALAS, ingénieur en chef des ponts et chaussées. **Etude sur
l'espace et le temps.** 1896. 1 vol. in-18.   2 fr. 50
LE DANTEC, chargé du cours d'Embryogénie à la Sorbonne. **Le déter-
minisme biologique et la personnalité consciente.** 1897.
1 vol. in-18.   2 fr. 50
— **L'individualité et l'erreur individualiste.** 1 vol. in-18. 1898.
                    2 fr. 50
— **Évolution individuelle et hérédité.** 1 vol. in-8. 1898.   6 fr.
— **Lamarckiens et Darwiniens.** 1 vol. in-18. 1900.   2 fr. 50
— **L'unité dans l'être vivant.** 1 vol. in-8. 1902.   7 fr. 50
LIARD, de l'Institut. **Des définitions géométriques et des
définitions empiriques.** 2ᵉ édit., 1888. 1 vol. in-18.   2 fr. 50
— **La science positive et la métaphysique.** 3ᵉ édit., 1893.
1 vol. in-8.   7 fr. 50
MARTIN (F.). **La perception extérieure et la science positive,**
essai de philosophie des sciences. 1894. 1 vol. in-8.   5 fr.
NAVILLE (E.), correspondant de l'Institut. **La logique de l'hypo-
thèse.** 2ᵉ édit., 1894. 1 vol. in-8.   5 fr.
— **La physique moderne.** 2ᵉ édit., 1890. 1 vol. in-8.   5 fr.
NAVILLE (A.), doyen de la Faculté des lettres de l'Université de
Genève. **Nouvelle classification des sciences.** 1 vol. in-18. 2 fr. 50
PIOGER (Julien). **Le monde physique.** Essai de conception
expérimentale. 1892. 1 vol. in-18.   2 fr. 50
RIBERT (Léonce). **Essai d'une philosophie nouvelle suggérée
par la science.** 1 vol. in-8. 1898.   6 fr.
ROMANES. **L'intelligence des animaux.** 2 vol. in-8. 3ᵉ édit.
Cart.   12 fr.
SCHMIDT, professeur à l'Université de Strasbourg. **Les sciences natu-
relles et la théorie de l'inconscient.** 1 vol. in-18.   2 fr. 50
SPENCER (Herbert). **Classification des sciences,** 7ᵉ édit. 1 vol.
in-18.   2 fr. 50
— **Principes de biologie.** Traduit par M. CAZELLES. 2ᵉ édit., 1889.
2 forts vol. in-8.   20 fr.
— **Essais scientifiques.** Traduit par A. BURDEAU. 3ᵉ édit., 1898.
1 vol. in-8.   7 fr. 50

BIBLIOTHÈQUE SCIENTIFIQUE
INTERNATIONALE
Publiée sous la direction de M. Émile ALGLAVE

La *Bibliothèque scientifique internationale* est une œuvre dirigée par les auteurs mêmes, en vue des intérêts de la science, pour la populariser sous toutes ses formes, et faire connaître immédiatement dans le monde entier les idées originales, les directions nouvelles, les découvertes importantes qui se font chaque jour dans tous les pays. Chaque savant expose les idées qu'il a introduites dans la science et condense pour ainsi dire ses doctrines les plus originales.

La *Bibliothèque scientifique internationale* ne comprend pas seulement des ouvrages consacrés aux sciences physiques et naturelles; elle aborde aussi les sciences morales, comme la philosophie, l'histoire, la politique et l'économie sociale, la haute législation, etc.; mais les livres traitant des sujets de ce genre se rattachent encore aux sciences naturelles, en leur empruntant les méthodes d'observation et d'expérience qui les ont rendues si fécondes depuis deux siècles.

Cette collection paraît à la fois en français et en anglais: à Paris, chez Félix Alcan; à Londres, chez C. Kegan, Paul et Cⁱᵉ; à New-York, chez Appleton.

Les titres marqués d'un astérisque* sont adoptés par le *Ministère de l'Instruction publique de France* pour les bibliothèques des lycées et des collèges.

LISTE DES OUVRAGES

95 VOLUMES IN-8, CARTONNÉS A L'ANGLAISE. CHAQUE VOLUME: 6 FRANCS.

1. J. TYNDALL. * **Les Glaciers et les Transformations de l'eau**, avec figures. 1 vol. in-8. 7ᵉ édition.   6 fr.
2. BAGEHOT. * **Lois scientifiques du développement des nations** dans leurs rapports avec les principes de la sélection naturelle et de l'hérédité. 1 vol. in-8. 6ᵉ édition.   6 fr.
3. MAREY. * **La Machine animale**, locomotion terrestre et aérienne, avec de nombreuses fig. 1 vol. in 8. 6ᵉ édit. augmentée.   6 fr
4. BAIN. * **L'Esprit et le Corps.** 1 vol. in-8. 6ᵉ édition.   6 fr.
5. PETTIGREW. * **La Locomotion chez les animaux**, marche, natation. 1 vol. in-8, avec figures. 2ᵉ édit.   6 fr.
6. HERBERT SPENCER. * **La Science sociale.** 1 v. in-8. 12ᵉ édit.   6 fr,
7. SCHMIDT (O.). * **La Descendance de l'homme et le Darwinisme.** 1 vol. in-8, avec fig. 6ᵉ édition.   6 fr.
8. MAUDSLEY. * **Le Crime et la Folie.** 1 vol. in-8. 7ᵉ édit.   6 fr.
9. VAN BENEDEN. * **Les Commensaux et les Parasites dans le règne animal.** 1 vol. in-8, avec figures. 4ᵉ édit.   6 fr.
10. BALFOUR STEWART. * **La Conservation de l'énergie**, suivi d'une *Études sur la nature de la force*, par M. P. de SAINT-ROBERT, avec figures. 1 vol. in-8, 6ᵉ édition.   6 fr.
11. DRAPER. **Les Conflits de la science et de la religion.** 1 vol. in-8. 10ᵉ édition.   6 fr.
12. L. DUMONT. * **Théorie scientifique de la sensibilité.** 1 vol. in-8. 4ᵉ édition.   6 fr.
13. SCHUTZENBERGER. * **Les Fermentations.** 1 vol. in-8, avec fig. 6ᵉ édit.   6 fr.
14. WHITNEY. * **La Vie du langage.** 1 vol. in-8. 4ᵉ édit.   6 fr.
15. COOKE et BERKELEY. * **Les Champignons.** 1 vol. in-8, avec figures. 4ᵉ édition.   6 fr.
16. BERNSTEIN. * **Les Sens.** 1 vol. in-8, avec 91 fig. 5ᵉ édit.   6 fr.
17. BERTHELOT. * **La Synthèse chimique.** 1 vol. in-8. 8ᵉ édit.   6 fr.

18. NIEWENGLOWSKI (H.). *La photographie et la photochimie.
1 vol. in-8, avec gravures et une planche hors texte.   6 fr.

19. LUYS. *Le Cerveau et ses fonctions, avec fig. 1 v. in-8. 7° édit. 6 fr.

20. STANLEY JEVONS. *La Monnaie et le Mécanisme de l'échange.
1 vol. in-8. 5° édition.   6 fr.

21. FUCHS. *Les Volcans et les Tremblements de terre. 1 vol. in-8,
avec figures et une carte en couleur. 5° édition.   6 fr.

22. GÉNÉRAL BRIALMONT. *Les Camps retranchés et leur rôle
dans la défense des États, avec fig. dans le texte et 2 planches hors texte 3° édit. *Épuisé.*

23. DE QUATREFAGES. *L'Espèce humaine. 1 v. in-8. 13° édit.   6 fr.

24. BLASERNA et HELMHOLTZ. *Le Son et la Musique. 1 vol. in-8,
avec figures. 5° édition.   6 fr.

25. ROSENTHAL. *Les Nerfs et les Muscles. 1 vol. in-8, avec 75 figures. 3° édition. *Épuisé.*

26. BRUCKE et HELMHOLTZ. *Principes scientifiques des beaux-
arts. 1 vol. in-8, avec 39 figures. 4° édition.   6 fr.

27. WURTZ. *La Théorie atomique. 1 vol. in-8. 8° édition.   6 fr.

28-29. SECCHI (le père). *Les Étoiles. 2 vol. in-8, avec 63 figures dans le
texte et 17 pl. en noir et en couleur hors texte. 3° édit.   12 fr.

30. JOLY. *L'Homme avant les métaux. 1 v. in-8, avec fig. 4° éd. *Épuisé.*

31. A. BAIN. *La Science de l'éducation. 1 vol. in-8. 9° édit.   6 fr.

32-33. THURSTON (R.). *Histoire de la machine à vapeur, précédée
d'une Introduction par M. HIRSCH. 2 vol. in-8, avec 140 figures dars
le texte et 16 planches hors texte. 3° édition.   12 fr.

34 HARTMANN (R.). *Les Peuples de l'Afrique. 1 vol. in-8, avec
figures. 2° édition. *Épuisé.*

35. HERBERT SPENCER. *Les Bases de la morale évolutionniste.
1 vol. in-8. 6° édition.   6 fr.

36. HUXLEY. *L'Écrevisse, introduction à l'étude de la zoologie. 1 vol.
in-8, avec figures 2° édition.   6 fr.

37 DE ROBERTY. *De la Sociologie. 1 vol. in-8. 3° édition.   6 fr.

38. ROOD. *Théorie scientifique des couleurs. 1 vol. in-8, avec
figures et une planche en couleur hors texte. 2° édition.   6 fr.

39. DE SAPORTA et MARION. *L'Évolution du règne végétal (les Cryptogames). 1 vol. in-8, avec figures.   6 fr.

40-41. CHARLTON BASTIAN. *Le Cerveau, organe de la pensée chez
l'homme et chez les animaux. 2 vol. in-8, avec figures. 2° éd. 12 fr.

42. JAMES SULLY. *Les Illusions des sens et de l'esprit. 1 vol. in-8,
avec figures. 3° édit.   6 fr.

43. YOUNG. *Le Soleil. 1 vol. in-8, avec figures. *Épuisé*

44. DE CANDOLLE. *L'Origine des plantes cultivées. 4° éd. 1 v in-8. 6 fr.

45-46. SIR JOHN LUBBOCK. *Fourmis, abeilles et guêpes. Études
expérimentales sur l'organisation et les mœurs des sociétés d'insectes
hyménoptères. 2 vol. in-8, avec 65 figures dans le texte et 13 planches hors texte, dont 5 coloriées. *Épuisé.*

47. PERRIER (Edm.). La Philosophie zoologique avant Darwin.
1 vol. in-8. 3° édition.   6 fr.

48. STALLO. *La Matière et la Physique moderne. 1 vol. in-8. 3° éd.,
précédé d'une Introduction par CH. FRIEDEL.   6 fr.

49. MANTEGAZZA. La Physionomie et l'Expression des sentiments.
1 vol. in-8. 3° édit., avec huit planches hors texte.   6 fr.

50. DE MEYER. *Les Organes de la parole et leur emploi pour
la formation des sons du langage. 1 vol. in-8, avec 51 figures,
précédé d'une Introd. par M. O. CLAVEAU.   6 fr.

51. DE LANESSAN. *Introduction à l'Étude de la botanique (le Sapin).
1 vol. in-8. 2° édit., avec 143 figures.   6 fr.

52-53. DE SAPORTA et MARION. *L'Évolution du règne végétal (les
Phanérogames). 2 vol. in-8, avec 136 figures.   12 fr.

54. TROUESSART. *Les Microbes, les Ferments et les Moisissures. 1 vol. in-8. 2ᵉ édit., avec 107 figures. 6 fr.

55. HARTMANN (R.).*Les Singes anthropoïdes, et leur organisation comparée à celle de l'homme. 1 vol. in-8, avec figures. 6 fr.

56 SCHMIDT (O.).*Les Mammifères dans leurs rapports avec leurs ancêtres géologiques. 1 vol. in-8, avec 51 figures, 6 fr.

57. BINET et FÉRÉ. Le Magnétisme animal. 1 vol. in-8. 4ᵉ édit. 6 fr.

58-59. ROMANES.* L'Intelligence des animaux. 2 v. in-8. 3ᵉ édit. 12 fr.

60. F. LAGRANGE. Physiol. des exerc. du corps. 1 v. in-8 7ᵉ édit. 6 fr.

61 DREYFUS.* Évol. des mondes et des sociétés. 1 v. in-8 3ᵉ édit. 6 fr.

62 DAUBRÉE.* Les Régions invisibles du globe et des espaces célestes. 1 vol. in-8, avec 85 fig. dans le texte. 2ᵉ édit. 6 fr.

63-64. SIR JOHN LUBBOCK. * L'Homme préhistorique. 2 vol. in-8, avec 228 figures dans le texte. 4ᵉ édit. 12 fr.

65. RICHET (CH.). La Chaleur animale. 1 vol. in-8, avec figures. 6 fr.

66. FALSAN (A.). *La Période glaciaire principalement en France et en Suisse. 1 vol. in-8, avec 105 figures et 2 cartes. Épuisé.

67. BEAUNIS (H.). Les Sensations internes. 1 vol. in-8. 6 fr.

68. CARTAILHAC (E.). La France préhistorique, d'après les sépultures et les monuments. 1 vol. in-8, avec 162 figures. 2ᵉ édit. 6 fr.

69. BERTHELOT.*La Révolution chimique, Lavoisier. 1 vol. in-8. 6 fr.

70. SIR JOHN LUBBOCK. * Les Sens et l'Instinct chez les animaux, principalement chez les insectes. 1 vol. in-8, avec 150 figures. 6 fr.

71. STARCKE. *La Famille primitive. 1 vol. in 8. 6 fr.

72. ARLOING. * Les Virus. 1 vol. in-8, avec figures. 6 fr.

73. TOPINARD. * L'Homme dans la Nature. 1 vol. in-8, avec fig. 6 fr.

74. BINET (Alf.).*Les Altérations de la personnalité. 1 vol. in-8, avec figures. 6 fr.

75. DE QUATREFAGES (A.).*Darwin et ses précurseurs français. 1 vol. in-8. 2ᵉ édition refondue. 6 fr.

76. LEFÈVRE (A.). * Les Races et les langues. 1 vol. in-8. 6 fr.

77-78. DE QUATREFAGES (A.).*Les Émules de Darwin. 2 vol. in-8, avec préfaces de MM. E. PERRIER et HAMY. 12 fr.

79. BRUNACHE (P.).*Le Centre de l'Afrique, Autour du Tchad. 1 vol. in-8, avec figures. 6 fr.

80. ANGOT (A.). *Les Aurores polaires. 1 vol. in-8, avec figures. 6 fr.

81. JACCARD. *Le pétrole, le bitume et l'asphalte au point de vue géologique. 1 vol. in-8, avec figures. 6 fr.

82. MEUNIER (Stan.).*La Géologie comparée. 1 vol. in-8, avec fig. 6 fr.

83. LE DANTEC. *Théorie nouvelle de la vie. 2ᵉ éd. 1 v. in-8, avec fig. 6 fr.

84. DE LANESSAN.* Principes de colonisation. 1 vol. in-8. 6 fr.

85. DEMOOR, MASSART et VANDERVELDE. *L'évolution régressive en biologie et en sociologie. 1 vol. in-8, avec gravures. 6 fr.

86. MORTILLET (G. de). *Formation de la Nation française. 2ᵉ édit. 1 vol. in-8, avec 150 gravures et 18 cartes. 6 fr.

87. ROCHÉ (G.). *La Culture des Mers (piscifacture, pisciculture, ostréiculture). 1 vol. in-8, avec 81 gravures. 6 fr.

88. COSTANTIN (J.). *Les Végétaux et les Milieux cosmiques (adaptation, évolution). 1 vol. in-8, avec 171 gravures. 6 fr.

89. LE DANTEC. L'évolution individuelle et l'hérédité. 1 vol. in-8. 6 fr.

90. GUIGNET et GARNIER. *La Céramique ancienne et moderne. 1 vol., avec grav. 6 fr.

91. GELLÉ (E.-M.). * L'audition et ses organes. 1 v. in-8, avec gr. 6 fr.

92. MEUNIER (St.). La Géologie expérimentale. 1 v. in 8, avec grav. 6 fr.

93. COSTANTIN (J.). *La Nature tropicale. 1 vol. in-8, avec grav. 6 fr.

94. CROSSE (E.). Les débuts de l'art. Introduction de L. MARILLIER. 1 vol in-8, avec 32 gravures dans le texte et 3 pl. hors texte. 6 fr.

95. GRASSET (J.). Les Maladies de l'orientation et de l'équilibre. 1 vol. in-8, avec gravures. 6 fr.

LISTE PAR ORDRE DE MATIÈRES DES VOLUMES

COMPOSANT LA

BIBLIOTHÈQUE
SCIENTIFIQUE INTERNATIONALE
(95 volumes parus)

PHYSIOLOGIE

LE DANTEC. Théorie nouvelle de la vie.
GELLÉ (E.-M.). L'audition et ses organes, ill.
BINET et FÉRÉ. Le Magnétisme animal, illustré.
BINET. Les Altérations de la personnalité, illustré.
BERNSTEIN. Les Sens, illustré.
MAREY. La Machine animale, illustré.
PETTIGREW. La Locomotion chez les animaux, ill.
JAMES SULLY. Les Illusions des sens et de l'esprit, illustré.
DE MEYER. Les Organes de la parole, illustré.
LAGRANGE. Physiologie des exercices du corps.
RICHET (Ch.). La Chaleur animale, illustré.
BEAUNIS. Les Sensations internes.
ARLOING. Les Virus, illustré.

PHILOSOPHIE SCIENTIFIQUE

ROMANES. L'Intelligence des animaux. 2 vol. illust.
LUYS. Le Cerveau et ses fonctions, illustré.
CHARLTON BASTIAN. Le Cerveau et la Pensée chez l'homme et les animaux. 2 vol. illustrés.
BAIN. L'Esprit et le Corps.
MAUDSLEY. Le Crime et la Folie.
LÉON DUMONT. Théorie scientifique de la sensibilité.
PERRIER. La Philosophie zoologique avant Darwin.
STALLO. La Matière et la Physique moderne.
MANTEGAZZA. La Physionomie et l'Expression des sentiments, illustré.
DREYFUS. L'Évolution des mondes et des sociétés.
LUBBOCK. Les Sens et l'Instinct chez les animaux, illustré.
LE DANTEC. L'évolution individuelle et l'hérédité.
GRASSET. Les maladies de l'orientation et de l'équilibre, illustré.

ANTHROPOLOGIE

MORTILLET (G. DE). Formation de la nation française, illustré.
DE QUATREFAGES. L'Espèce humaine.
LUBBOCK. L'Homme préhistorique. 2 vol. illustrés.
CARTAILHAC. La France préhistorique, illustré.
TOPINARD. L'Homme dans la nature, illustré.
LEFÈVRE. Les Races et les langues.
BRUNACHE. Le Centre de l'Afrique. Autour du Tchad, illustré.

ZOOLOGIE

ROCHÉ (G.). La Culture des mers, illustré.
SCHMIDT. Les Mammifères dans leurs rapports avec leurs ancêtres géologiques, illustré.
SCHMIDT. Descendance et Darwinisme, illustré.
HUXLEY. L'Écrevisse (Introduction à la zoologie), illustré.
VAN BENEDEN. Les Commensaux et les Parasites du règne animal, illustré.
LUBBOCK. Fourmis, Abeilles et Guêpes. 2 vol. illustrés.
TROUESSART. Les Microbes, les Ferments et les Moisissures, illustré.
HARTMANN. Les Singes anthropoïdes et leur organisation comparée à celle de l'homme, illustré.
DE QUATREFAGES. Darwin et ses précurseurs français.
DE QUATREFAGES. Les Émules de Darwin. 2 vol.

BOTANIQUE — GÉOLOGIE

DE SAPORTA et MARION. L'Évolution du règne végétal (les Cryptogames), illustré.
DE SAPORTA et MARION. L'Évolution du règne végétal (les Phanérogames). 2 vol. illustrés.
COOKE et BERKELEY. Les Champignons, illustré.
DE CANDOLLE. Origine des plantes cultivées.
DE LANESSAN. Le Sapin (Introduction à la botanique), illustré.
FUCHS. Volcans et Tremblements de terre, illustré.
DAUBRÉE. Les Régions invisibles du globe et des espaces célestes, illustré.
JACCARD. Le Pétrole, l'Asphalte et le Bitume, ill.
MEUNIER (ST.). La Géologie comparée, illustré.
MEUNIER (ST.). La Géologie expérimentale, ill.
COSTANTIN (J.) Les Végétaux et les milieux cosmiques, illustré.
COSTANTIN (J.). La Nature tropicale, illustré.

CHIMIE

WURTZ. La Théorie atomique.
BERTHELOT. La Synthèse chimique.
BERTHELOT. La Révolution chimique : Lavoisier
SCHUTZENBERGER. Les Fermentations, illustré.

ASTRONOMIE — MÉCANIQUE

SECCHI (le Père). Les Étoiles. 2 vol. illustrés.
YOUNG. Le Soleil, illustré.
ANGOT. Les Aurores polaires, illustré.
THURSTON. Histoire de la machine à vapeur. 2 v. ill.

PHYSIQUE

BALFOUR STEWART. La Conservation de l'énergie, illustré.
TYNDALL. Les Glaciers et les Transformations de l'eau, illustré.

THÉORIE DES BEAUX-ARTS

GROSSE. Les débuts de l'art, illustré.
GUIGNET et GARNIER. La Céramique ancienne et moderne, illustré.
BRUCKE et HELMHOLTZ. Principes scientifiques des beaux-arts, illustré.
ROOD. Théorie scientifique des couleurs, illustré.
P. BLASERNA et HELMHOLTZ. Le Son et la Musique, illustré.

SCIENCES SOCIALES

HERBERT SPENCER. Introduction à la science sociale.
HERBERT SPENCER. Les Bases de la morale évolutionniste.
A. BAIN. La Science de l'éducation.
DE LANESSAN. Principes de colonisation.
DEMOOR, MASSART et VANDERVELDE. L'Évolution régressive en biologie et en sociologie, illustré.
BAGEHOT. Lois scientifiques du développement des nations.
DE ROBERTY. La Sociologie.
DRAPER. Les Conflits de la science et de la religion.
STANLEY JEVONS. La Monnaie et le Mécanisme de l'échange.
WHITNEY. La Vie du langage.
STARCKE. La Famille primitive, ses origines, son développement.

Prix de chaque volume, cartonné à l'anglaise..... 6 francs.

LIVRES SCIENTIFIQUES

(par ordre alphabétique de noms d'auteurs)

NON CLASSÉS DANS LES SÉRIES PRÉCÉDENTES

(MÉDECINE — SCIENCES)

AGASSIZ. **De l'espèce et des classifications en zoologie.** 1 vol. in-8. 5 fr.

ANGER (Benjamin). **Traité iconographique des fractures et luxations.** 1 fort vol. in-4, avec 100 pl. hors texte color., 254 fig. et 127 bois dans le texte. 2ᵉ tirage. 1886. Relié. 150 fr.

ANTHEAUME (A.). **De la toxicité des alcools,** prophylaxie de l'alcoolisme. 1 vol. in-8. 1897. 3 fr. 50

ARMAIGNAC. **Études cliniques et anatomo-pathologiques sur les ophtalmoplégies.** In-8. 1 fr. 50

— **Mémoires et observations d'ophtalmologie pratique.** 1 vol. in-8, avec gravures. 12 fr.

AVIRAGNET. **De la tuberculose chez les enfants.** in-8. 4 fr.

AXENFELD et HUCHARD. **Traité des névroses.** 2ᵉ édition, par HENRI HUCHARD, médecin des hôpitaux. 1 fort vol. in-8. 1882. 20 fr.

BARTELS. **Les maladies des reins,** préface et notes du professeur LÉPINE. 1 vol. in-8, avec fig. 7 fr. 50

BEAUREGARD (H.). **Les insectes vésicants.** 1 vol. gr. in-8, avec 34 planches et 44 gravures. 25 fr.

BELZUNG. **Recherches sur l'ergot de seigle,** in-8. 1 fr. 50

BÉRAUD (B.-J.). **Atlas complet d'anatomie chirurgicale topographique,** composé de 109 planches sur acier, avec texte. In-4. 1886. Prix : fig. noires, relié. 60 fr. — Fig. color. relié. 120 fr.

BERNARD. **De l'aphasie et de ses diverses formes.** 1 vol. in-8. 2ᵉ édit. 5 fr.

BERNARD (Claude). **Les propriétés des tissus vivants.** In-8. 2 fr. 50

BERNARD. **Champignons observés à la Rochelle** et dans les environs. 1 vol. in-8, avec 1 atlas, figures noires, 15 fr. — Coloriées. 25 fr.

BERTAUX (A.). **L'humérus et le fémur,** considérés dans les espèces, dans les races humaines, selon le sexe et selon l'âge. 1 vol. in-8, avec 89 figures en noir et en couleurs dans le texte. 1891. 8 fr.

BILLROTH et WINIWARTER. **Traité de pathologie et de clinique chirurgicales générales,** traduit d'après la 10ᵉ édition allemande. In-8, avec 180 fig. 20 fr.

BLOCQ (P.). **Des contractures.** In-8. 5 fr.

BOECKEL (Jules). **Sur les kystes hydatiques du rein au point de vue chirurgical.** 1 vol. in-8. 2 fr.

— **Des kystes du pancréas.** In-8. 1891. 3 fr.

— **Considérations sur la résection du genou,** d'après 140 opérations. 1 br. in-8. 1892. 1 fr. 25

BOREL (V.). **Nervosisme et neurasthénie.** 1894. 1 vol. in-8. 3 fr.

BOUCHARDAT (A.). **Le travail,** son influence sur la santé. 2 fr. 50

— et QUEVENNE. **Instruction sur l'essai et l'analyse du lait.** 1 br. gr. in-8. 3ᵉ édit. 1 fr. 50

BOURDEAU (Louis). **Théorie des sciences.** 2 vol. in-8. 20 fr.
— **Les forces de l'industrie.** In-8. 5 fr.
— **La conquête du monde animal.** In-8. 5 fr.
BOURDET (Eug.). **Des maladies du caractère.** In-8. 5 fr.
— **Principes d'éducation positive.** In-18. 3 fr. 50
— **Vocabulaire des principaux termes de la philosophie positive.** 1 vol. in-18. 3 fr. 50
BOURNEVILLE. **Assistance, traitement et éducation des enfants idiots et dégénérés.** In-8. 1894. 3 fr. 50
— **Recherches cliniques et thérapeutiques sur l'épilepsie, l'hystérie et l'idiotie.** 1 vol. in-8. Compte rendu du service des épileptiques et des enfants idiots et arriérés de Bicêtre, avec le concours des internes et élèves de service :

Tome I (1880), 3 fr. ; Tome II (1881), 6 fr. ; Tome III (1882), 4 fr. ; Tome IV (1883), 5 fr. ; Tome V (1884), 6 fr. ; Tome VI (1885), 3 fr. 50 ; Tome VII (1886), 6 fr. ; Tome VIII (1887), 5 fr. ; Tome IX (1888), 3 fr. 50 ; Tome X (1889), 5 fr. ; Tome XI (1890), 6 fr. ; Tome XII (1891), 5 fr. ; Tome XIII (1892), 7 fr. ; Tome XIV (1893), texte, 7 fr. ; Tome XV (1894), 5 fr. ; Tome XVI (1895), 6 fr. ; Tome XVII (1896), 6 fr. ; Tome XVIII (1897), 6 fr. ; Tome XIX (1898), 7 fr. ; Tome XX (1899), 8 fr.

BOUSREZ (L.). **L'Anjou aux âges de la pierre et du bronze,** grand in-8, avec pl. hors texte. 1897. 3 fr. 50
BRAULT. **Contribution à l'étude des néphrites.** In-8. 2 fr.
BRIERRE DE BOISMONT. **Du suicide et de la folie-suicide.** 2ᵉ édition. 1 vol. in-8. 2 fr. 25
BRISSAUD (E.). **Recherches anatomiques, pathologiques et physiologiques sur la contracture permanente des hémiplégiques.** In-8, avec figures. 5 fr.
BRUHL (J.). **De la syringomélie.** In-8, avec figures. 5 fr.
BURDON-SANDERSON, FOSTER et LAUDER-BRUNTON. **Manuel du laboratoire de physiologie.** In-8, avec 184 figures. 7 fr.
CAMINADE (L.). **Du développement thoracique par la gymnastique respiratoire.** 1 vol. in-8. 1897. 3 fr.
CHARCOT (J.-B.) **Atrophie musculaire progressive.** In-8. 1895. 5 fr.
CHARCOT et V. CORNIL. **Contributions à l'étude des altérations anatomiques de la goutte,** In-8, avec pl. 1 fr. 50
CHARCOT et PITRES. **Étude critique et clinique de la doctrine des localisations motrices dans l'écorce des hémisphères cérébraux de l'homme.** Gr. in-8. 2 fr. 50
CHIPAULT (A.) **Études de chirurgie médullaire.** *Historique. Médecine opératoire. Traitement.* 1894. 1 vol. in-8, avec 66 figures et 2 planches hors texte, en chromolith. 15 fr.
CORNIL (V.). **Découvertes de Pasteur et leurs applications à l'anatomie et à l'histologie pathologique.** In-8. 1 fr.
— **Des différentes espèces de néphrites.** In-8. 3 fr. 50
— **Leçons d'anatomie pathologique,** professées pendant le premier semestre de l'année 1883-1884. 1 vol. in-8. 4 fr.
COURMONT (Fr.). **Le cervelet et ses fonctions.** 1 vol. in-8. 12 fr.
Ouvrage récompensé par l'Académie des Sciences (Prix Mège).
— **Le cervelet,** organe psychique et sensitif. in-8. 2 fr.
CROCQ (fils). **Congrès international de neurologie, de psychiatrie, d'électricité médicale.** (1ʳᵉ session, Bruxelles, 1897). 3 fasc. gr. in-8 5 fr.
DALLEMAGNE (J.). **Dégénérés et déséquilibrés.** In-8. 12 fr.
DAMASCHINO. **Les maladies des voies digestives.** In-8. 1888. 14 fr.

DAURIAC (J.-S.). **Traitement chirurgical des hernies de l'ombilic et de la ligne blanche.** 1 vol. in-8. 1896. 6 fr.

DÉJERINE. **Sur l'atrophie musculaire des ataxiques** (névrite périphérique des ataxiques), étude clinique et anatomo-pathologique. 1 vol. in-8. 3 fr.

DÉJERINE-KLUMPKE (Mme). **Des polynévrites et des paralysies et atrophies saturnines**, étude clinique et anatomo-pathologique. 1 vol. gr. in-8, avec gravures. 6 fr.

DELVAILLE. **Études sur l'histoire naturelle.** In-18. 3 fr. 50
— **De la fièvre de lait.** In-8. 2 fr. 50
— **De l'exercice de la médecine.** In-8. 2 fr.
— **Lettres médicales sur l'Angleterre.** In-8. 1 fr. 50

DEMANGE. **Étude clinique et anatomo-pathologique sur la vieillesse.** 1 vol. in-8, avec 5 planches hors texte. 4 fr.

DESCHAMPS (d'Avallon). **Compendium de pharmacie pratique.** Guide du pharmacien établi et de l'élève en cours d'études. 20 fr.

DESPAGNET. **Compte rendu de la Clinique du Dr Galezowski.** (Du 1er juillet 1880 au 1er juillet 1881.) In-8. 3 fr. 50
— **De l'irido-choroïdite suppurative dans le leucome adhérent de la cornée.** In-8. 2 fr.

DESPRÉS. **Traité théorique et pratique de la syphilis**, ou infection purulente syphilitique. 1 vol. in-8. 7 fr.

DUCKWORTH (Sir Dyce). **La goutte**, hygiène et traitement, traduit de l'anglais par le Dr RODET. Gr. in-8, avec grav. 10 fr.

DURAND DE GROS. **L'idée et le fait en biologie.** In-8. 1 fr. 50
— **Physiologie philosophique.** 1 vol. in-8. 8 fr.
— **Ontologie et psychologie physiologique.** In-18. 3 fr. 50
— **De l'hérédité dans l'épilepsie.** 50 c.
— **Les origines animales de l'homme**, éclairées par la physiologie et l'anatomie comparatives. 1 vol. in-8. 5 fr.
— **Genèse naturelle des formes animales.** In-8. 1 fr. 25

DURAND-FARDEL. **Traité pratique des maladies chroniques.** 2 vol. gr. in-8. 20 fr.
— **Traité des eaux minérales** de la France et de l'étranger, et les maladies chroniques. 3e édition. In-8. 10 fr.

ESPINAS. **La philosophie expérimentale en Italie.** In-18. 2 fr. 50

FAIVRE (E.). **De la variabilité des espèces.** In-18. 2 fr. 50

FERRIER. **Les fonctions du cerveau.** 1 vol. in-8, traduit de l'anglais par M. H.-C. de VARIGNY, avec 68 fig. dans le texte. 3 fr.
— **De la localisation des maladies cérébrales**, traduit de l'anglais par M. H.-C. DE VARIGNY, suivi d'un mémoire de MM. CHARCOT et PITRES sur les *Localisations motrices dans les hémisphères de l'écorce du cerveau*. 1 vol. in-8 et 67 fig. dans le texte. 2 fr.

FERRIÈRE. **L'âme est la fonction du cerveau.** 2 vol. in-12. 7 fr.
— **La matière et l'énergie.** 1 vol. in-12. 4 fr. 50
— **La vie et l'âme.** 1 vol. in-12. 4 fr. 50
— **Les mythes de la Bible.** 1 vol. in-12. 1893. 3 fr. 50
— **Plantes médicinales de la Bourgogne**, emploi et doses. 1892. 1 br. in-18. 1 fr. 75

FRITSCH. **Traité clinique des opérations obstétricales.** Traduit par le Dr J. STAS. In-8, avec 90 grav. 10 fr.

GALEZOWSKI. **Desmarres**, sa vie et ses œuvres. In-8. 2 fr.
— **Les troubles oculaires dans l'ataxie locomotrice.** In-8. 1 fr. 50
— **Sur l'emploi de l'aimant pour l'extraction des corps étrangers métalliques de l'œil.** In-8. 2 fr.

GILBERT (Dr V.). **Pourquoi et comment on devient phtisique.** 1 vol. in-12. 1896. 5 fr.

GLATZ (P.). **Dyspepsie nerveuse et neurasthénie.** In-12. 4 fr.

GOLDSCHMIDT (D.). **De la vaccine animale.** In-8.   1 fr.

GRÉHANT. **Recherches physiques sur la respiration de l'homme.** In-8 de 46 pages, avec 1 planche.   75 c.

GUINON (G.). **Les agents provocateurs de l'hystérie.** In-8.   8 fr.

HAMON DU FOUGERAY et L. COUETOUX. **Manuel pratique des méthodes d'enseignement spécial aux enfants anormaux.** (Sourds-muets, aveugles, idiots, bègues). Préface de BOURNEVILLE. 1 vol. in–8. 1896.   5 fr.

HERRERA (A.-L.). **Recueil des lois de la biologie générale.** 1 br. in-8. 1898.   2 fr.

HIRIGOYEN. **De l'influence des déviations de la colonne vertébrale sur la conformation du bassin.** In-8.   4 fr.

HIRTH (G.). **Les localisations cérébrales en psychologie.** *Pourquoi sommes-nous distraits?* 1 vol. in-18. 1895.   2 fr.

— **La vue plastique, fonction de l'écorce cérébrale**, trad. de l'all. par L. ARRÉAT. Gr. in-8, avec fig. et 34 pl. hors texte.   8 fr.

Hommage à M. Chevreul à l'occasion de son centenaire (31 août 1886). In-4, contenant sept mémoires de MM. BERTHELOT, DEMARÇAY, DUJARDIN-BEAUMETZ, A. GAUTIER, GRIMAUX, Georges POUCHET et Ch. RICHET.   1 fr. 50

HUCHARD (H.). **Étude critique sur la pathogénie de la mort subite dans la fièvre typhoïde.** 1 br. in-8.   1 fr. 25

HUXLEY. **La physiographie**, introduction à l'étude de la nature, traduit et adapté par M. G. LAMY. 1 vol. in-8, avec figures dans le texte et 2 planches en couleurs, broché. 2ᵉ édition.   8 fr.

JACQUES. **L'intubation du larynx.** In-8.   2 fr. 50

JAMAIN et F. TERRIER. **Manuel de pathologie et de clinique chirurgicales.** 3ᵉ édition.

TOME PREMIER. 1 fort vol. in-18. 8 fr. — *Maladies qui peuvent se montrer dans toutes ou presque toutes les parties du corps :* lésions inflammatoires, traumatiques ; lésions consécutives au traumatisme ou à l'inflammation. Maladies virulentes. Tumeurs. — *Affections des divers tissus et systèmes organiques.* Affections du tissu cellulaire, maladies des bourses séreuses. Affections de la peau, des veines, des artères, des ganglions lymphatiques, des nerfs, des muscles, des tendons, des os.

TOME DEUXIÈME. 1 vol. in-18. 8 fr. — Maladies des articulations. — *Affections des régions et appareils organiques :* affections du crâne et du cerveau, du rachis, maladies de l'appareil olfactif, de l'appareil auditif, de l'appareil de la vision.

TOME TROISIÈME, p. MM. TERRIER, BROCA et HARTMANN. 1 vol. in-18. 8 fr. Malad. de l'appareil de la vision (suite), de la face, des lèvres, des dents.

TOME QUATRIÈME, par MM. TERRIER, BROCA et HARTMANN. 1 vol. in-18. 8 fr. — Maladies des gencives, des maxillaires, de la langue, de la région parotidienne, des amygdales, de l'œsophage, des voies aériennes, du larynx, de la trachée, du corps thyroïde, du cou, de la poitrine, du sein, de la mamelle, etc.

JANOT. **Contribution à l'étude des rapports morbides de l'œil et de l'utérus, œil utérin.** 1892. 1 br. in-8.   2 fr. 50

KOVALEVSKY. **L'ivrognerie**, causes, traitement. In-8.   1 fr. 50

LABORDE. **Les hommes et les actes de l'insurrection de Paris devant la psychologie morbide.** 1871. In-18 de 150 p. 2 fr. 50

LANCEREAUX. **Traité historique et pratique de la syphilis.** 2ᵉ édition. 1 vol. gr. in-8, avec fig. et planches coloriées.   17 fr.

LEFEBVRE. **Des déformations ostéo-articulaires**, consécutives à des maladies de l'appareil pleuro-pulmonaire (ostéo-arthropathie hypertrophiante de Marie). 1 vol. in-8, avec gravures. 1891.   4 fr. 50

LE FORT. La chirurgie militaire et les Sociétés de secours en France et à l'étranger. In-8, avec gravures. 10 fr.

LELOIR. Traité théorique et pratique de la lèpre. 1 vol. in-4, avec fig., tableaux et un atlas de 22 pl. 50 fr.

— **Traité pratique, théorique et thérapeutique de la scrofulo-tuberculose de la peau et des muqueuses adjacentes** (*Lupus et tuberculose qui s'y rattachent*). In-4, atlas de 15 planches. 25 fr.

LE NOIR. Histoire naturelle élémentaire. In-12, avec grav. 5 fr.

LÉPINE. Le ferment glycolitique et la pathogénie du diabète. In-8. 1891. 1 fr.

LEYDIG. Traité d'histologie comparée de l'homme et des animaux. 1 fort vol. in-8, avec 200 figures. 4 fr. 50

LOYE (P.). La mort par la décapitation. 1 vol. in-8. 6 fr.

MAC CORMAC. Manuel de chirurgie antiseptique, traduit de l'anglais par le docteur Lutaud. 1 fort vol. in-8. 2 fr.

MAGNAN (V.). Leçons cliniques sur les maladies mentales. 1ʳᵉ série. In-8. 1891, 8 fr.; 2ᵉ série. In-8. 1897. 4 fr.

MAIRET. Formes cliniques de la tuberculose miliaire du poumon (thèse d'agrégation, 1878). 1 vol. in-8. 3 fr. 50

MANDON. De la fièvre typhoïde, 1 vol. in-8. 6 fr.

— **Essai de dynamique médicale.** 1 vol. in-8. 3 fr.

MANNHEIMER (M.). Le gâtisme au cours des états psychopathiques. 1 vol. in-8. 1897. 3 fr. 50

MAREY. Du mouvement dans les fonctions de la vie. 1 vol. in-8, avec 200 figures dans le texte. 3 fr.

MARREL (Dʳ Paul). Les phobies, essai sur la psychologie pathologique de la peur. 1 vol. in-8. 1895. 1 fr. 50

MENIÈRE. Cicéron médecin. Étude médico-littéraire. In-18. 4 fr. 50

— **Les consultations de madame de Sévigné.** Étude médico-littéraire. 1 vol. in-8. 3 fr.

— **Les moyens thérapeutiques employés dans les maladies de l'oreille.** Gr. in-8. 2 fr.

— **Du traitement de l'otorrhée purulente chronique,** considérations sur la maladie de Menière. In-18. 1 fr. 25

MOREL. Traité des champignons. In-18, avec grav. col. 8 fr.

MORIN (Ch.). Structure anatomique et nature des individualités du système nerveux, causes réflexes physio-psychiques. 1892. 1 vol. in-8. 4 fr. 50

MOURAO-PITTA. Madère, station médicale fixe. In-8, cart. 2 fr.

MURCHISON. De la fièvre typhoïde. 1 vol. in-8. 3 fr.

NÉLATON. Éléments de pathologie chirurgicale, par A. Nélaton, membre de l'Institut, prof. de clinique à la Faculté de médecine, etc. *Seconde édition complètement remaniée* par MM. les docteurs Jamain. Péan, Després, Gillette et Horteloup, chirurgiens des hôpitaux. Ouvrage complet en 6 vol. gr. in-8, avec 795 fig. dans le texte. 32 fr.

On vend séparément les volumes :

Tome premier, revu par le docteur Jamain. *Considérations générales sur les opérations. — Affections pouvant se montrer dans toutes les parties du corps et dans les divers tissus.* 1 fort v. gr. in-8. 3 fr.

Tome deuxième, revu par le docteur Péan. *Affections des os et des articulations.* 1 fort vol. gr. in-8, avec 288 fig. dans le texte. 5 fr.

Tome troisième, revu par le docteur Péan. *Affections des articulations* (suite), *affections de la tête, des organes de l'olfaction.* 1 vol. gr. in-8, avec 148 figures. 4 fr. 50

Tome quatrième, revu par le docteur Péan. *Affections des appareils de l'ouïe et de la vision, de la bouche, du cou, du corps thyroïde, du larynx, de la trachée et de l'œsophage.* 1 vol. gr. in-8, avec 208 figures dans le texte. — Ne se vend pas séparément.

Tome cinquième, revu par les docteurs Péan et Després. *Affections de la poitrine, de l'abdomen, de l'anus, du rectum et de la région sacro-coccygienne.* 1 vol. gr. in-8, avec 61 fig. dans le texte. 4 fr. 50

Tome sixième, par les docteurs Després, Gillette et Horteloup. *Affections des organes génito-urinaires de l'homme. — Affections des organes génito-urinaires de la femme. — Affections des membres.* 1 vol. gr. in-8, avec 90 figures. 10 fr.

NICAISE. **Des lésions de l'intestin dans les hernies.** In-8. 3 fr.

NIEMEYER. **Éléments de pathologie interne et de thérapeutique,** annoté par M. V. Cornil. 2 vol. gr. in-8. 4 fr. 50

NOIR (Julien). **Étude sur les tics chez les dégénérés, les imbéciles et les idiots.** 1 vol. in-8. 4 fr.

ONIMUS et LEGROS. **Traité d'électricité médicale.** 1 fort vol. in-8, avec 275 fig. dans le texte. 2e éd. par le Dr Onimus. 17 fr.

PAGET (Sir James). **Leçons de clinique chirurgicale.** Introduction du prof. Verneuil. 1 vol. gr. in-8 8 fr.

PANSIER. **Les manifestations oculaires de l'hystérie, œil hystérique.** 1892. 1 vol. in-8, 3 pl. hors texte. 4 fr.

PARENT (A.). **Compte rendu de la Clinique du Dr Galezowski.** (Du 1er novembre 1878 au 1er novembre 1879.) In-8. 1 fr. 25

PARISOT (P.). **Études d'hygiène sur Nancy** et le département de Meurthe-et-Moselle. 1893. In-8, avec 2 pl. 1 fr. 50

PETIT (L.-H.). **Des tumeurs gazeuses du cou.** 1 vol. in-8. 3 fr.

PETIT (Raymond). **De la tuberculose des ganglions du cou.** 1 vol. in-8. 1897. 4 fr.

PHILIPS (J.-P.) (Durand de Gros). **Influence réciproque de la pensée, de la sensation et des mouvements végétatifs.** In-8. 1 fr.

PONCET. **De l'hématocèle péri-utérine.** In-8. (thèse d'agr. 1878). 4 fr.

PORAK (Ch.). **Sur l'ictère des nouveau-nés** et le moment où il faut pratiquer la ligature du cordon ombilical. In-8. 2 fr.

— **De l'influence réciproque de la grossesse et des maladies de cœur.** 1 vol. in-8. 4 fr.

POSKIN (A.). **Préjugés populaires relatifs à la médecine et à l'hygiène.** In-18. 1898. 1 fr. 50

POUCHET (G.). **Charles Robin, sa vie et son œuvre.** In-8. 3 fr. 50

— **La biologie aristotélique.** 1 vol. in-8. 3 fr. 50

PRÉAUBERT (E.), professeur au lycée d'Angers. **La vie, mode de mouvement** (Théorie physique des phénomènes vitaux). 1 vol. in-8. 1897. 5 fr.

REGNIER (L.-R.). **Traitement des maladies des femmes par l'électricité.** 1 vol. in-8, avec grav. 1896. 6 fr.

RELLAY (P.). **Le traitement chirurg. de l'épilepsie.** In-8. 1898. 3 fr.

RETTERER (Ed.). **Développement du squelette des extrémités et des productions cornées chez les mammifères.** 1 vol. in-8, avec 4 pl. hors texte. 4 fr.

RICHARD. **Pratique journalière de la chirurgie.** 1 vol. gr. in-8, avec 215 grav. 2e édit. 5 fr.

RICHET (Ch.). **Structure des circonvolutions cérébrales** (Thèse de concours d'agrégation, 1878). In-8. 5 fr.

RIETSCH. **Reproduction des cryptogames.** In-8, avec fig. 5 fr.

ROMIÉE. **De l'amblyopie alcoolique.** In-8. 2 fr.

ROISEL. **Les Atlantes.** Études antéhistoriques. In-8. 7 fr.

ROTTENSTEIN. **Traité d'anesthésie chirurgicale.** In-8. 10 fr.

SABOURIN (Ch.). **Anatomie normale et pathologique de la glande biliaire de l'homme.** In-8, avec 233 figures. 8 fr.

SALMON (Ph.). L'âge de la pierre, division industrielle de la période paléolithique quaternaire et de la période néolithique. In-8.   3 fr.
— **Ethnologie préhistorique**, dénombrement et types des crânes néolithiques de la Gaule. 1 vol. in-8, avec grav.   3 fr.
— **L'Atlantide et le renne**. 1 br. in-8. 1897.   0 fr. 50
— **L'anthr. au Congrès de Saint-Étienne**, 1897. In-8.   1 fr.
SANNÉ. Étude sur le croup après la trachéotomie, évolution normale, soins consécutifs, complications. In-8.   4 fr.
SCHIFF. Physiologie de la digestion. 2 vol. in-8.   20 fr.
SERGUEYEFF. Physiologie de la veille et du sommeil, le sommeil et le système nerveux. 2 forts vol. in-8.   20 fr.
SIMON (P.). Des fractures spontanées. 1 vol. in-8.   4 fr.
— **Conférences cliniques sur la tuberculose des enfants.** 1894. 1 vol. in-8.   3 fr.
SOLLIER (Mme A.). De l'état de la dentition chez les enfants idiots et arriérés. 1 vol. in-8, avec gravures.   2 fr.
SŒLBERG-WELLS. Traité pratique des maladies des yeux. 1 fort vol. gr. in-8, avec figures. Traduit de l'anglais.   4 fr. 50
TARDIEU. Manuel de pathologie et de clinique médicales. 4e édition, corrigée et augmentée. 1 vol. gr. in-18.   2 fr. 50
TAYLOR. Traité de médecine légale, traduit sur la 7e édition anglaise, par M. le docteur HENRI COUTAGNE. 1 vol. gr. in-8. 4 fr. 50
TERRIER (F). De l'œsophagotomie externe. In-8.   3 fr. 50
— **Des anévrismes cirsoïdes.** In-8.   3 fr.
— **Éléments de pathologie chirurgicale générale.** 1er fascicule: *Lésions traumatiques et leurs complications.* 1 v. in-8. 7 fr.
2e fascicule : *Complications des lésions traumatiques. Lésions inflammatoires.* 1 vol. in-8.   6 fr.
TERRILLON. Leçons de clinique chirurgicale. 1 v. in-8. 3 fr. 50
THÉVENIN et DE VARIGNY. Dictionnaire abrégé des sciences physiques et naturelles. In-18.   5 fr.
THULIÉ. La folie et la loi. 2e édit. 1 vol. in-8.   3 fr. 50
— **La manie raisonnante du docteur Campagne.** In-8.   2 fr.
TROLARD. De la prophylaxie des maladies exotiques, importables et transmissibles. 1 br. in-8. 1891.   1 fr.
TRUC. Essai sur la chirurgie du poumon. 1 vol. in-8.   2 fr. 50
VARIGNY (H. C. de). Recherches expérimentales sur l'excitabilité électrique des circonvolutions cérébrales et sur la période d'excitation latente du cerveau. In-8.   2 fr.
VASLIN (L.). Études sur les plaies par armes à feu. 1 vol. gr. in-8 de 225 pages, accompagné de 22 pl. en lithogr.   6 fr.
VIRCHOW. Pathologie des tumeurs. TOME I, grand in-8 avec 106 figures. 3 fr. 75. — TOME II, avec 74 figures. 3 fr. 75. — TOME III, avec 49 figures. 3 fr. 75. — TOME IV (1er fascicule), avec figures.   1 fr. 50
WIET. De l'élongation des nerfs. In-8, avec figures.   4 fr.
WILLEMIN. Des coliques hépatiques et de leur traitement par les eaux de Vichy. 4e édit. 1 vol. in-18.   3 fr. 50
YVERT. Traité pratique et clinique des blessures du globe de l'œil. Introduction du Dr GALEZOWSKI. 1 vol. gr. in-8.   12 fr.

PUBLICATIONS PÉRIODIQUES
Les Abonnements partent du 1ᵉʳ Janvier

Revue de médecine

Directeurs : MM. les Professeurs BOUCHARD, de l'Institut ;
CHAUVEAU, de l'Institut ; LANDOUZY et LÉPINE, correspondant de l'Institut.
Rédacteurs en chef : MM. LANDOUZY et LÉPINE.

Revue de chirurgie

Directeurs : MM. les Professeurs FÉLIX TERRIER, BERGER, PONCET et QUENU.
Rédacteur en chef : M. FÉLIX TERRIER.

22ᵉ année, 1902

La *Revue de médecine* et la *Revue de chirurgie*, qui constituent la 2ᵉ série de la *Revue mensuelle de médecine et de chirurgie*, paraissent tous les mois ; chaque livraison de la *Revue de médecine* contient de 5 à 6 feuilles grand in-8 ; chaque livraison de la *Revue de chirurgie* contient de 8 à 9 feuilles grand in-8.

PRIX D'ABONNEMENT :

Pour la Revue de Médecine	Pour la Revue de Chirurgie
Un an, Paris...................... **20 fr.**	Un an, Paris...................... **30 fr.**
Un an, départements et étranger..... **23 fr.**	Un an, départements et étranger.... **33 fr.**
La livraison 2 francs	La livraison 3 francs

Les deux Revues réunies : un an, Paris, **45** francs ; départements et étranger, **50** francs.

Les quatre années de la *Revue mensuelle de médecine et de chirurgie* (1877, 1878, 1879 et 1880) se vendent chacune séparément **20** francs ; la livraison, **2** francs.

Les années écoulées de la *Revue de médecine* se vendent **20** francs chacune ; les dix-huit premières années de la *Revue de chirurgie* se vendent le même prix et, à partir de l'année 1899, **30** francs chacune.

Journal de l'Anatomie
et de la Physiologie normales et pathologiques
DE L'HOMME ET DES ANIMAUX

Fondé par Ch. ROBIN, continué par Georges POUCHET
Dirigé par MATHIAS DUVAL,
Membre de l'Académie de médecine, Professeur à la Faculté de médecine de Paris,
Avec le concours de MM. les Professeurs RETTERER et TOURNEUX.

38ᵉ année, 1902

Ce journal paraît tous les deux mois et a pour objet : la *tératologie*, la *chimie organique*, l'*hygiène*, la *toxicologie* et la *médecine légale* dans leurs rapports avec l'anatomie et la physiologie, les applications de l'anatomie et de la physiologie à la *pratique de la médecine, de la chirurgie et de l'obstétrique*.

Il forme à la fin de l'année un beau volume grand in-8°, de 700 pages environ, avec de nombreuses gravures dans le texte et des planches lithographiées en noir et en couleur hors texte.

Un an : pour Paris, **30** francs ; pour les départements et l'étranger, **33** francs. — La livraison, **6** francs.

La première année, 1864, est épuisée ; les suivantes, 1865, 1866, 1867, 1868, 1869, 1870-71, 1872, 1873, 1874, 1875, 1876 et 1877, sont en vente au prix de **20** francs l'année, et de **3** fr. **50** la livraison. Les années ultérieures, depuis 1878, coûtent **30** francs chacune, la livraison, **6** francs.

Annales d'électrobiologie,
d'électrothérapie et d'électrodiagnostic
5ᵉ année, 1902

Directeur : E. DOUMER, professeur à la Faculté de médecine de Lille, docteur ès sciences.
AVEC LA COLLABORATION DE MM.

D'ARSONVAL (A.), membre de l'Institut, professeur au Collège de France ; BENEDIKT (M.), professeur d'électrothérapie à l'Université de Vienne ; CHATZKI (S.), professeur agrégé à l'Université de Moscou ; CHAUVEAU, membre de l'Institut, professeur au Muséum ; DUBOIS (P.), privat-docent d'électrothérapie à Berne ; ERB (W.), professeur de clinique médicale à l'Université de Heidelberg ; GRUNMACH (H.), professeur de radiologie à l'Université de Berlin ; HEGER (P.), directeur de l'Institut physiologique Solvay de Bruxelles ; HERMANN (L.), professeur de physiologie à l'Université de Kœnisberg; KRONECKER (H.), professeur de physiologie à l'Université de Berne; LA TORRE (F.), professeur agrégé à l'Université de Rome; LEDUC (S.), professeur de physique médicale à l'École de médecine de Nantes; LEMOINE (G.), professeur de clinique médicale à l'Université de Lille; OUDIN (P.), ancien interne des hôpitaux de Paris; PRÉVOST (J.-L.), professeur de physiologie à l'Université de Genève; DE RENZI, professeur à l'Université de Naples; SCHIFF (E.), professeur agrégé à l'Université de Vienne; TIGERSTEDT (R.), professeur de physiologie à l'Université de Helsingfors (Finlande); TRIPIER (A.), de Paris; WALLER (A.), professeur de physiologie à Saint-Mary's Hospital Medical School, Londres; WEISS (G.), professeur agrégé à l'École de médecine de Paris; WERTHEIMER (E.), professeur de physiologie à l'Université de Lille; WERTHEIM-SALOMONSON (J.-K.-A.), professeur à l'Université d'Amsterdam.

Un an : Paris, **26** francs ; départements et étranger, **28** francs. — La livraison, **5** francs.
Paraissent tous les deux mois.

Revue de l'École d'Anthropologie de Paris
RECUEIL MENSUEL
PUBLIÉ PAR LES PROFESSEURS (12ᵉ année, 1902)

La **Revue de l'École d'Anthropologie de Paris** paraît le 15 de chaque mois. Chaque livraison forme un cahier de deux feuilles in-8 raisin de 32 pages.

Abonnement : Un an (à partir du 15 janvier) pour tous pays, **10** francs ; la livraison, **1** franc.

Recueil d'ophtalmologie
Dirigé par MM. les docteurs GALEZOWSKI et CHAUVEL.

Mensuel. — **3ᵉ** série. — **22ᵉ** année, **1902**. — Abonnement : Un an, France et étranger, **20** francs.

Revue de thérapeutique médico-chirurgicale
Publiée sous la direction de MM. les professeurs BOUCHARD, GUYON, LANNELONGUE, LANDOUZY et FOURNIER. — Rédacteur en chef : M. le docteur RAOUL BLONDEL.
69ᵉ année, 1902

Paraît les 1ᵉʳ et 15 de chaque mois. — Abonnement : Un an, France, **12** francs ; étranger, **13** francs.

Annales des Sciences Psychiques
RECUEIL D'OBSERVATIONS ET D'EXPÉRIENCES
Dirigé par le docteur DARIEX (12ᵉ année, 1902)

Les **Annales des Sciences psychiques** paraissent tous les deux mois. Chaque livraison forme un cahier de quatre feuilles in-8 de 64 pages.

Abonnement : Un an, du 15 janvier, **12** francs ; la livraison, **2** fr. **50**.

Revue Médicale de l'Est
PARAISSANT LE 1ᵉʳ ET LE 15 DE CHAQUE MOIS (29ᵉ année, 1902)

Comité de Rédaction : MM. les professeurs BARADAN, BERNHEIM, DEMANGE, GROSS, HERGOTT, HEYDENREICH, SCHMITT, SPILLMANN, de la Faculté de médecine de Nancy.

Rédacteur en chef : M. P. PARISOT, professeur agrégé à la Faculté de médecine de Nancy.

Abonnement : Un an, du 1ᵉʳ janvier, **12** francs. — Pour les étudiants, **6** francs.

Journal de Neurologie
Psychiatrie, Psychologie, Hypnologie
Dirigé par les Docteurs X. FRANCOTTE, J. CROCQ FILS, VAN GEHUCHTEN
7ᵉ année, 1902

Abonnement : **10** francs par an (8 francs pour la Belgique)

Archives italiennes de Biologie
Publiées en français par A. MOSSO, professeur à l'Université de Turin.

Tomes I et II, 1882, 30 francs. — Tomes III à XXXV (1883 à 1901), chacun **20** francs. Ces *Archives* paraissent sans périodicité fixe ; chaque tome, publié en 3 fascicules, coûte 20 francs, payables d'avance.

5440. — L.-Imprimeries réunies, 7, rue Saint-Benoît, Paris.

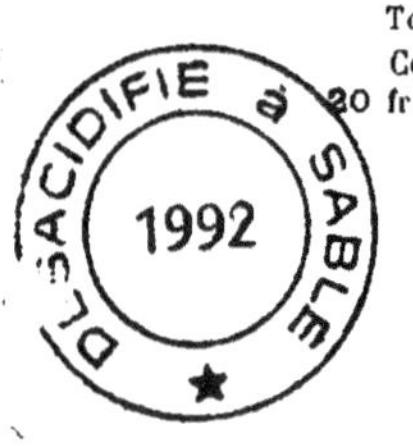

DÉSACIDIFIÉ à SABLE
1992

FÉLIX ALCAN, ÉDITEUR

EXTRAIT DU CATALOGUE

Physiologie des Exercices du corps

Par le Dr Fernand LAGRANGE
Lauréat de l'Institut et de l'Académie de médecine,
Médecin-consultant à Vichy.

1 vol. in-8°, 8° édition, cartonné à l'anglaise. . . . . 6 fr.

De l'Exercice chez les Adultes

Par *le même*.

1 vol. in-12, 4° édition, cartonné à l'anglaise. . . . . 4 fr.

Hygiène de l'Exercice

Chez les Enfants et les Jeunes Gens

Par *le même*.

1 vol. in-12, 7° édition, cartonné à l'anglaise. . . . . 4 fr.

La Médication par l'Exercice

Par *le même*.

1 vol. grand in-8°, avec 68 gravures dans le texte et 1 carte coloriée hors texte . . . . 12 fr.

Les Mouvements méthodiques et la Mécanothérapie

Par *le même*.

1 vol. grand in-8°, avec 55 gravures dans le texte. . . . . 10 fr.

La Fatigue et l'Entraînement physique

Par le Dr Philippe TISSIÉ
Chargé de l'inspection des exercices physiques dans les lycées et collèges de l'Université de Bordeaux,
Lauréat de l'Académie de médecine.

Précédé d'une lettre-préface de M. le professeur Ch. BOUCHARD, membre de l'Institut.

1 vol. in-12, avec gravures dans le texte, cartonné à l'anglaise. . . 4 fr.

La Fatigue intellectuelle et physique

Par A. MOSSO, Professeur à l'Université de Turin.

1 vol. in-12, traduit de l'italien par le Dr P. LANGLOIS. . . . . . . 2 fr. 50

L'Éducation physique de la Jeunesse

Par *le même*.

1 vol. in-12, précédé d'une préface du Commandant LEGROS, cartonné à l'anglaise . . . . 4 fr.

Les bases scientifiques de l'éducation physique

Par G. DEMENY
Professeur du cours d'éducation physique de la Ville de Paris et de physiologie appliquée
à l'École militaire de gymnastique de Joinville-le-Pont.

1 vol. in-8°, avec 198 gravures, 2° édition, cartonné à l'anglaise. . 6 fr.

Mécanisme et éducation des mouvements

Par *le même*.

1 vol. in-8°, avec nombreuses figures. (*Sous presse.*)

LE DIABÈTE ET L'ALIMENTATION AUX POMMES DE TERRE

Par A. MOSSÉ, professeur à la Faculté de médecine de Toulouse.

1 vol. in-8°, avec graphiques . . . . 5 fr.

Les nouveaux traitements

Par le Dr J. LAUMONIER

1 vol. in-16, cartonné à l'anglaise. . . . . 4 fr.

Les grands Symptômes neurasthéniques

Par le Dr Maurice DE FLEURY

1 vol. in-8°, 2° édition, revue. . . . . 7 fr. 50

534-03. - Coulommiers. Imp. P. BRODARD. — 5-03.

www.ingramcontent.com/pod-product-compliance
Lightning Source LLC
LaVergne TN
LVHW011950170726
843503LV00001B/80